U0926578

看视频轻松学瑜伽

美容养颜

张 斌 / 石碧瑶 / 姜 庆◎著

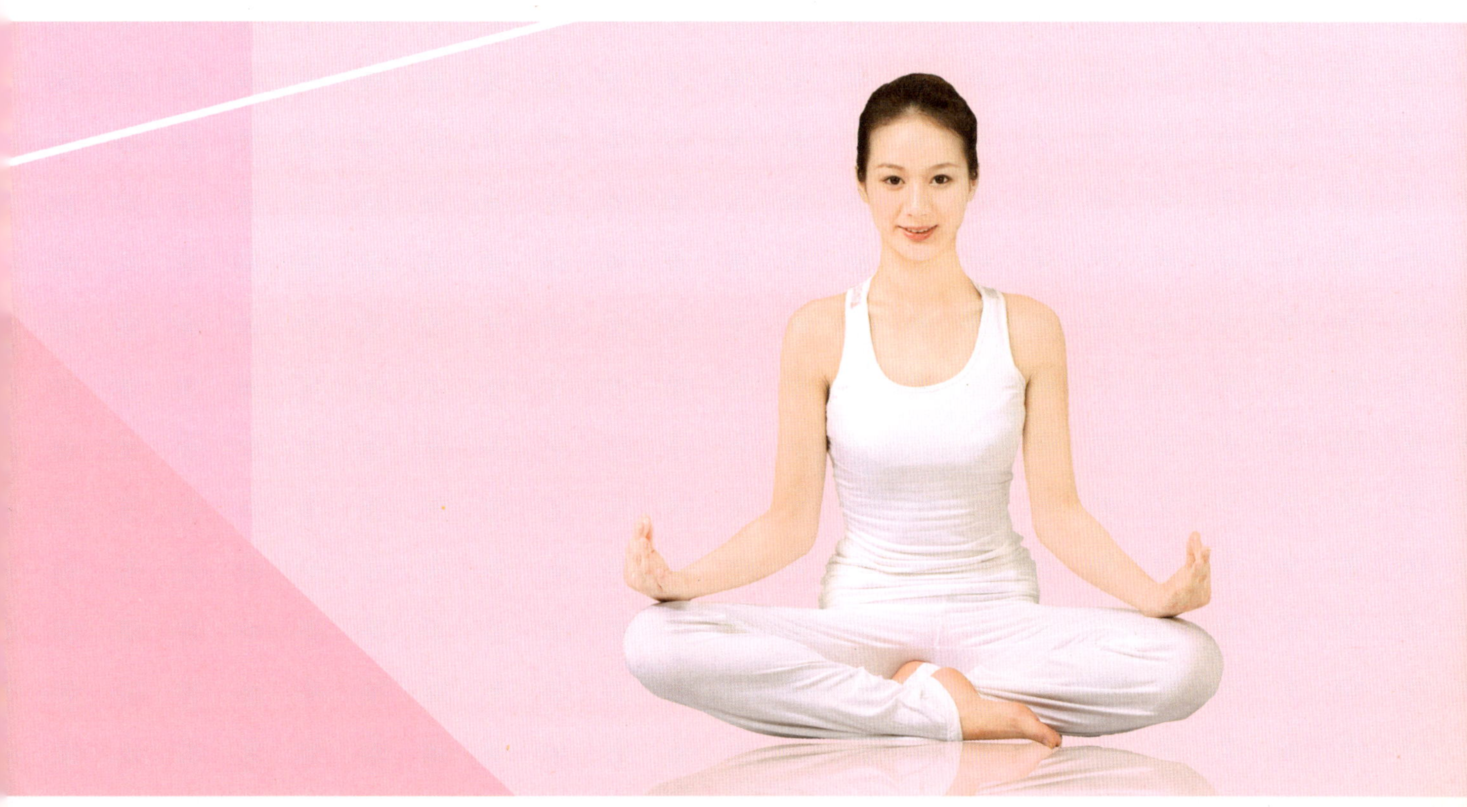

青岛出版社
QINGDAO PUBLISHING HOUSE

图书在版编目（CIP）数据

看视频轻松学瑜伽. 美容养颜 / 张斌, 石碧瑶, 姜庆著. -- 青岛 : 青岛出版社, 2018.4

ISBN 978-7-5552-6919-9

Ⅰ. ①看… Ⅱ. ①张… ②石… ③姜… Ⅲ. ①瑜伽—美容—基本知识 Ⅳ. ①R793.51

中国版本图书馆CIP数据核字(2018)第070668号

书　　名　**看视频轻松学瑜伽：美容养颜**

著　　者　张　斌　石碧瑶　姜　庆

出版发行　青岛出版社

社　　址　青岛市海尔路182号（266061）

本社网址　http://www.qdpub.com

邮购电话　13335059110　0532-85814750（传真）　0532- 68068026

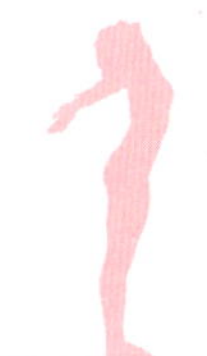

策划组稿　张化新　周鸿媛

责任编辑　王　宁

装帧设计　她品文化

制　　版　青岛艺鑫制版印刷有限公司

印　　刷　青岛海蓝印刷有限责任公司

出版日期　2018年5月第1版　2018年5月第1次印刷

开　　本　20开（889毫米×1194毫米）

印　　张　8

图　　数　451

印　　数　1-10000

字　　数　100千

书　　号　ISBN 978-7-5552-6919-9

定　　价　29.80元

编校质量、盗版监督服务电话　4006532017　0532-68068638

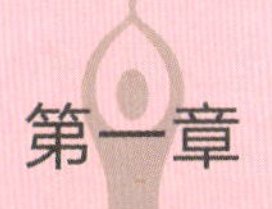

第一章 平衡之美

美容养颜瑜伽

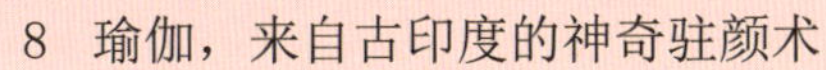

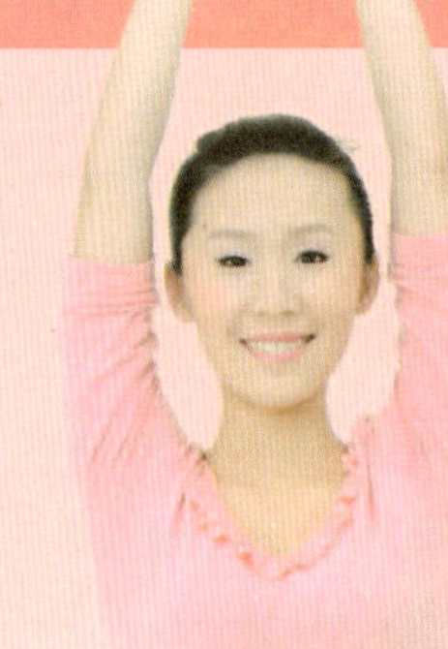

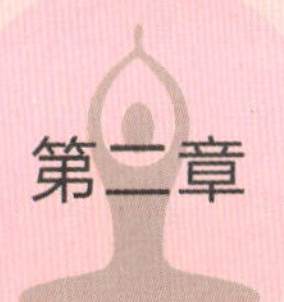

第二章 开场瑜伽

9个养颜热身经典体式

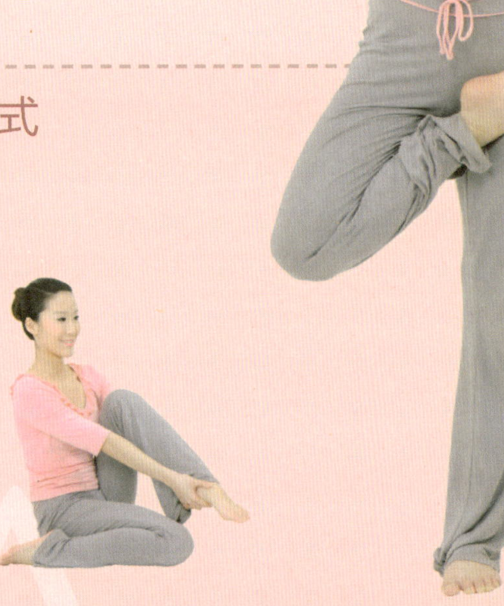

YOGA

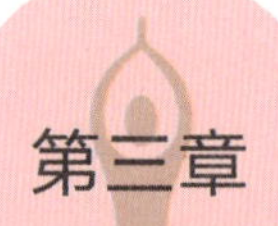

第三章

美容养颜

瑜伽助你永葆年轻态

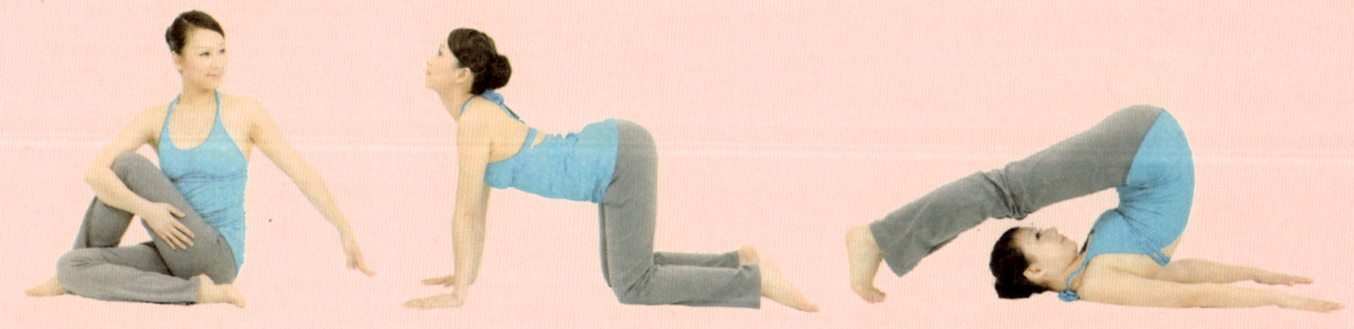

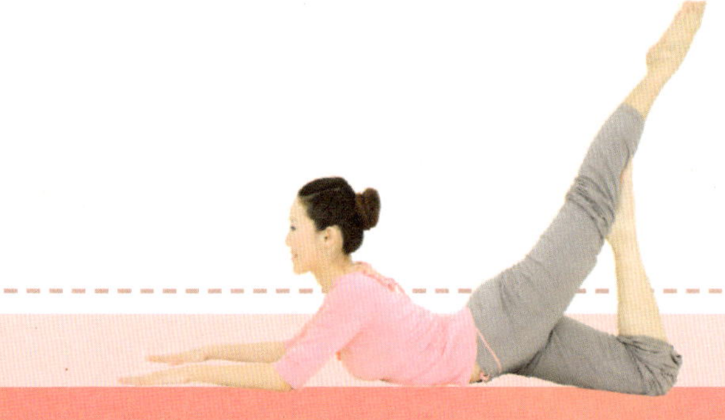

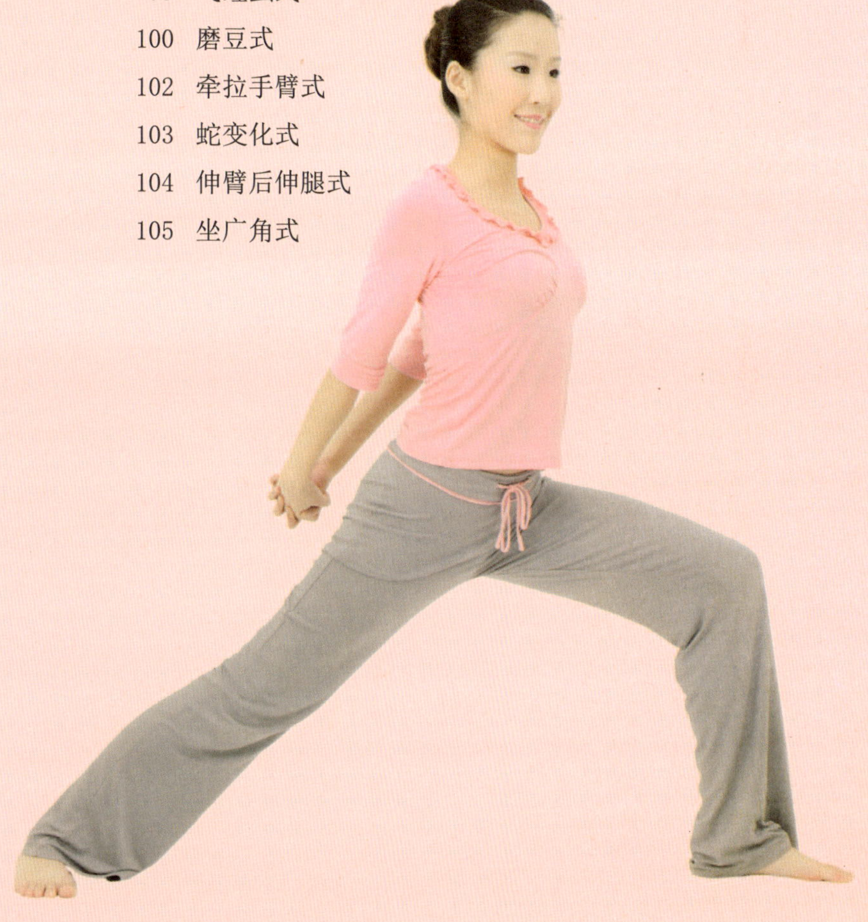

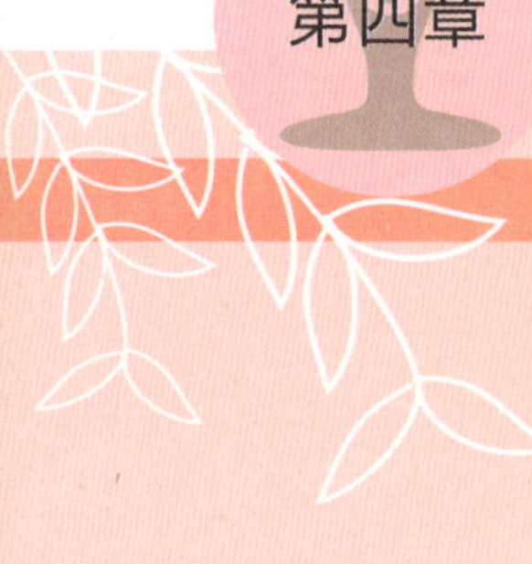

第四章

调气养血

美丽从内散发

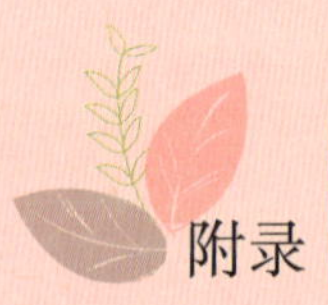

附录 瑜伽美容养颜常见问答

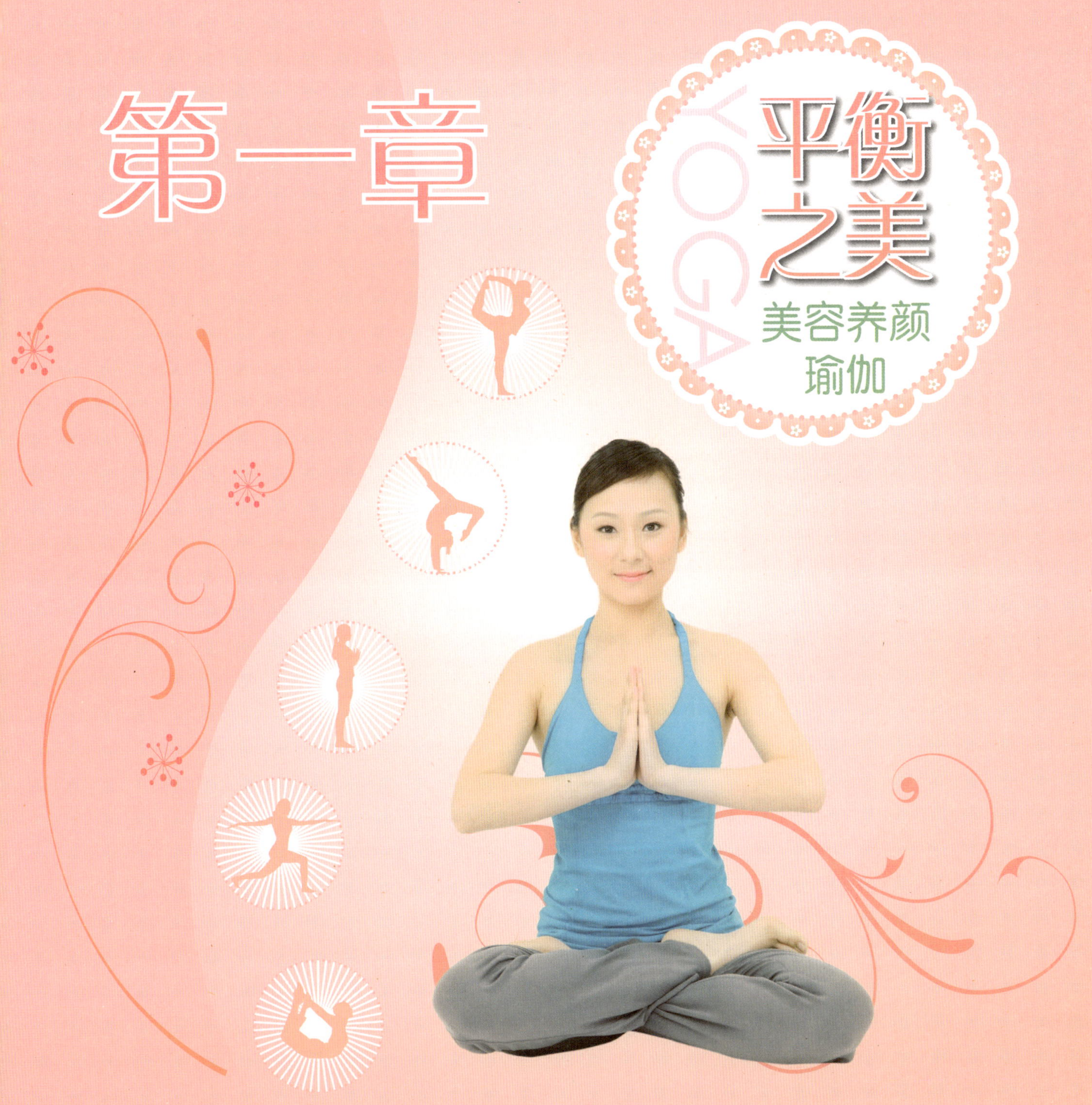
第一章
YOGA
平衡之美
美容养颜
瑜伽

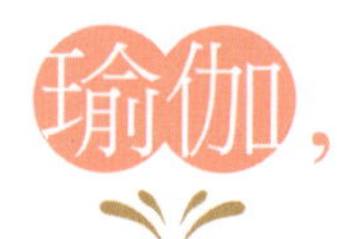

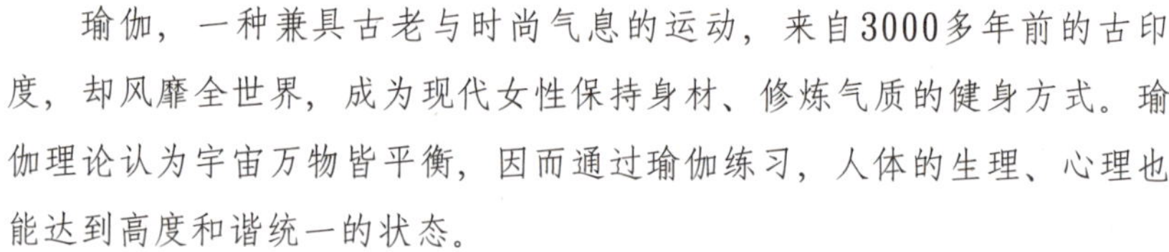

瑜伽，一种兼具古老与时尚气息的运动，来自3000多年前的古印度，却风靡全世界，成为现代女性保持身材、修炼气质的健身方式。瑜伽理论认为宇宙万物皆平衡，因而通过瑜伽练习，人体的生理、心理也能达到高度和谐统一的状态。

瑜伽理论主要包括三方面内容：瑜伽呼吸法、瑜伽体式及瑜伽冥想。其中，瑜伽体式是初学者了解瑜伽的最佳方式。瑜伽体式千变万化，有84000多种，通过不同程度地挤压、拉伸、后仰、折叠身体，让原本僵硬的身体变得柔韧协调，同时纠正不良体态，散发优雅气质。而瑜伽呼吸法和瑜伽冥想的练习，能充分帮助人们释放压力，为体内深层次输送氧气，滋养腹腔内脏，达到净化血液、加速体内排毒的目的。

练习瑜伽，就是不断与身心对话，从而将自己调整到很好的状态。

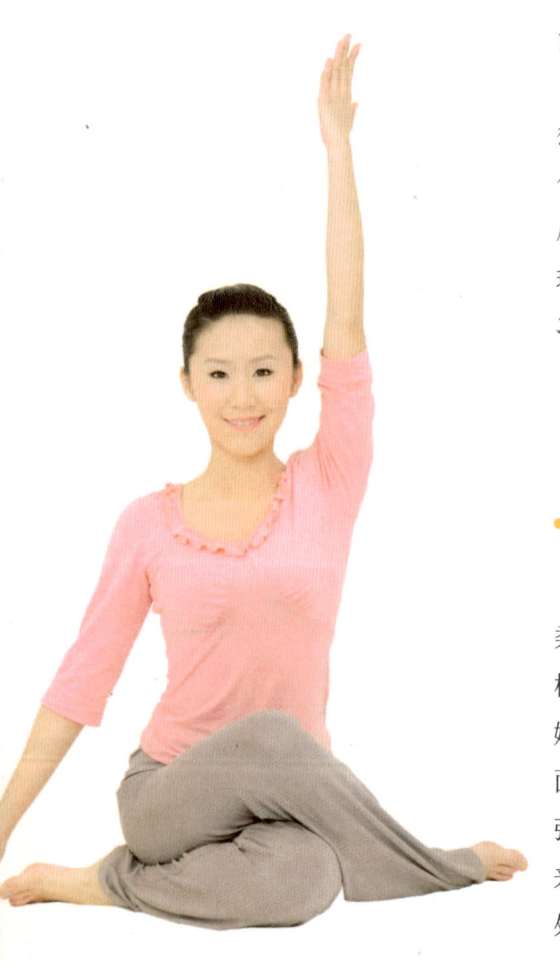

瑜伽能调气血、驻容颜

从表面上看，人们通过瑜伽体式的练习，能让身姿变得更加挺拔、柔和；而从内在来看，瑜伽体式的练习能加速体内的血液循环，滋养脊柱和五脏六腑，并且有效地促进体内毒素排出，进而达到滋养容颜、嫩肤美白、活肤抗皱等功效。此外，瑜伽中的众多体式还能牵拉颈部及面部的细小肌肉群，一方面锻炼面部肌肉，能够预防女性面部的肌肤松弛，延缓衰老；另一方面还能够紧实面部的肌肉线条，让面部线条看起来更匀称、更紧致。因此，瑜伽对于调和气血、滋养容颜都是非常有好处的。

瑜伽能升体温、促排毒

众所周知，体内的毒素会导致人们健康出现危机，也会对身体带来由内而外的不利影响，例如肌肤的衰老、身材的变形等，因此，排毒对于女性的健康与美丽至关重要。从表面上看，瑜伽的动作舒缓又轻柔，但实际上，它却有着令人吃惊的排毒效果。在练习瑜伽时习练者尊重身体的指示，尽可能长时间地保持某体式的终极动作，这种保持看起来优雅缓慢，然而却能充分调动全身肌肉群及神经系统，帮助人们保持身体平衡的同时提高全身温度，从而促进全身气血循环，增强消化吸收功能，养成不易藏毒的良好体质。

瑜伽能促代谢、美形体

对于女性来说，美丽不仅体现在无可挑剔的肌肤容颜上，也体现具有曲线美的身材上。而在诸多运动类型中，瑜伽无疑是一个极佳的选择。瑜伽素来就有美体养身的效果，它通过各种体式，能够拉伸人体的肌肉，改善不良姿态，增强习练者自信心，也能促进身体的新陈代谢，对于那些由于脂肪和各种毒素囤积而肥胖的人，有着极佳的瘦身效果。此外，由于瑜伽动作能使人沉浸在优雅舒缓的状态之中，习练者在锻炼的过程中不会感觉枯燥，反而会觉得心灵平静，因此易于坚持，也更容易收到明显的效果。

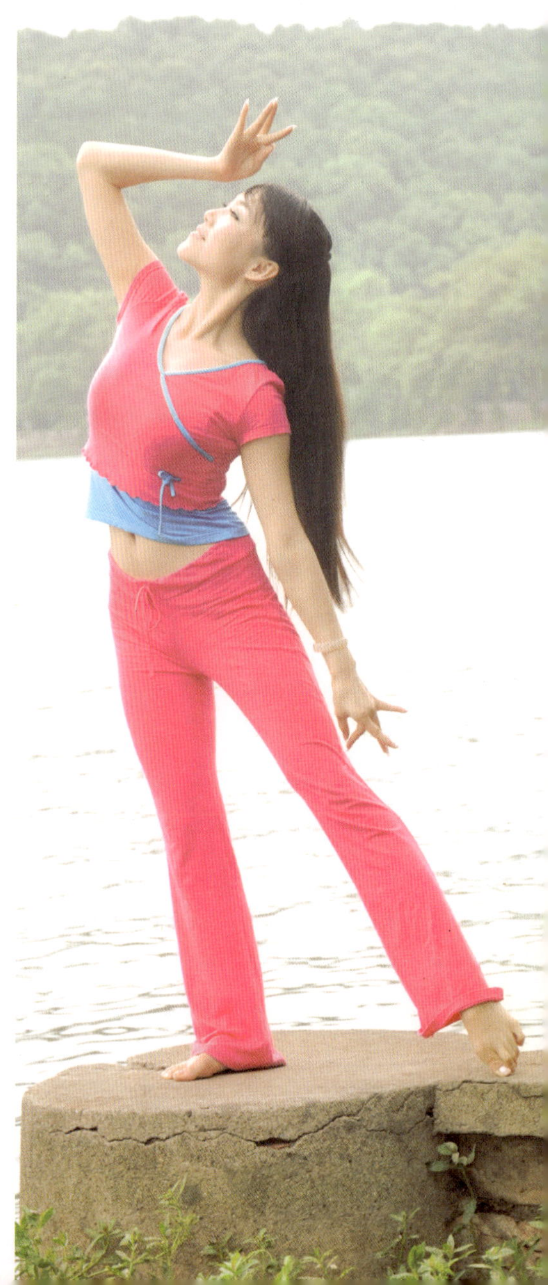

瑜伽能修内气、升气质

在瑜伽练习的初期，通过对各种瑜伽体式的练习，人们能够借此矫正不良形态，使自己的身姿变得更加婀娜多姿；而随着瑜伽练习的深入，女性不仅能从外在获得身材的美丽，更能从内在获得气质上的提升。将瑜伽体式与瑜伽呼吸、瑜伽冥想相结合，能让人在身姿变美的同时，情绪变得平静，心灵更加空旷，思想更加乐观，进而真正做到保持年轻心态，同时散发出优雅而又亲切的气质。

习练要点

瑜伽作为一项简单易学的平民运动，任何性别和年龄的人都可练习它。但它毕竟属于运动，所以也有一定的练习规则，练习者应遵守这些规则，才能让练习效果事半功倍。

饭前饭后1小时内不要练习瑜伽

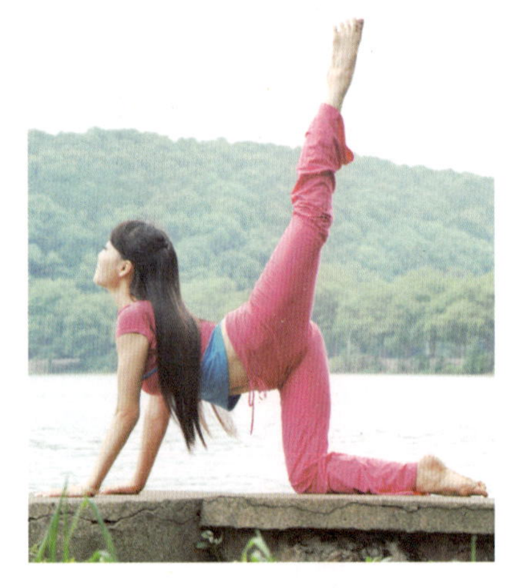

瑜伽的动作很多，但大多不适合在饭前饭后练习，尤其是倒立或扭转身体的动作，很容易造成肠道内食物逆流，导致人体产生头晕、恶心、呕吐等不良反应。而饭前一小时练习瑜伽，会加速胃肠道的兴奋，进而让人不知不觉吃下比平时更多的食物，增加胃部负担。如果在瑜伽练习前后一小时感觉非常饥饿，可补充点流食，如豆奶、稀饭、水果等，以避免饥饿造成血糖偏低，不利于后续练习。

不要在全封闭的空调房内练习瑜伽

瑜伽是一种有氧运动，而在全封闭的房间里练习瑜伽，往往会因室内氧气不足而影响练习效果，容易引发头晕、供氧不足等不良现象。另外，瑜伽练习讲究自然、协调，而在瑜伽房中，受空调升温影响，人体毛孔都会处于完全张开状态，但这并不是人体自身温度升高导致的毛孔扩张，而是受外界环境影响的“被迫”扩张，这本身就不利人体自然能量的调节。而倘若在此时冷空气来袭，很容易感冒。

特殊人群练习瑜伽有特殊禁忌

瑜伽的体式众多，能从不同角度来锻炼身体，且不同的体式有不同的健康功效，因此在选择瑜伽体式时应因人而异，这样才能准确无误地提高锻炼效果。比如血管天生细小的人，就不适合练习肢体扭转及倒立的动作，否则容易导致末梢血流量减少，引发心脏血管疾病；而骨质疏松患者在练习瑜伽时，应尽量避免用单手或单脚来支撑身体重量的动作，否则容易因手肘或脚腕力量不够导致骨折；腰椎及骶骨有问题的人，应避免腰部过度弯曲的动作；眼压过高或高度近视的人，最好不要做头朝下的倒立动作；经期女性则不要尝试扭转或牵拉腰腹部的动作，以免造成经期血流量加大，引发身体不适。

练完瑜伽不宜马上洗澡放松

前面说过，瑜伽讲究能量平衡。通过一段时间的瑜伽练习，人体温度会升高，习练者从内而外感觉燥热并出汗；而想要保持身体平衡，就要让身体温度自然地、缓慢地降低，而不是利用冷水澡冲洗让体温“被迫”快速恢复正常，否则容易打乱人体自身温度调节系统，同时容易导致体内湿气淤积。长此以往，人体健康就会遭到破坏，这就好比玻璃经过高温的炙烤，若突然遭遇冷水袭击就容易爆炸一样。

瑜伽练习讲究能量平衡，不只是追求体位

瑜伽的体式千变万化，有简单也有复杂之处，练习者不应一开始就迫切地尝试高难度动作，否则容易让自己受伤，也会在一定程度上挫伤积极性。另外，瑜伽不是单纯的舞蹈练习，它不要求人的身体有多么柔软，但要讲究能量平衡，在练习时应根据自己身体的舒适度，配合瑜伽呼吸带动身体去运动，呼吸越深可将身体越往外伸展。所以，不要盲目地让自己参与高难度瑜伽练习，只要在终极动作上做到自己的极限即可，经过长期练习，就会发现身体的柔韧性在不知不觉中提高了。

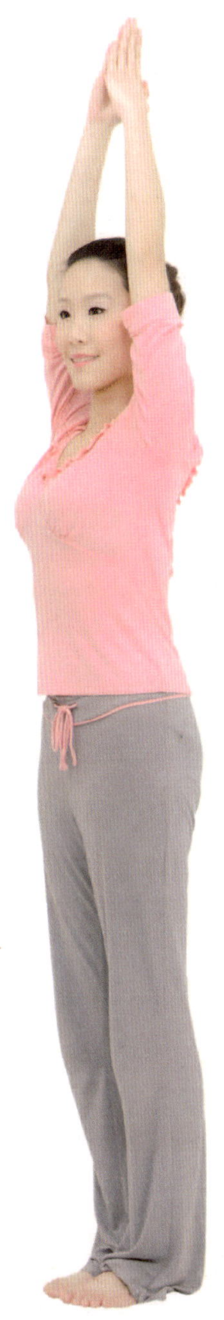

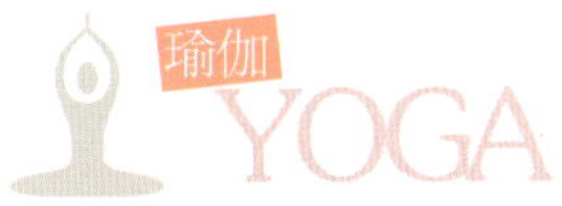

心♡息♡相♡依♡的♡瑜伽语音冥想

从心理学角度来讲，我们所有行为的80%是在无意识状态下发生的。而瑜伽冥想，能够让我们快速进入半睡眠的无意识状态，并在这种无意识状态下了解自己、提升自己，通过放松身体、调整呼吸后慢慢达到心无杂念、内心平和的境界。

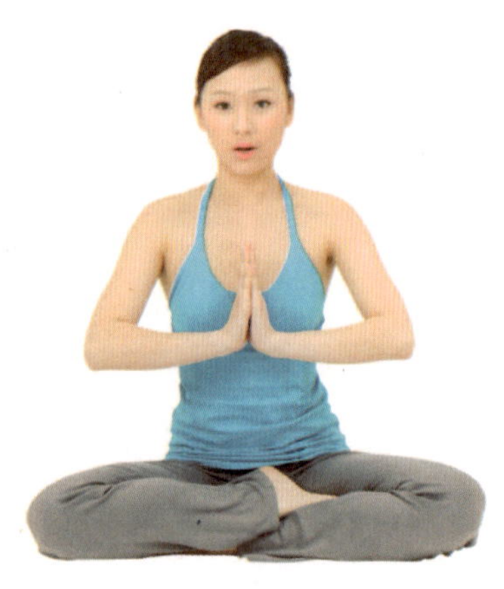

我们内心的动态主要包括三方面：新皮质的意识行动，旧皮质的无意识行动以及性格所产生的行动，而瑜伽冥想可对旧皮质的无意识行动及性格所产生的行动产生作用，从而矫正思想上的异常之处，让人说话做事变得更有条理，举止更加落落大方。

练习瑜伽冥想的环境，应该是安静且空气较新鲜的场地，练习时选用站姿、坐姿、跪姿、躺姿皆可，以感觉舒适为主，但从生理角度讲，躺姿和坐姿是最理想的瑜伽冥想姿势，更有助于气体流经体内，让身心更快进入半休眠状态。

说到瑜伽冥想，效果最理想、使用最广泛的就是语音冥想了。它又被称为“曼特拉冥想”，在梵语里，“曼”是指心灵，“特拉”是指引开去。合起来的意思，就是抛弃心灵上的种种不良情绪或思想。语音冥想可以配合瑜伽呼吸法一起练习，会更有助于修炼者进入精神的最高境界。

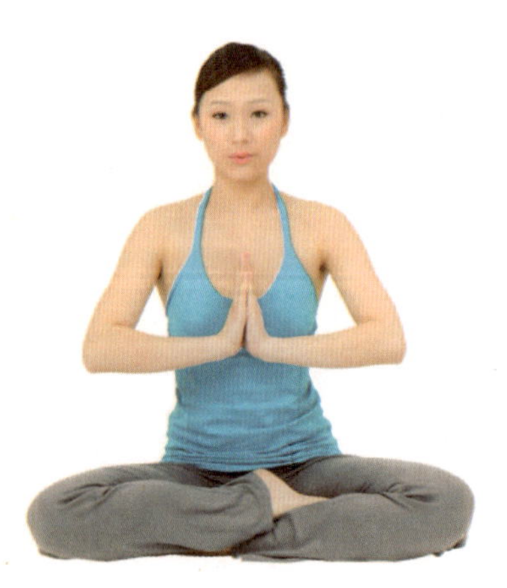

练习语音冥想时，可以采用一种舒适的坐姿，挺直脊柱，调整几次呼吸。然后再一次深吸气时，用深沉的呻吟念诵“O—M—”音。在练习时要高度注意自己的呼吸，每次发出声音都要和呼气过程一样长，同时感受身体的每一个毛孔都在逐渐张开，声音也正逐步进入心身最深处，每次吸气都能感受身体中有一种平和、安静的力量。此外，要至少念诵50次以上。

最后，为了更好地练习瑜伽冥想，可在练习时配上轻柔舒缓的背景音乐或梵音。音量不要过大，以能听清为标准。

增加血液含氧量的瑜伽呼吸法

瑜伽呼吸法是促进人体排毒的重要方式。我们在日常生活中，因为久坐、含胸等不正确方式，导致呼吸浅短且急促，这样不利于人体深层次的新废气交换；而瑜伽呼吸法强调均匀、细腻、绵长，练习时通过控制自身的呼吸，能为体内输送更多新鲜氧气，深层次滋养及按摩内脏，排除体内多余毒素。常见的瑜伽呼吸法有三种：腹式呼吸法、胸式呼吸法及完全式呼吸法。

①
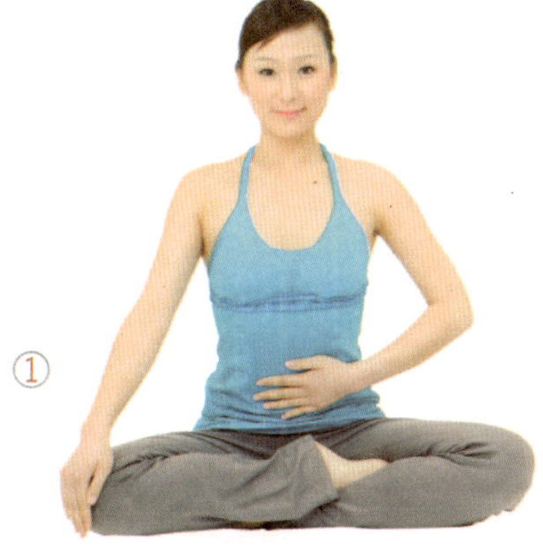

②
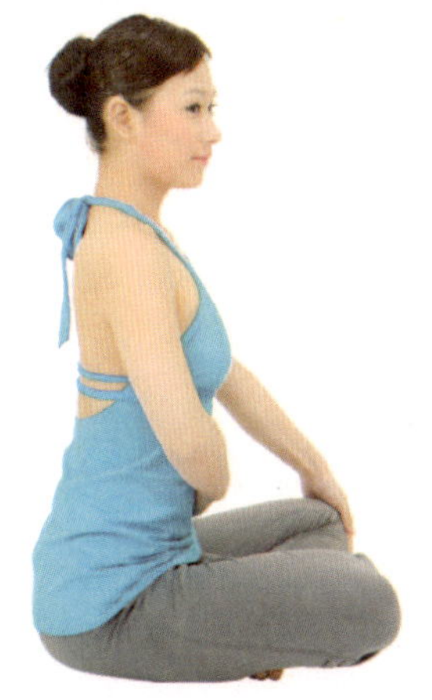

腹式呼吸法

功效

- **腹式呼吸法是最基本的呼吸法。这种呼吸法较深层，练习时应以肺的底端控制呼吸力度和频率。经常练习能有效帮助提高腹腔脏器的消化吸收功能。**

步骤

- 第①步：取任意舒适的坐姿，将一只手轻轻放于腹部，手掌不要用力，轻轻贴住腹部即可。吸气时，感受腹部的变化，感觉到空气被深深地吸入肺的底部，手能感觉到腹部越抬越高。
- 第②步：呼气时，慢慢收缩腹部肌肉，肺部的废气慢慢排出体外。

贴心提示

练习腹式呼吸时，要注意保持脊背挺直，同时注意不要用胸腔蓄气。可以将意识集中在腹部，并用手尽量去感受腹部的动作。此外，用仰躺的姿势也可以练习腹式呼吸。

① 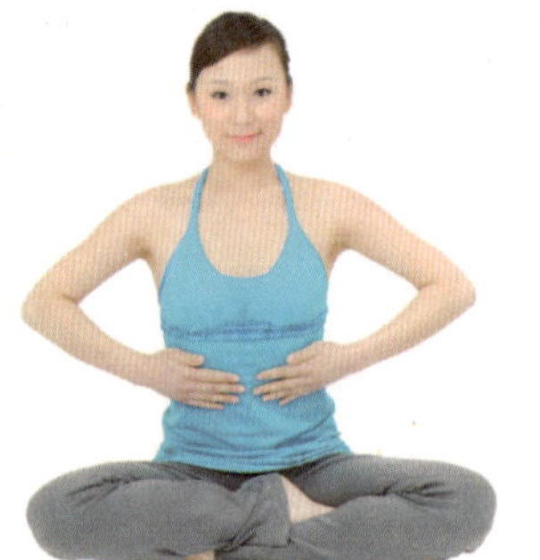

② 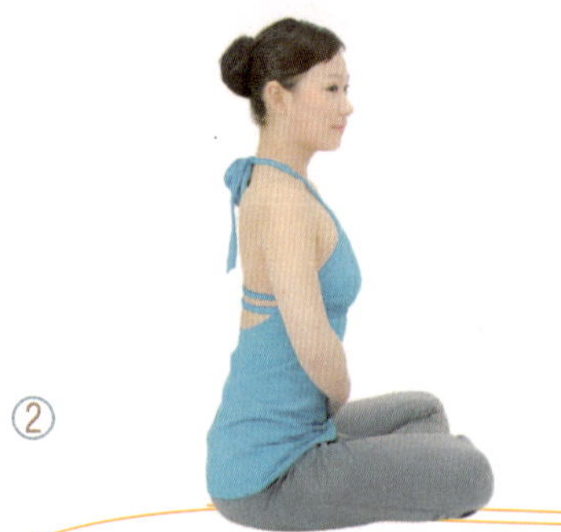

胸式呼吸法

功效

- 胸式呼吸法采用肺部的中上部分进行呼吸，是我们生活中常用的呼吸方法。经常有目的地练习可缓解精神压力，消除紧张情绪。

步骤

- 第①步：取任意舒适的坐姿坐在垫子上，双手轻轻托放在乳房下方肋骨处，大拇指与四指分开。吸气，感觉空气正慢慢进入胸部区域，双手感觉胸部的扩张，腹部保持不动。
- 第②步：呼气，双手感觉胸部在向内收缩。呼气到极致，直到完全吐出体内废气。

① 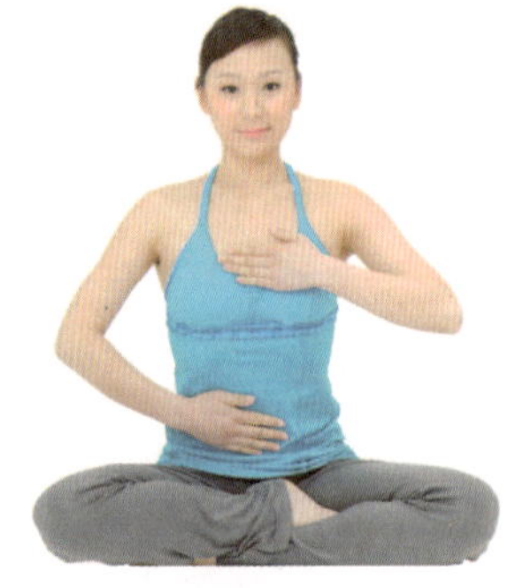

② 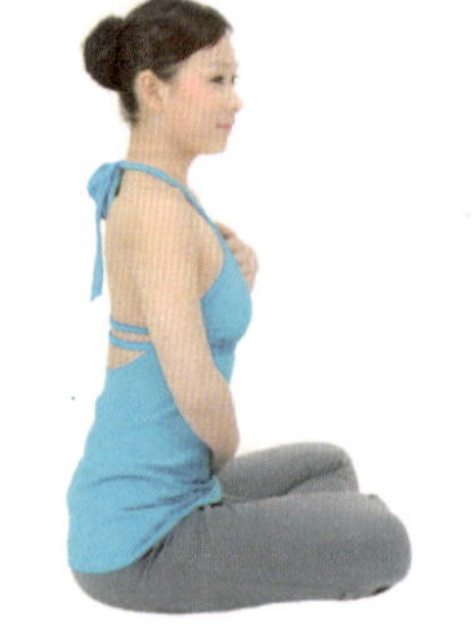

完全式呼吸法

功效

- 完全式呼吸法是集腹式呼吸和胸式呼吸为一体的呼吸方法，练习时常常要充分调动肺部及腹腔的全部力量。经常练习完全式呼吸法，能激活体内细胞活性，加速体内新陈代谢。

步骤

- 第①步：取任意舒适的坐姿坐在垫子上，将一只手轻轻放在胸部，另一只手轻轻放在腹部。吸气，感受腹部区域逐渐被气体充满，再感受胸部也逐渐被气体充满，双手先后有被向外推的感觉。
- 第②步：呼气，从肩膀、胸部到腹部依次放松，尽量向内收紧腹肌，双手感觉身体向内收，使得肺部气体大量排出体外。

开启调理气血之门

瑜伽基础坐姿

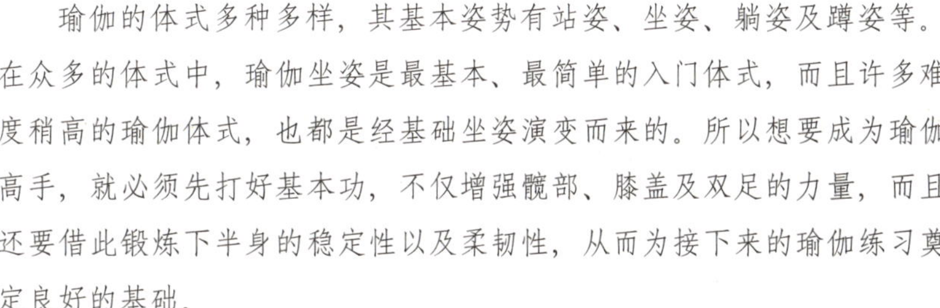

瑜伽的体式多种多样，其基本姿势有站姿、坐姿、躺姿及蹲姿等。在众多的体式中，瑜伽坐姿是最基本、最简单的入门体式，而且许多难度稍高的瑜伽体式，也都是经基础坐姿演变而来的。所以想要成为瑜伽高手，就必须先打好基本功，不仅增强髋部、膝盖及双足的力量，而且还要借此锻炼下半身的稳定性以及柔韧性，从而为接下来的瑜伽练习奠定良好的基础。

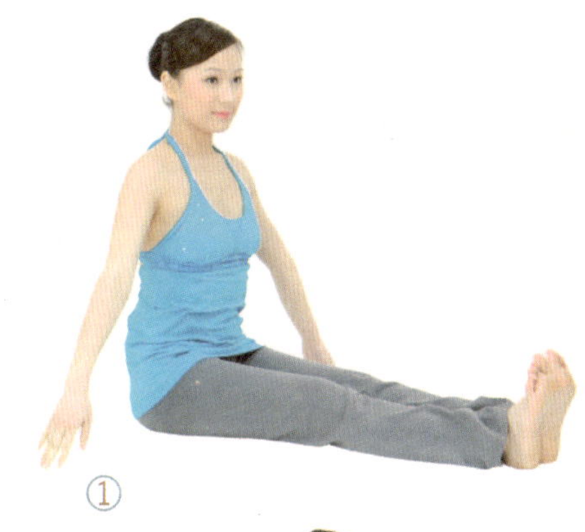

①

②

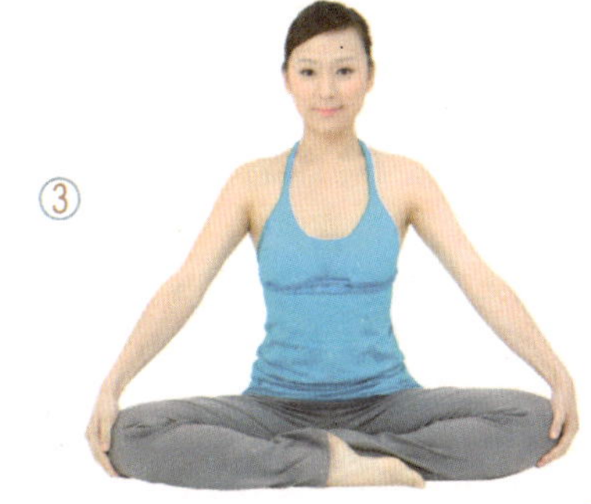

③

简易坐

功效

- 1.对人体神经系统有一定的调节作用，并能够平衡体内的气息，缓解失眠等不良症状。
  2.加强对髋部、膝盖及脊柱的锻炼，矫正腿部不良姿势。

步骤

- 第①步：双腿并拢伸直，坐在垫子上，双手置于体侧，保持身体直立。
- 第②步：保持右腿伸直，将左腿弯曲向内收，左脚的脚心尽量靠近右大腿的内侧。
- 第③步：弯曲右小腿，右脚尽量靠近左腿外侧，向上挺直脊柱，调整呼吸。

贴心提示

简易坐是瑜伽坐姿中较为简单的坐姿，比较适合在练习瑜伽冥想时使用。练习时注意腰部挺直，这样有助于气体顺畅流经体内。

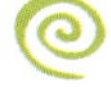

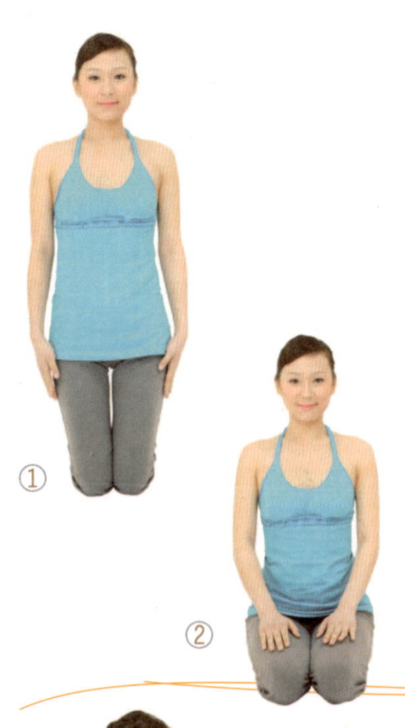

雷电坐

功效

- 1.加快骨盆处血液循环速度，强化腰部及骶骨功能。
  2.加强腹腔脏器功能，促进消化系统循环，对辅助治疗肠胃不适引起的便秘等症状非常有效。

步骤

- 第①步：跪立，小腿与脚背紧贴垫面，双手自然垂于体侧，挺直腰背，眼睛平视前方。
- 第②步：双膝并拢，双脚掌内侧边缘尽量靠拢，臀部落在双脚脚跟分开的空隙中，双手分别放在双大腿上。

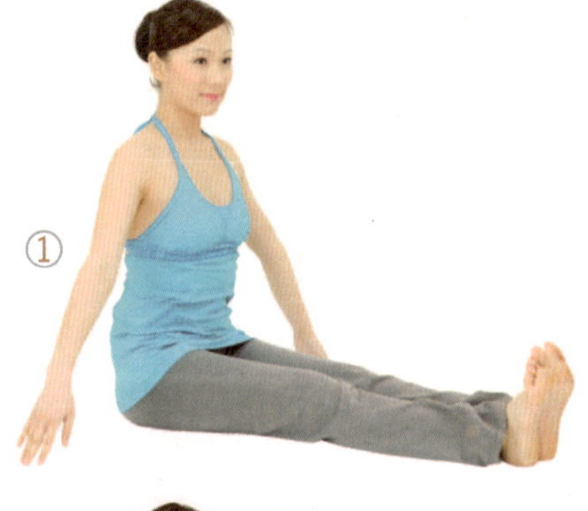

坐山式

功效

- 1.能有效挺直脊柱，调节神经系统，稳定身心。
  2.促进骨盆区域血液循环，辅助治疗月经不调。

步骤

- 第①步：端坐在垫子上，双腿向前伸直，挺直脊柱，感受背部逐渐挺拔的感觉。
- 第②步：为避免长时间保持坐姿后身体弯曲，可在臀部垫一块瑜伽砖，以更好地完成动作。

全莲花坐

功效

- 1.促进下半身气血循环，加强双膝、双脚踝力量，提高人体平衡力。
  2.滋养腹腔脏器，促进人体排毒，同时美化腿部线条。

步骤

- 第①步：端坐在垫子上，双腿并拢伸直，双臂自然垂于体侧，调整呼吸。
- 第②步：右腿稍微向右伸直，弯曲左腿，将左腿放在右大腿上，左脚跟抵住右侧腹部，脚掌心朝上。
- 第③步：弯曲右腿，将右脚放到左大腿根部，脚掌心朝上，尽量让双膝着地，双手置于胸前合十。

①

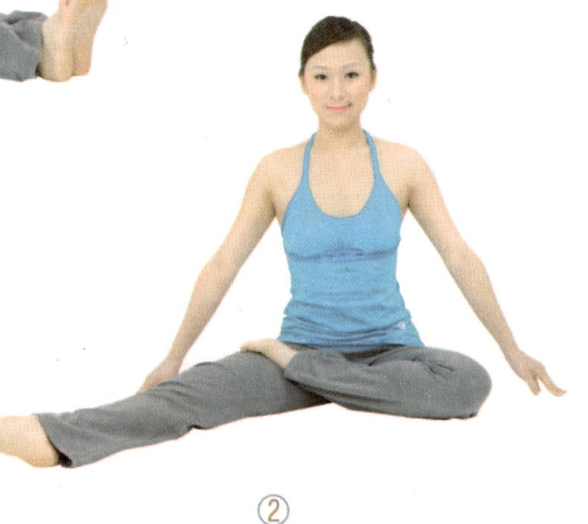

②

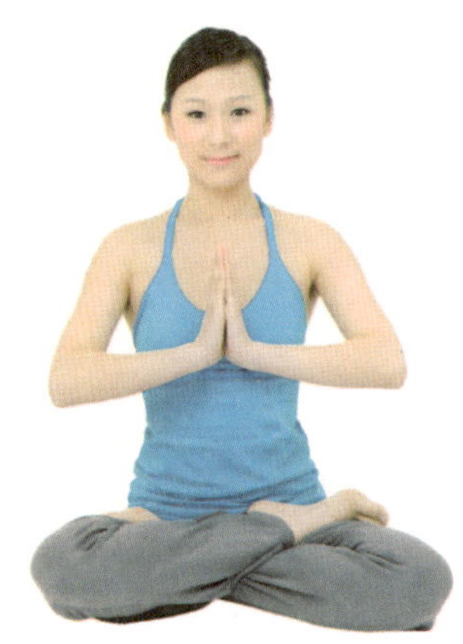

贴心提示

全莲花坐是基础坐姿中最难的动作。它对腿部柔韧性要求很高，应提高身体柔韧性后再练习。骶骨有损伤的人，最好不要练习该体式。

瑜伽"三性"饮食观

俗话说："民以食为天。"食物能为人体带来能量，维持人体正常的生命活动。但瑜伽理论认为，食物不仅是为人体提供能量的物质，更是影响人们身心的重要因素。所以瑜伽理论推崇健康的"三性"饮食观，并且推崇健康的饮食习惯。

食物"三性"

在瑜伽理论中，食物也有自己的性格。按性格将食物分为以下三种：悦性食物、变性食物和惰性食物。瑜伽理论建议人们多吃悦性食物，少吃或不吃变性食物，坚决不吃惰性食物。

悦性食物	悦性食物是指色香味俱全，且易于消化，不会在体内产生太多毒素，能够使人心情宁静愉悦、精力充沛的食物。这类食物包括蔬菜、新鲜水果、坚果、豆类及豆制品、牛奶、温和香料等。
变性食物	变性食物是指能满足身体所需能量，但不利于心情平静的食物，如过酸、过咸、过苦、过辣等带有刺激性的食物。这类食物包括咖啡、浓茶、巧克力、可可、汽水以及味道强烈的调味品等。
惰性食物	惰性食物是指容易使人变得懒惰、迟钝的食物，如麻醉性饮料、油炸物、烧烤品、烟草等。

饮食习惯

正确的饮食方法是细嚼慢咽

瑜伽理论认为，细嚼慢咽不仅是一种基本的进餐礼仪，同时还是一种非常健康的饮食方式。吃饭的速度应该慢到什么程度才算正常呢？一般来说，无论吃什么，都应保证一口食物咀嚼12次以上，等食物嚼烂以后再咽下，这会在很大程度上减轻肠胃负担。

不要食用含有过多调味料的食物

在烹饪过程中，不要放入过多的盐、辣椒、胡椒或其他植物香料。因为含有这些调味料的食物虽然能在短时间内满足我们的口腹之欲，却容易给我们的感觉器官造成巨大的伤害，不利于消化系统完全吸收食物。

每天多喝清水

瑜伽理论认为人体每天要补充充足的水分，这种水分不是吃饭时喝汤或各种饮料中的水分，而是纯净的清水。大量喝水有助于保持肌肤的水分平衡，让我们的精力更加充沛，心情更加愉快。

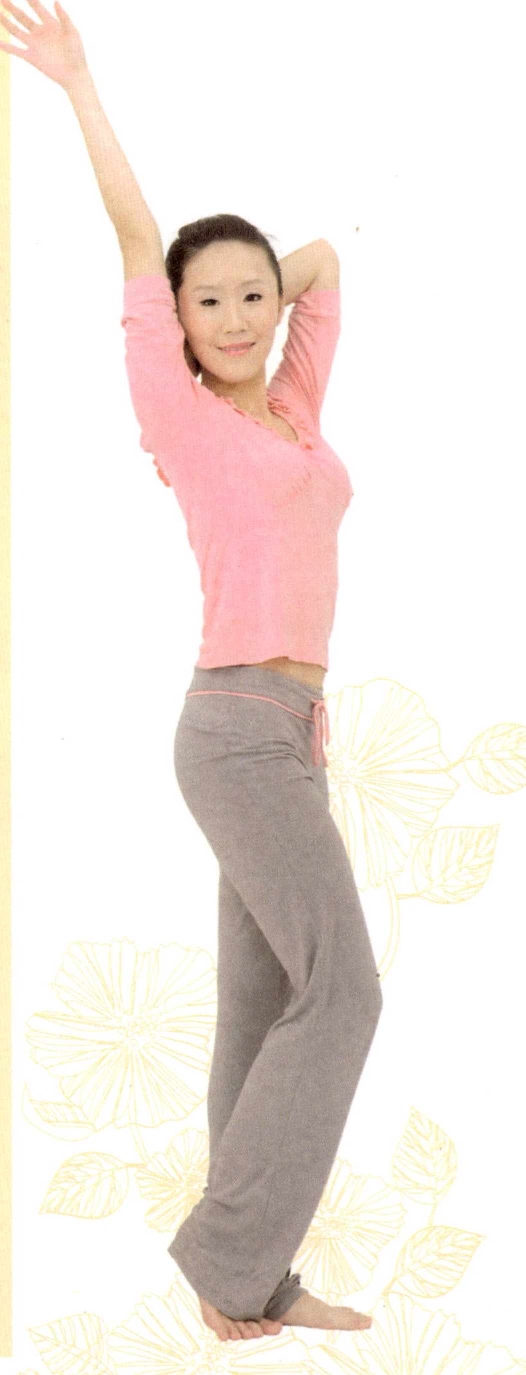

零♡伤♡害♡运♡动♡

瑜伽习练小道具

虽然瑜伽是一种简单易学的运动，但也需要准备一些小道具。这些道具不仅能增加瑜伽练习过程中的乐趣，更能在一定程度上辅助练习者完成动作，使瑜伽动作练习得更到位。

瑜伽服

在瑜伽练习过程中，会有很多伸展、牵拉、折叠及后仰的动作，动作幅度也会有不同程度的区别，这时就需要一套宽松、透气性好的瑜伽服来帮助练习者更好地完成动作。在挑选瑜伽服时，款式应以简洁大方为主，在颜色上应以淡雅的素色为主，如白色、粉红、粉蓝等，有助于放松视觉神经，更快更好地进入瑜伽状态。

瑜伽垫

瑜伽垫是瑜伽练习的必备道具，初学者可选择6毫米厚的垫子，等到有一定瑜伽基础后再选用3.5毫米～5毫米厚的垫子。瑜伽垫的作用是增加地面柔软性，防止脊椎、脚踝、膝关节等部位受伤；另外，瑜伽垫还可以增加身体与垫面的缓冲力，并能有效防滑，降低运动过程中摔倒导致的伤害。

瑜伽砖

瑜伽砖是一种用塑料制成的砖块，主要用于辅助练习者更好地完成动作，可在一定程度上调整身体与地面的距离。如在练习骆驼式时，如果双手够不着脚后跟，可用瑜伽砖来过渡；在练习半月式时，如果双臂不能充分地触碰地面，就可以使用瑜伽砖来帮助保持身体稳定性，让动作更加标准。

瑜伽绳

瑜伽绳又称为瑜伽伸展带，没有弹性，可帮助瑜伽练习者更好地完成动作，降低动作难度或延长动作时间。如在练习牛面式时，如果双手在背后很难会合，可将瑜伽绳放在背后，双手一上一下握住瑜伽绳，降低动作难度。

第二章

开场瑜伽

9个养颜热身经典体式

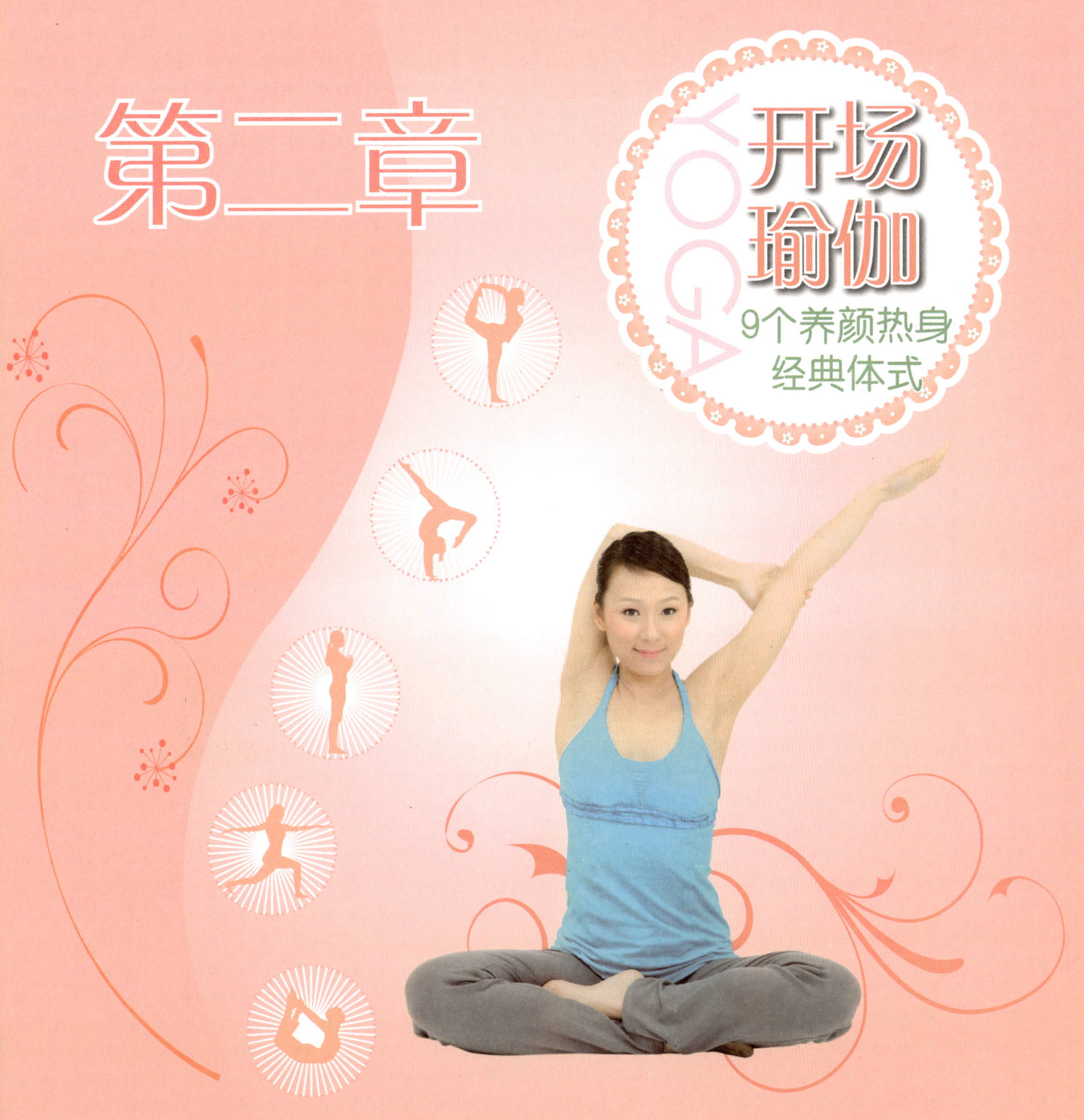

拜日式

难易指数：★★★★★

功效

- 全面锻炼全身肌肉群，灵活各关节，有效降低运动受伤概率。
- 促进全身血液循环，加速排毒。

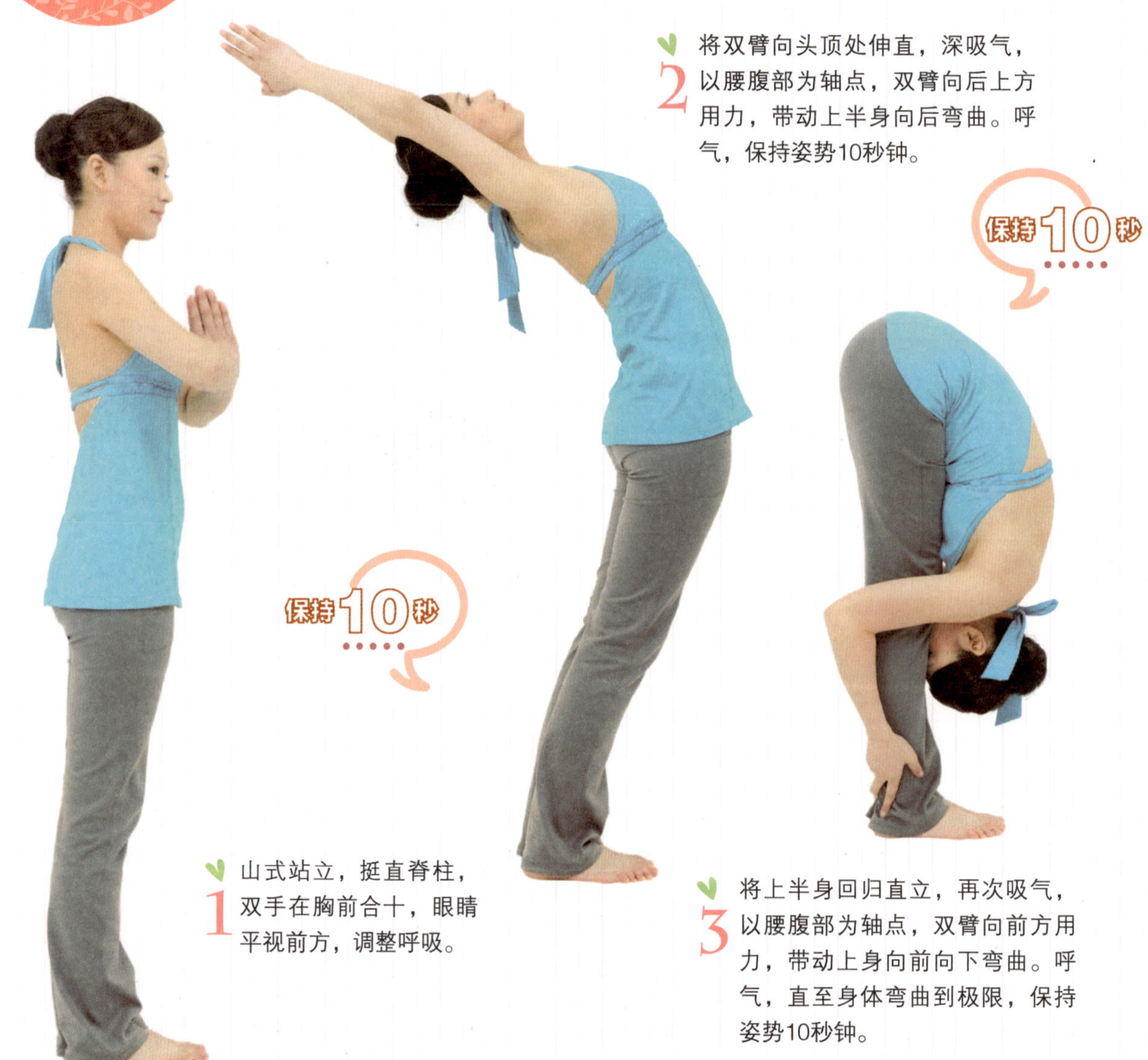

1 山式站立，挺直脊柱，双手在胸前合十，眼睛平视前方，调整呼吸。

2 将双臂向头顶处伸直，深吸气，以腰腹部为轴点，双臂向后上方用力，带动上半身向后弯曲。呼气，保持姿势10秒钟。

3 将上半身回归直立，再次吸气，以腰腹部为轴点，双臂向前方用力，带动上身向前向下弯曲。呼气，直至身体弯曲到极限，保持姿势10秒钟。

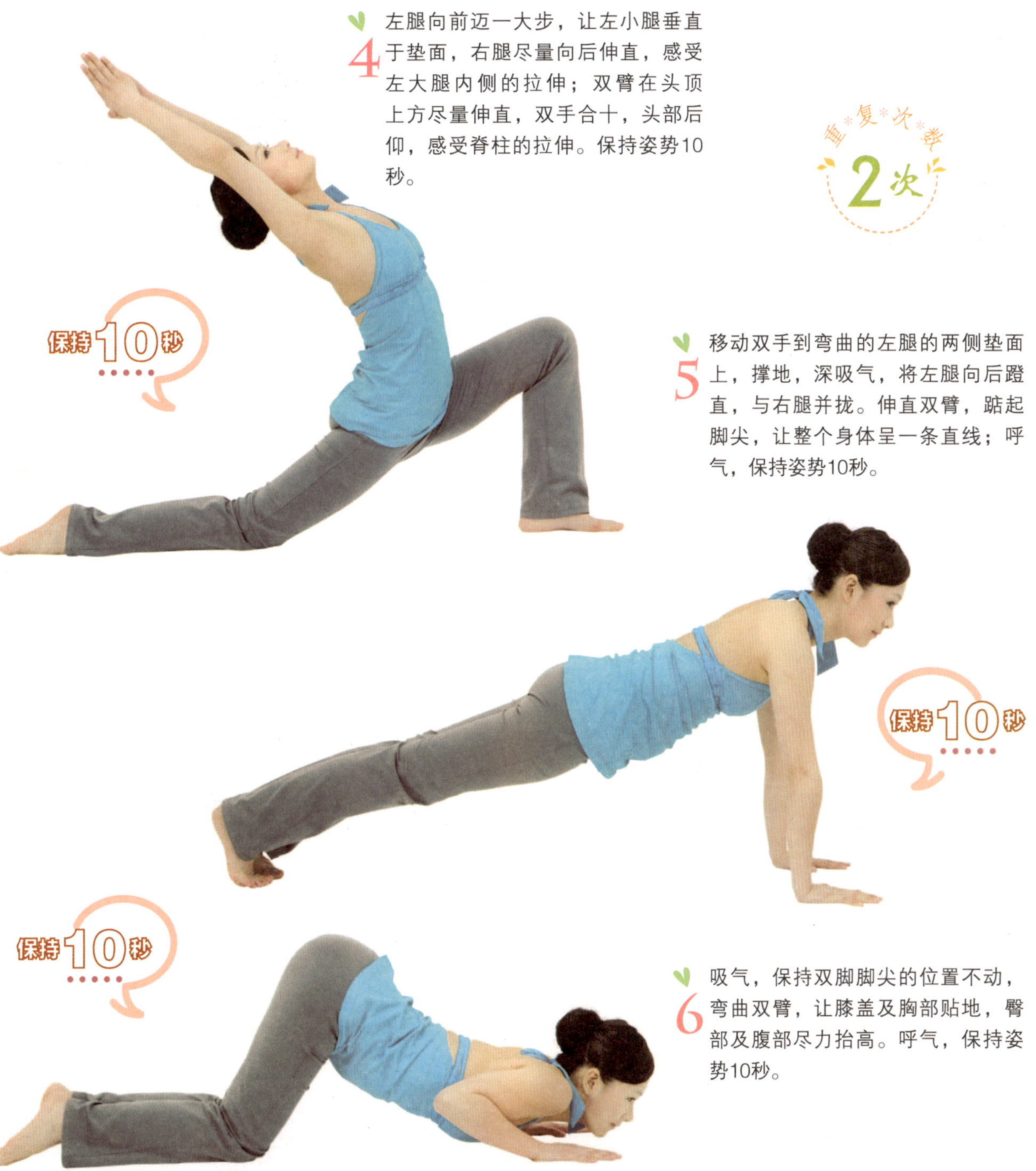

4 左腿向前迈一大步，让左小腿垂直于垫面，右腿尽量向后伸直，感受左大腿内侧的拉伸；双臂在头顶上方尽量伸直，双手合十，头部后仰，感受脊柱的拉伸。保持姿势10秒。

5 移动双手到弯曲的左腿的两侧垫面上，撑地，深吸气，将左腿向后蹬直，与右腿并拢。伸直双臂，踮起脚尖，让整个身体呈一条直线；呼气，保持姿势10秒。

6 吸气，保持双脚脚尖的位置不动，弯曲双臂，让膝盖及胸部贴地，臀部及腹部尽力抬高。呼气，保持姿势10秒。

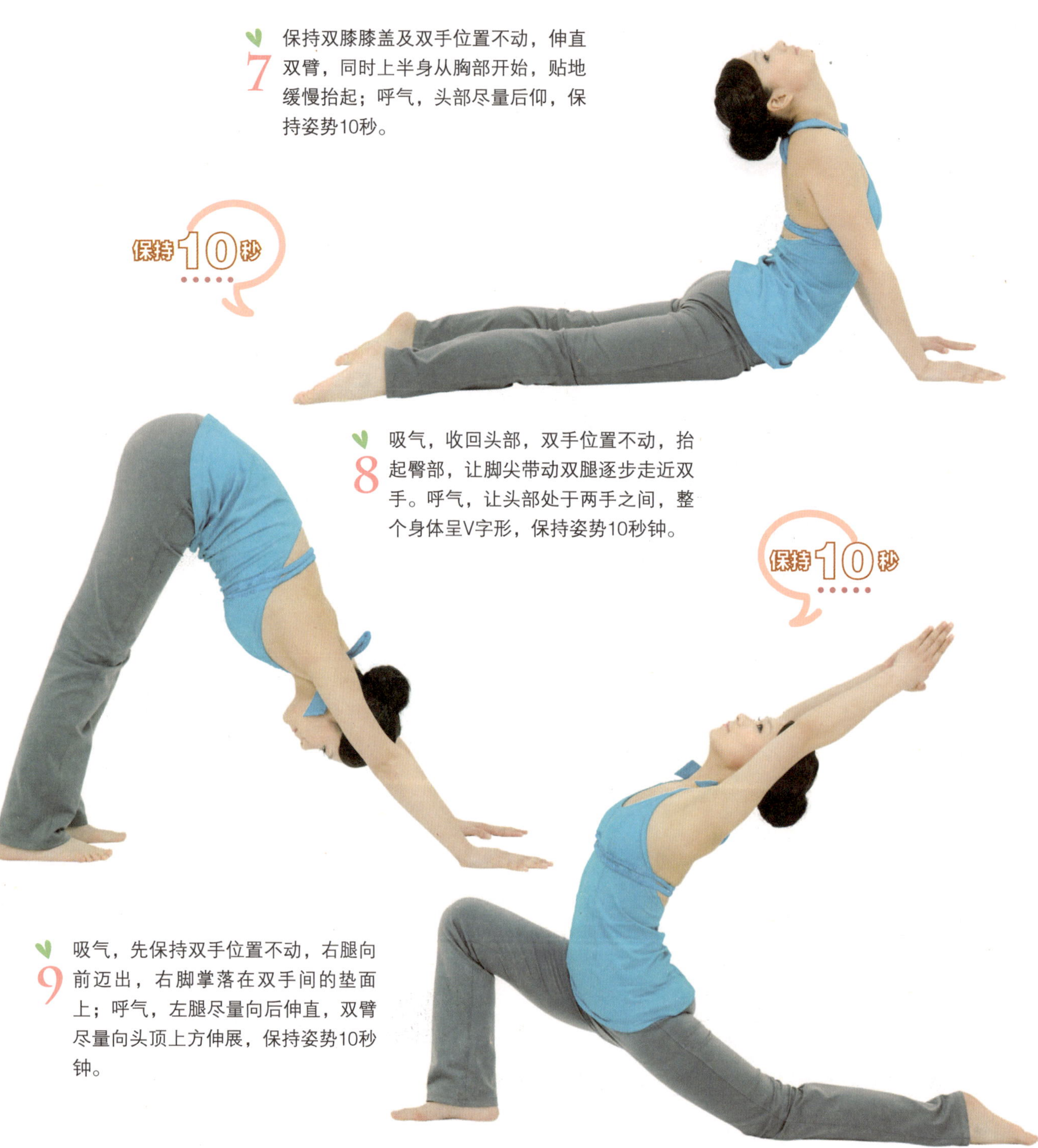

7 保持双膝膝盖及双手位置不动，伸直双臂，同时上半身从胸部开始，贴地缓慢抬起；呼气，头部尽量后仰，保持姿势10秒。

8 吸气，收回头部，双手位置不动，抬起臀部，让脚尖带动双腿逐步走近双手。呼气，让头部处于两手之间，整个身体呈V字形，保持姿势10秒钟。

9 吸气，先保持双手位置不动，右腿向前迈出，右脚掌落在双手间的垫面上；呼气，左腿尽量向后伸直，双臂尽量向头顶上方伸展，保持姿势10秒钟。

11 恢复步骤2中的体式，双臂向后方用力，带动上身向后弯曲，保持姿势10秒钟。

12 恢复步骤1中的体式，山式站立，挺直脊柱，双手合十，平视前方，保持姿势10秒钟。

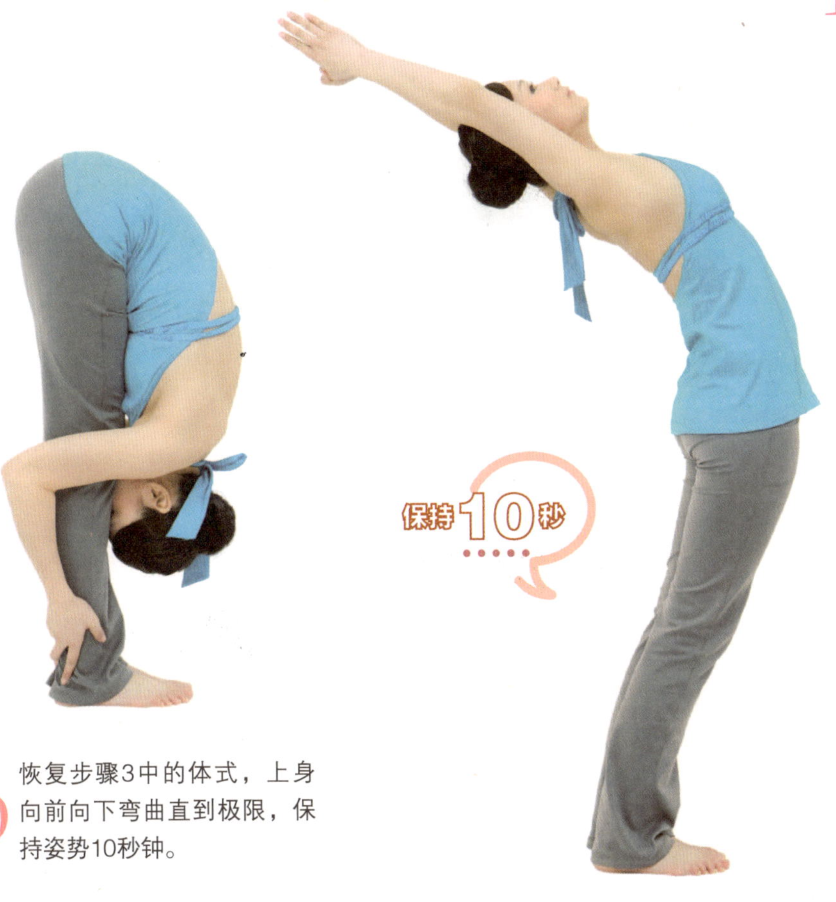

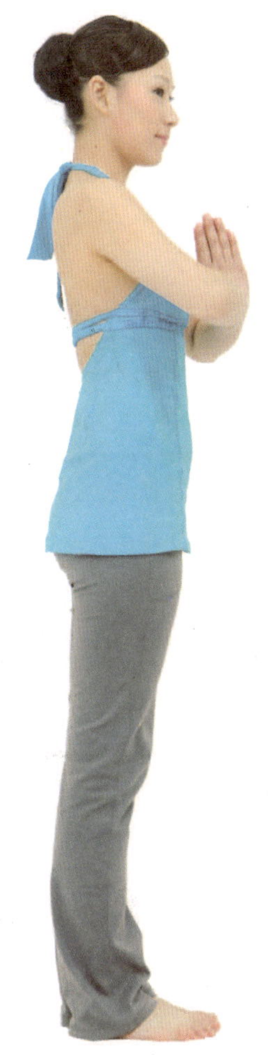

10 恢复步骤3中的体式，上身向前向下弯曲直到极限，保持姿势10秒钟。

贴心提示

拜日式由12个动作组合而成，晨起时练习，效果最好。

蝴蝶式

难易指数：★★★☆☆

功效

- 打开髋关节，灵活脚腕，拉伸大腿内侧肌肉群，预防腿部受伤。
- 加速骨盆处血液循环，促进腹部器官排毒。

重复次数 3次

1 挺直腰背坐在垫面上，双腿并拢伸直，双臂自然垂于体侧，调整呼吸。

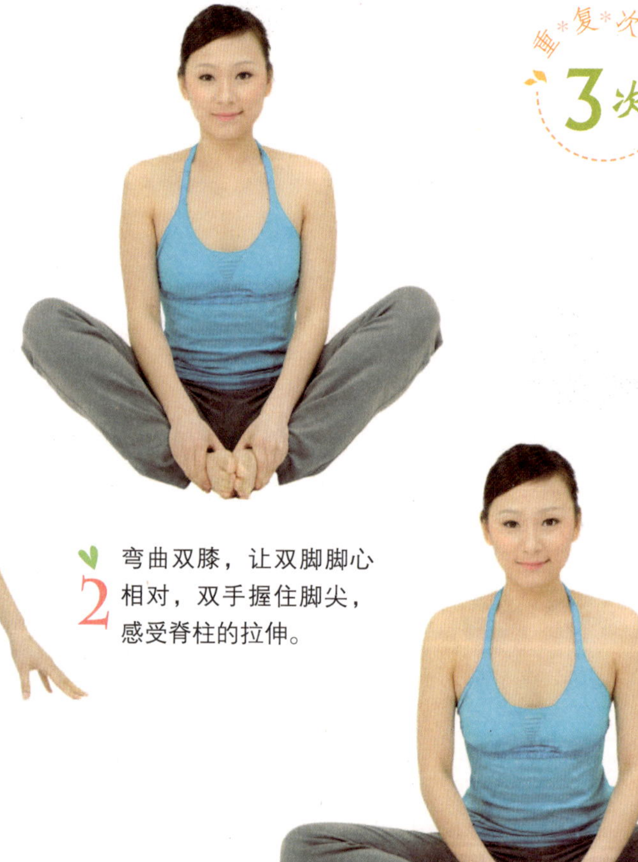

2 弯曲双膝，让双脚脚心相对，双手握住脚尖，感受脊柱的拉伸。

3 吸气，保持两脚心的位置不动，两膝盖用力上下振动，像蝴蝶的翅膀般让膝盖重复做贴地、离地的运动。

贴心提示

要注意上下持续振动，是蝴蝶式的最大特征。在后面学到束角式时要注意区分，因为束角式是保持上下振动结果的静态练习。

固肩式

难易指数：★★★☆☆

功效

* 有效畅通肩颈部及上背部经络，加速上半身血液循环。
* 扩展胸部及上背部，预防因久坐引起的含胸驼背等情况。

重复次数 4次

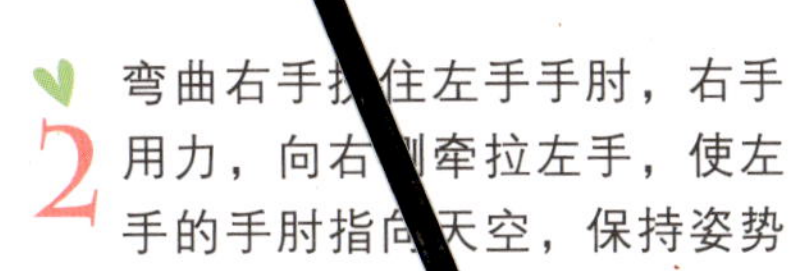

2 弯曲右手抓住左手手肘，右手用力，向右侧牵拉左手，使左手的手肘指向天空，保持姿势30秒。

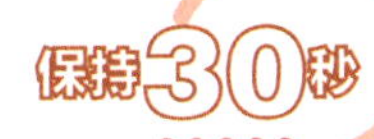

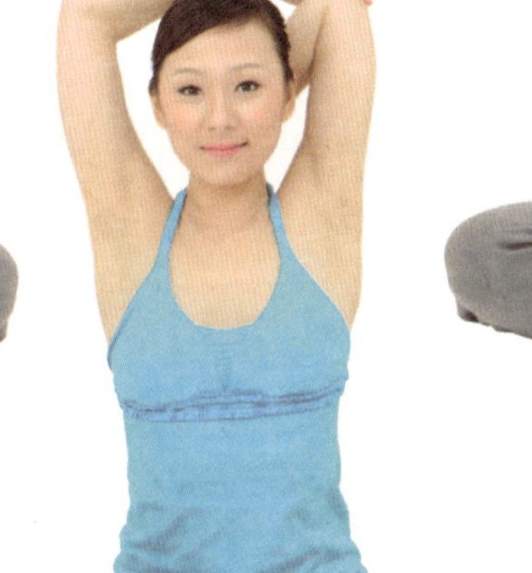

1 取任意舒适的坐姿，将左手向上伸展，右手自然垂于体侧，调整呼吸。

3 左手用力向左侧牵拉右手，使右手的手肘指向天空，保持姿势30秒。

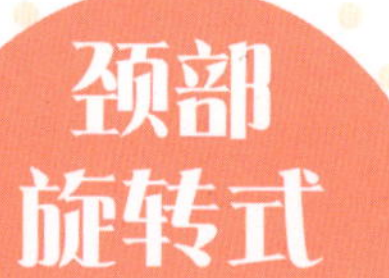

颈部旋转式

难易指数：★★☆☆☆

功效

* 活动颈部，提高肩颈部血液循环，有效降低颈部运动受伤概率。
* 减少颈部赘肉，美化颈部线条。

保持10秒

2 吸气，保持上半身挺直状态，将头部向前倾，让下巴尽量触碰锁骨，拉伸后侧颈部。保持姿势10秒。

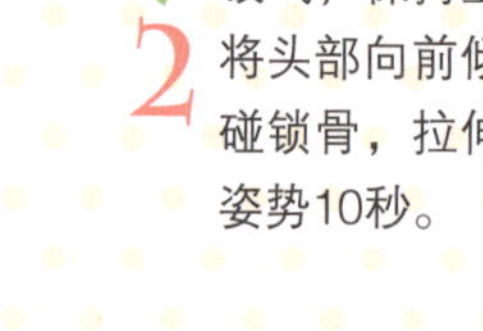

重复次数 10次

保持10秒

1 取任意舒适的姿势，挺直腰背，眼睛平视前方，调匀呼吸。

下巴尽量触碰锁骨

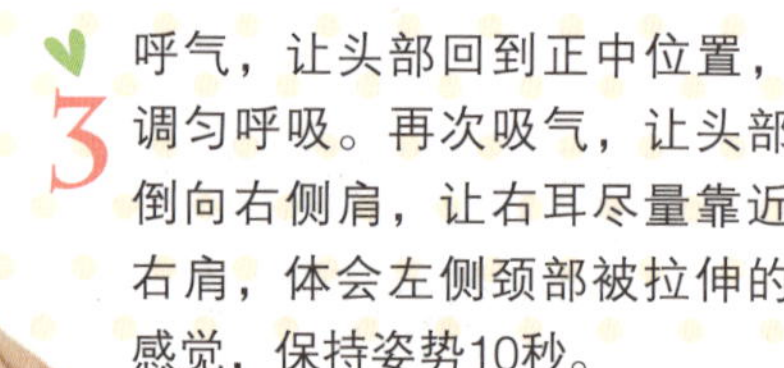

3 呼气，让头部回到正中位置，调匀呼吸。再次吸气，让头部倒向右侧肩，让右耳尽量靠近右肩，体会左侧颈部被拉伸的感觉，保持姿势10秒。

保持10秒
保持10秒
★注意
让头部后脑勺尽量触碰脊椎，
体会颈部被拉伸的感觉。

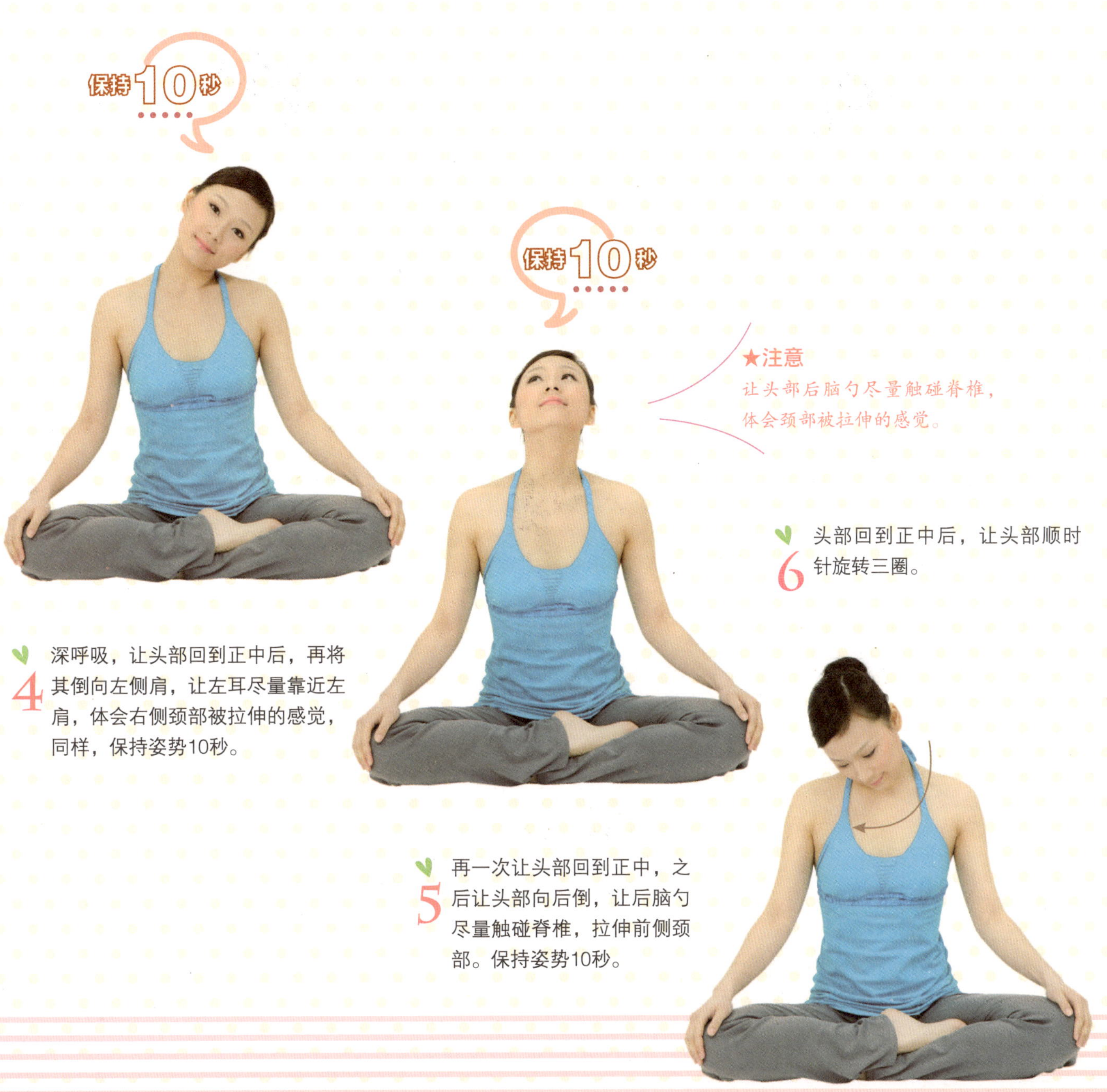

4 深呼吸，让头部回到正中后，再将其倒向左侧肩，让左耳尽量靠近左肩，体会右侧颈部被拉伸的感觉，同样，保持姿势10秒。

5 再一次让头部回到正中，之后让头部向后倒，让后脑勺尽量触碰脊椎，拉伸前侧颈部。保持姿势10秒。

6 头部回到正中后，让头部顺时针旋转三圈。

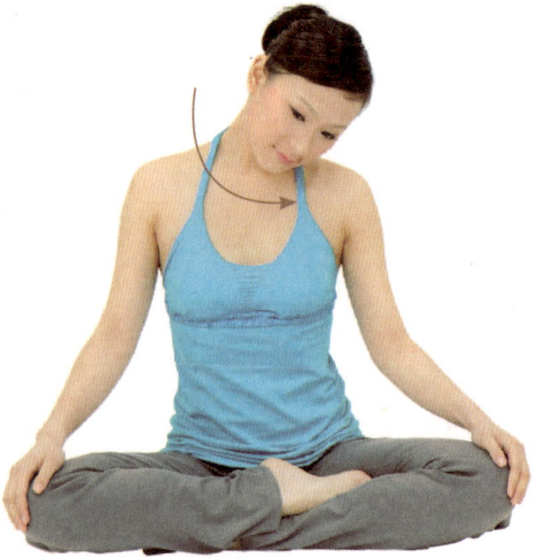

保持10秒

保持上半身不变

7 头部回到正中，逆时针旋转三圈。

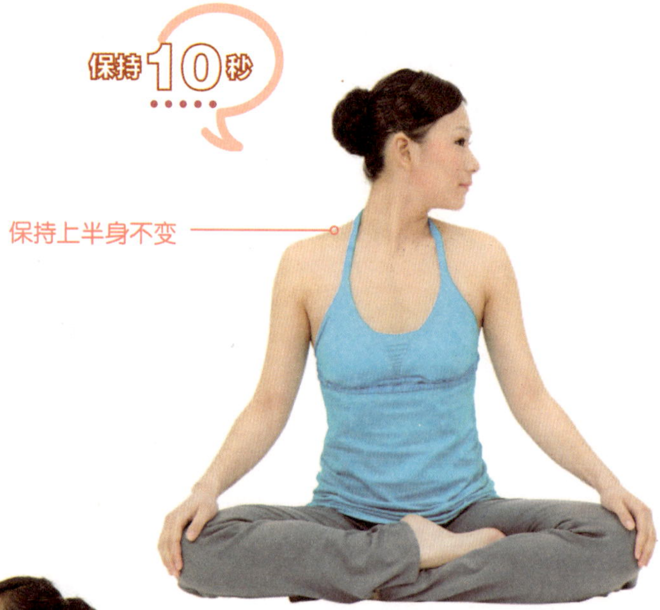

8 头部回到正中，保持上半身不变，将颈部向左扭转，同时眼睛看向左方，保持姿势10秒。

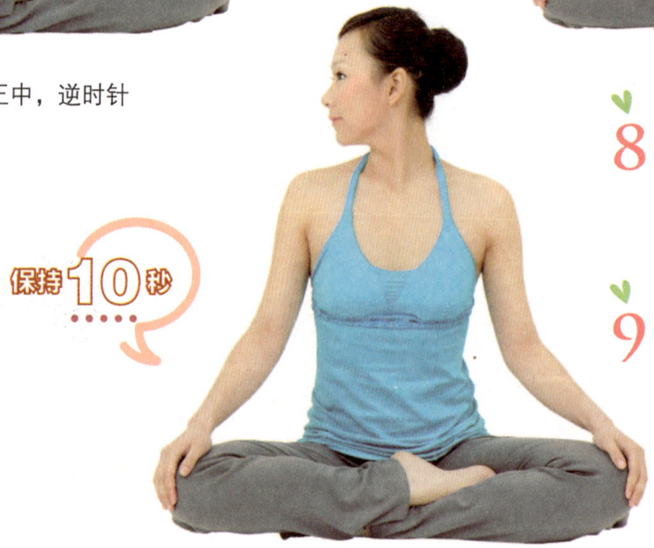

保持10秒

9 头部回到正中，保持上半身不变，将颈部向右旋转，同时眼睛看向右方，保持姿势10秒。

贴心提示

转动头部时，背部应始终保持挺直状态，否则颈部拉伸的效果会大打折扣。

功效

- 打开手臂处关节，减少因手臂僵硬导致的运动扭伤。
- 挤压和拉伸手臂内侧肌肉，削减手臂处多余脂肪。

1 取任意舒适的坐姿，向上抬起双臂，让左臂向头顶上方伸展，弯曲右臂，扶住左臂内侧。

2 左臂用力向左侧挥动，带动右大臂向左侧牵拉，感受双肩的挤压及伸展，保持姿势20秒。

保持20秒

3 换右手向上伸直、左手弯曲的姿势继续练习。

4 将右臂向右挥动，带动左大臂向右牵拉，保持姿势20秒。

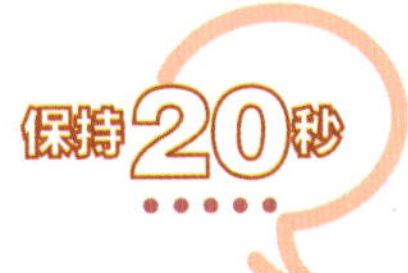

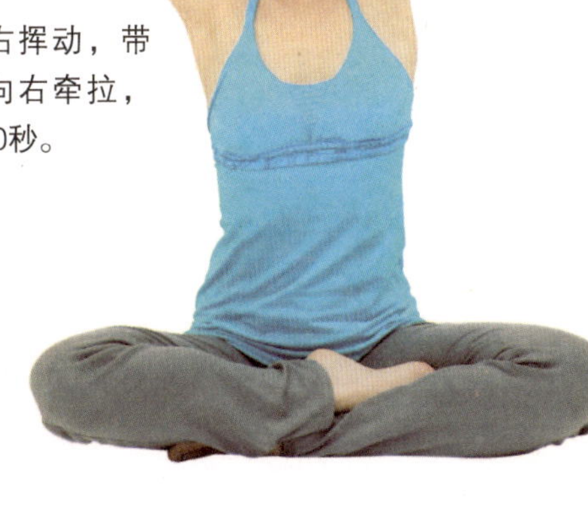

重复次数 2次

腰躯转动式

难易指数：★★☆☆☆

功效

- 增加腰腹部灵活性，提高腰部血液循环，加速腹腔肠胃蠕动。
- 预防腰腹部多余脂肪堆积，削减腰腹部赘肉。

重复次数 2次

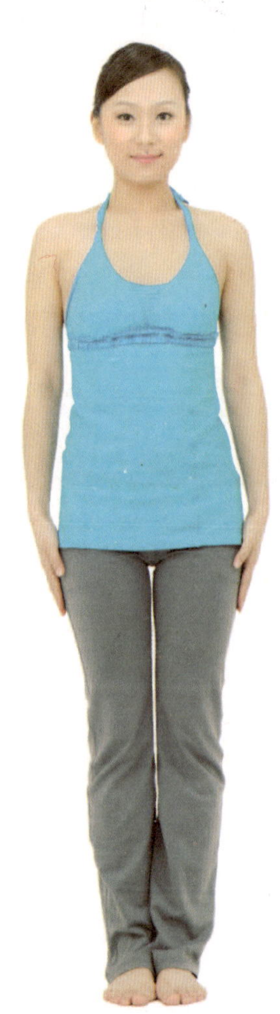

1 以山式站立在垫面上，双臂自然垂于体侧，调整呼吸。

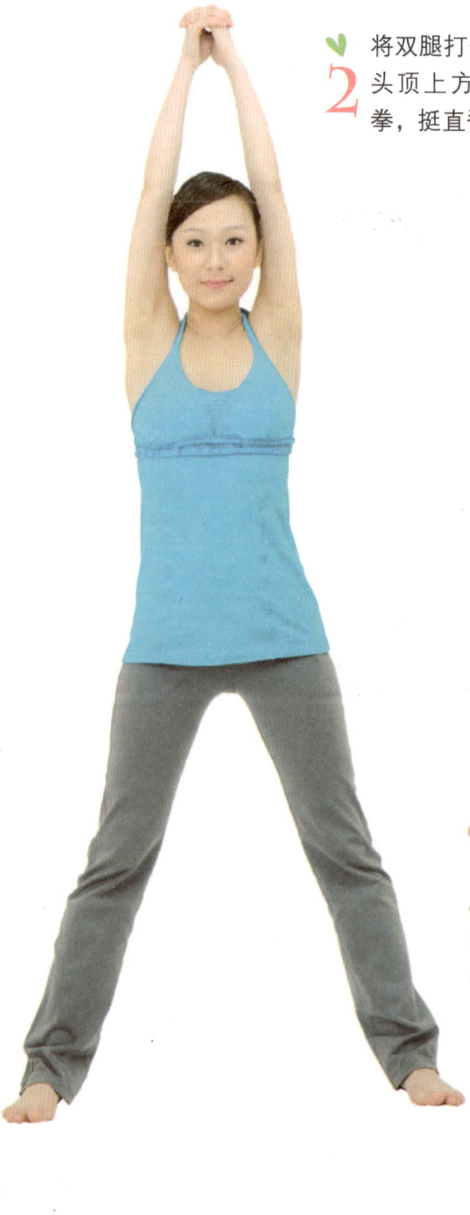

2 将双腿打开至两肩宽，双臂向头顶上方伸展，双手交叉握拳，挺直脊柱。

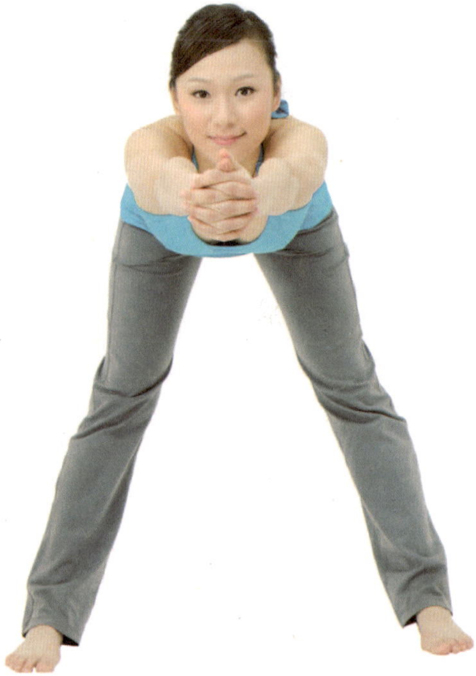

3 以腰腹部为轴点，双臂带动上半身向前弯曲，直到与双腿垂直，背部挺直保持姿势10秒钟。

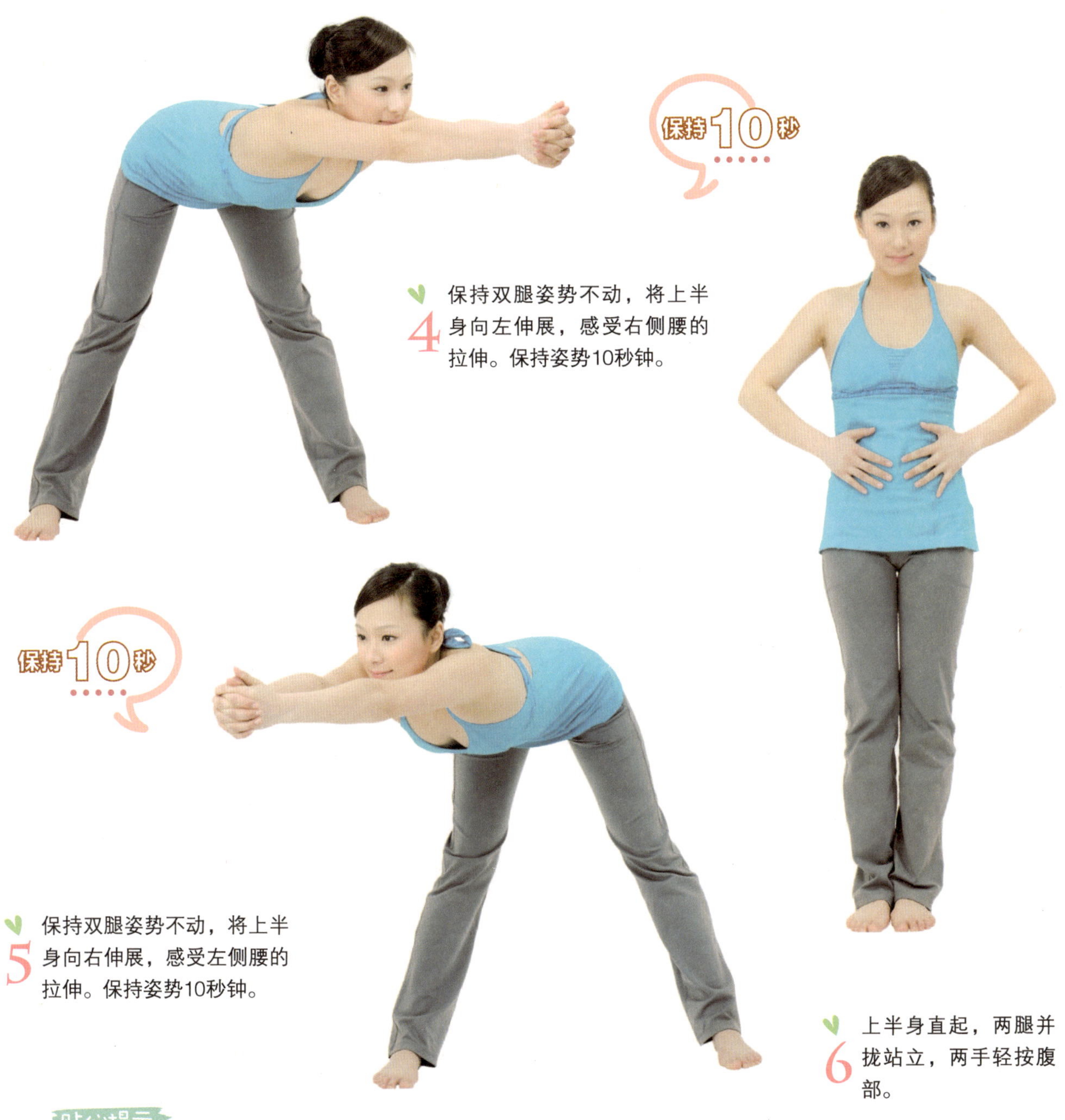

4 保持双腿姿势不动，将上半身向左伸展，感受右侧腰的拉伸。保持姿势10秒钟。

5 保持双腿姿势不动，将上半身向右伸展，感受左侧腰的拉伸。保持姿势10秒钟。

6 上半身直起，两腿并拢站立，两手轻按腹部。

贴心提示

腰躯转动时，一定要保持背部始终处于挺直状态，这样才能最大程度地锻炼腰腹部肌肉群。

手臂回旋式

难易指数：★★☆☆☆

功效

* 全面活动手腕，预防运动过程中因手腕僵硬导致的意外伤害。
* 有效拉伸手臂肌肉群，预防手臂多余脂肪堆积。

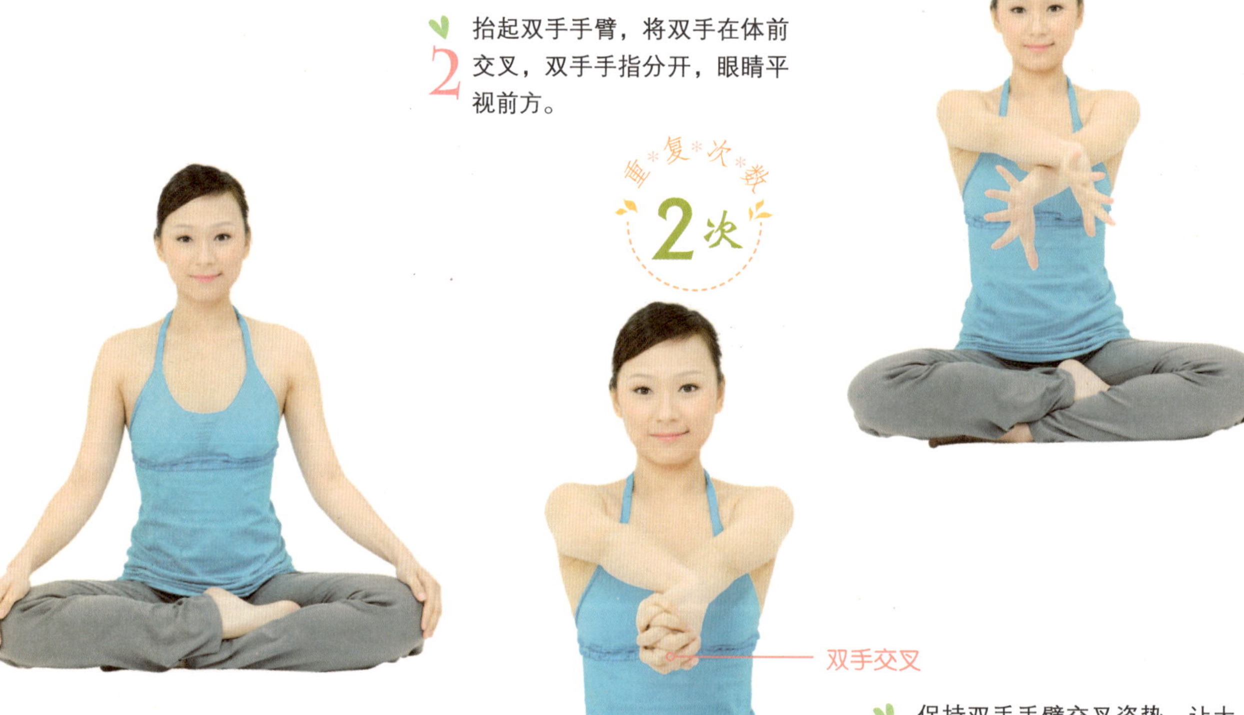

1 取任意舒适的姿势，挺直腰背，眼睛平视前方，调匀呼吸。

2 抬起双手手臂，将双手在体前交叉，双手手指分开，眼睛平视前方。

3 保持双手手臂交叉姿势，让大拇指朝下，双手手掌相握。

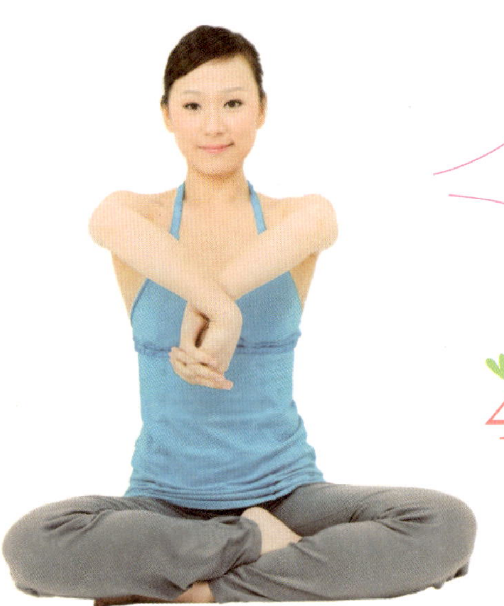

★注意

双手以双肘为中心向上翻转，不要在转动时分开。

4 以双肘为轴点，双手从下往上，从内往外翻转。

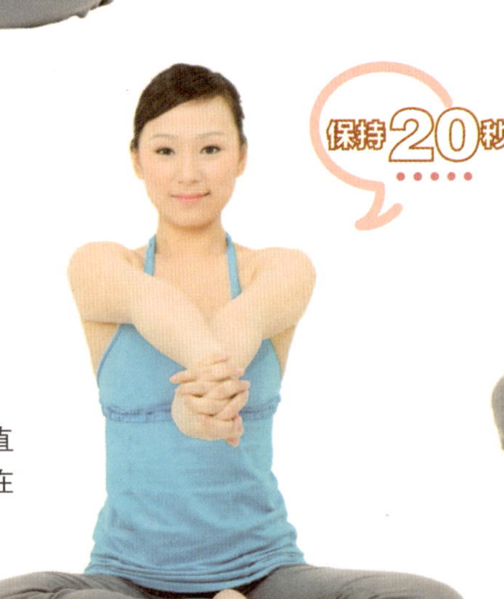

保持20秒

5 让双臂从内向外翻转360° ，直至双臂平向伸展，感受手肘在逐步拉伸。保持姿势20秒。

6 交换两手方向，换右手在下，左手在上，十指交叉重复上述翻转动作。

贴心提示

手臂回旋式强调对手腕的锻炼，注意转动时用力不要过快过猛。

树式

难易指数：★★★☆☆

功效

* 增强腿部力量，促进血液循环，有助于打开全身关节。
* 令身姿挺拔，滋养脊柱，调整气血，美化身形。

2 弯曲右膝，将右脚放在左大腿根部，右脚脚心朝外。将身体的重心放在左腿上，左脚掌紧紧抓住地面，保持身体平衡。

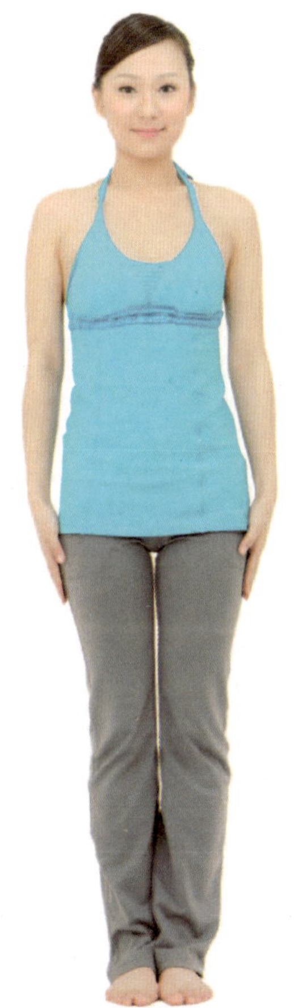

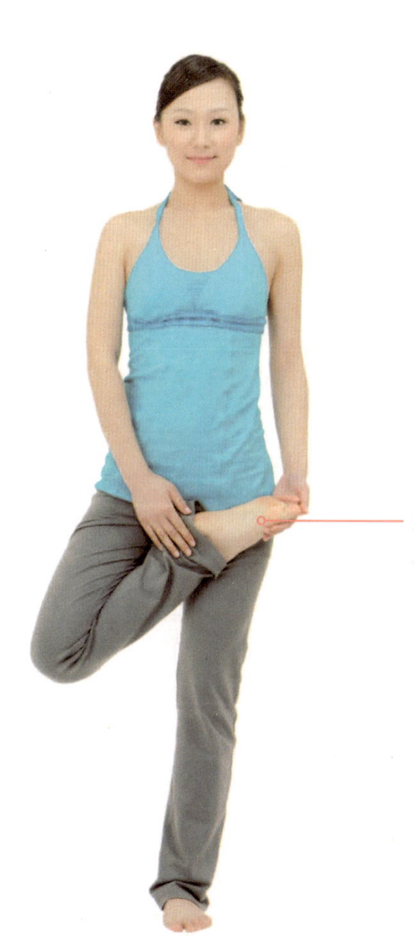

1 以山式站立，伸直双腿，挺直腰背，双手自然地放置在身体的两侧。

3 保持双腿姿势不动，双手在胸前合十。

4 双臂向头顶上方伸展，胸部向前扩张，想象双臂就像树枝一样不断向上生长。保持姿势30秒。

重复次数 4次

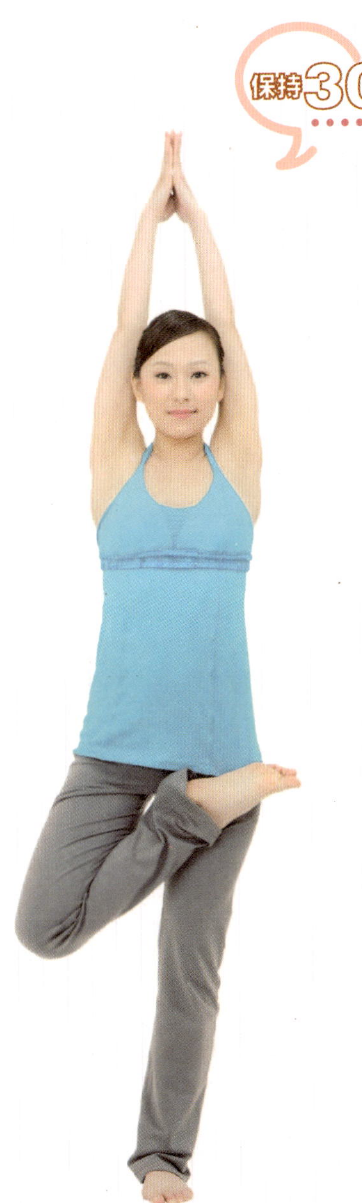

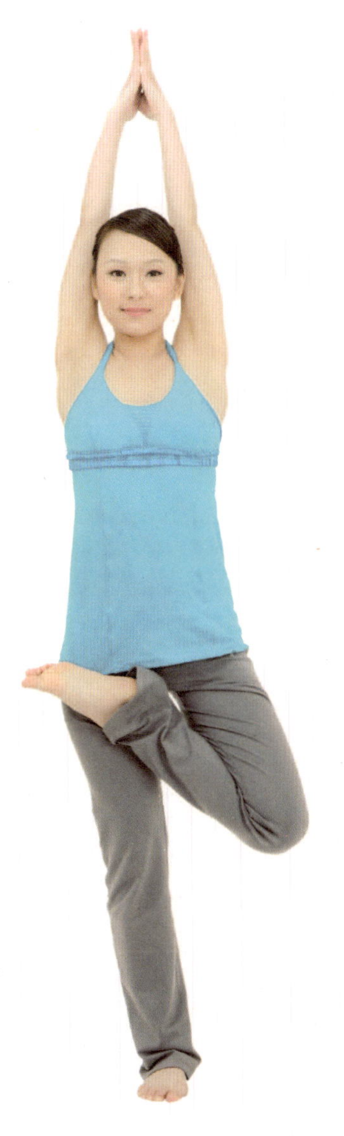

降低难度

如果觉得将右腿放在左腿的根部有困难的话，可将右腿轻微弯曲，让右脚脚掌靠近左脚脚踝即可。

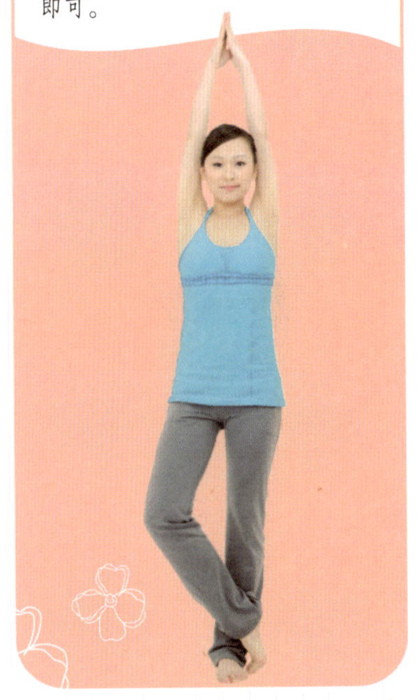

5 慢慢放下双臂和腿，然后换另一侧重复动作。

蜥蜴式

难易指数：★★★☆☆

功效

* 加速全身血液循环，滋养背部神经，活动背部，预防运动过程中背部受伤。
* 锻炼颈椎，消除颈部疲劳，减少颈部皱纹及赘肉，美容养颜。

1 取雷电坐姿，双手置于两体侧，调整呼吸。

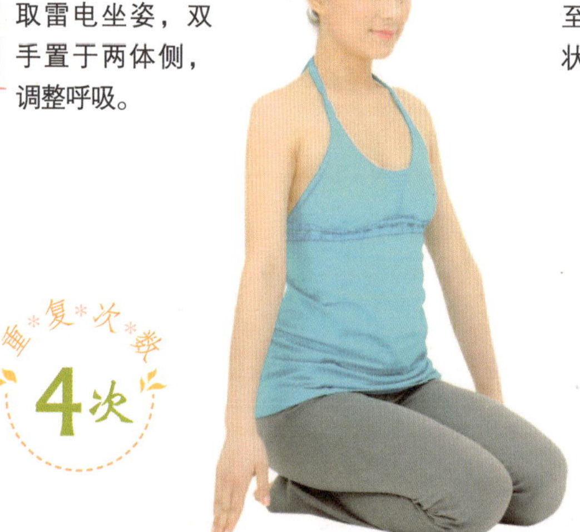

2 臀部离开脚后跟，双手撑地，带动上半身向前弯曲，直至整个身体呈四角状。

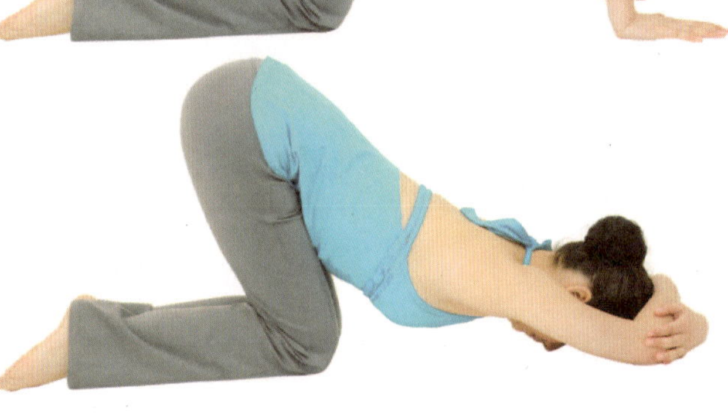

重复次数 4次

保持20秒

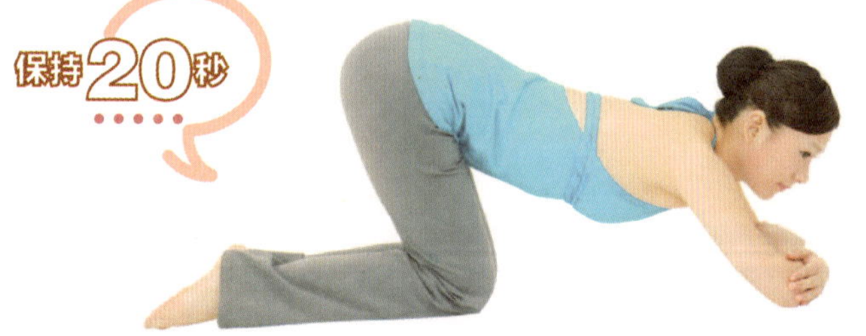

3 深吸气，双手手肘在胸前互抱，双臂贴地，然后带动上半身俯冲，上背部逐渐向下压。

4 深呼气，让胸部及上背部继续向下压，直至胸部贴近地面，额头点地，臀部尽量向天空方向翘起，保持姿势20秒。然后伸直双腿，放松全身。

贴心提示

蜥蜴式强调的是对腰背部的锻炼，注意背部下压时要尽量与地面靠近。

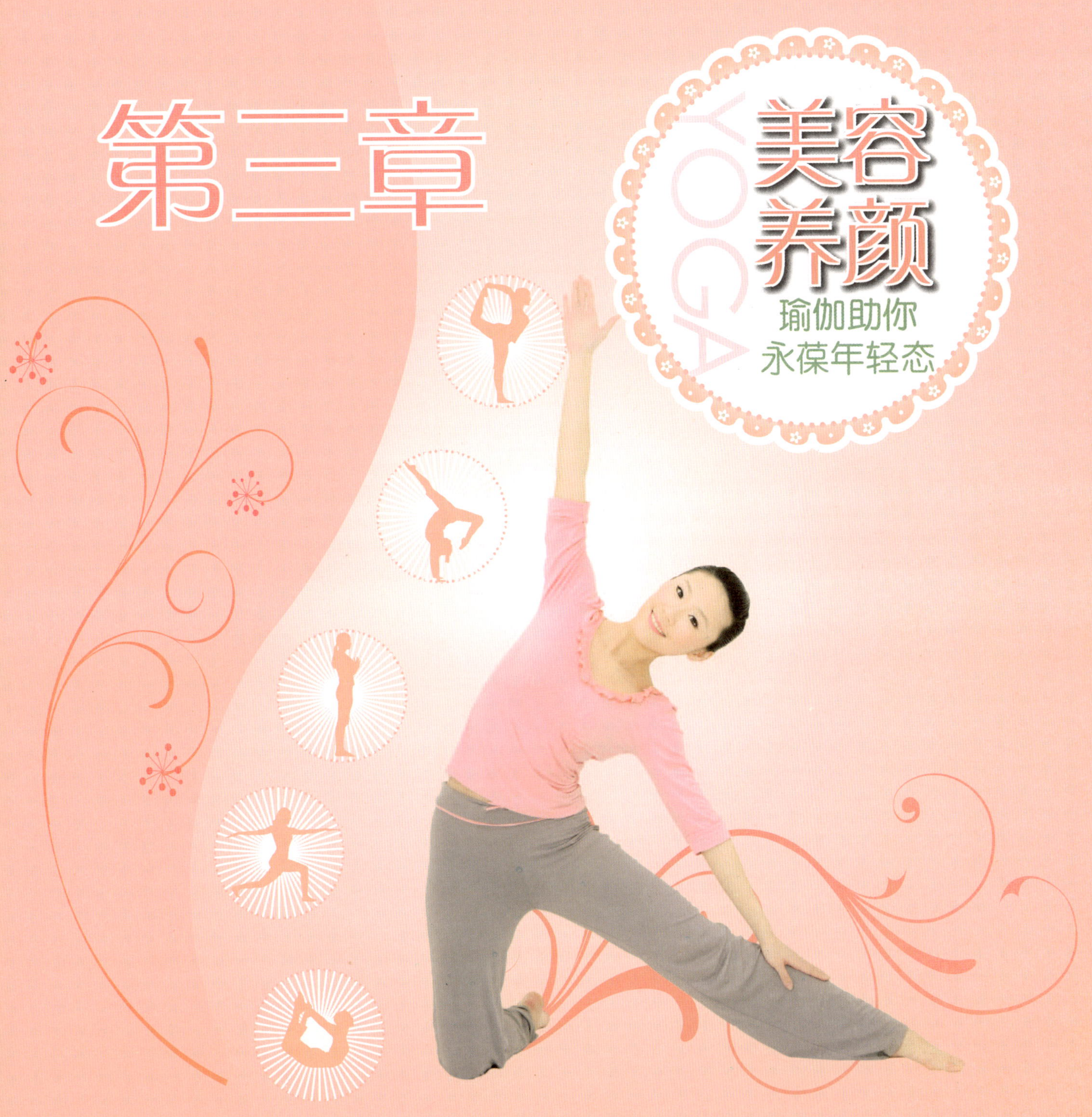
第三章
YOGA
美容
养颜
瑜伽助你
永葆年轻态

美白——轻松修炼白雪公主

鬼脸瑜伽

难易指数：★★☆☆☆

功效

- 促进脸部的血液循环，加强脸部新陈代谢，有效滋养皮肤，改善肤色。
- 缓解因工作疲劳导致的头晕、头疼。

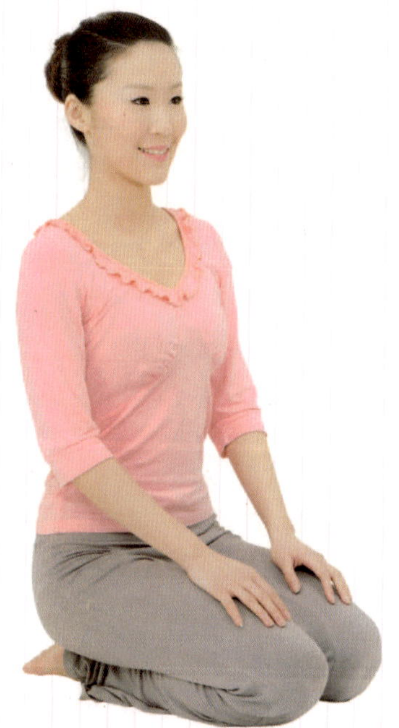

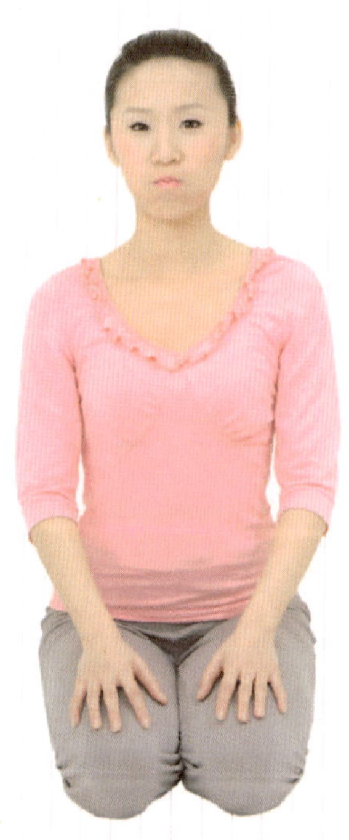

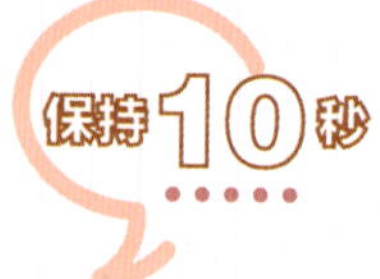

★注意

腮帮儿鼓起时，让空气在口腔中左右运动。

1 取雷电坐姿，腰背挺直，双手自然垂放于大腿之上，眼睛平视前方。

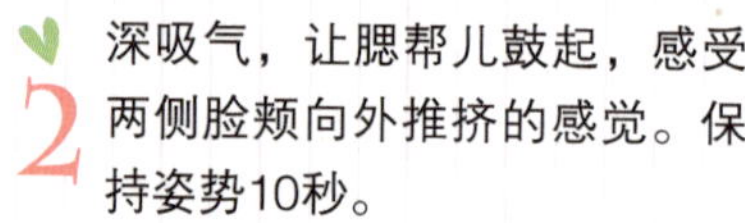

2 深吸气，让腮帮儿鼓起，感受两侧脸颊向外推挤的感觉。保持姿势10秒。

保持10秒

3 保持口腔内的气体不释放，挺直脊柱，然后缓慢将头部向后仰，感受前颈部的拉伸及后颈部的挤压。保持姿势10秒。

4 深呼气，将体内的废气全部排出，向上抬高手臂，用食指轻轻刮眉毛，促进眼睛部位血液循环。

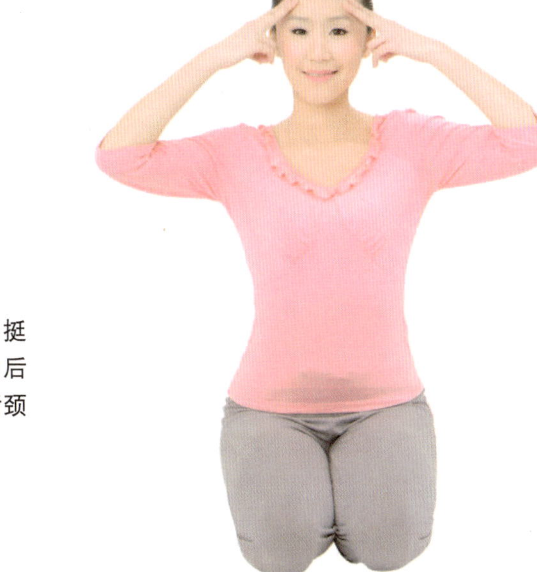

5 用手指轻轻按摩下眼睑，预防眼睛及脸部浮肿。之后轻轻按摩头颈部休息。

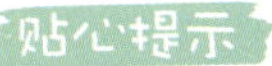

当口腔充满空气后，要努力延长空气在口腔内的停留时间，以便更有效地刺激脸部肌肉群。

叩首式

难易指数：★★★☆☆

功效

- 加速血液逆流回头部，加速上半身血液循环，改善面部肌肤颜色。
- 有效伸展背部和颈部，对消除颈部和背部多余脂肪很有帮助。

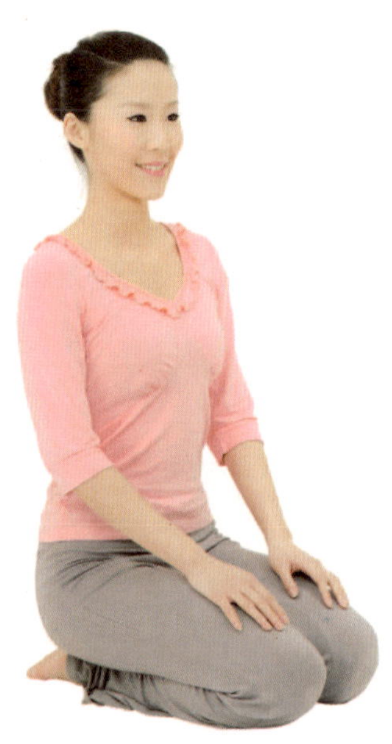

1 采取雷电坐姿，腰背挺直，双手自然垂放在大腿上，眼睛平视前方。

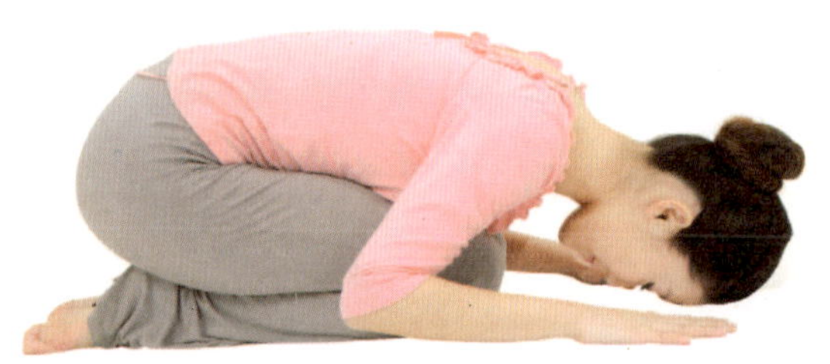

2 吸气，尽量使脊柱向上伸展。呼气，保持臀部贴近脚后跟不动，将上半身前屈，使胸腹部靠近大腿，额头贴于垫面，双手弯曲放在头部两旁的垫面上。

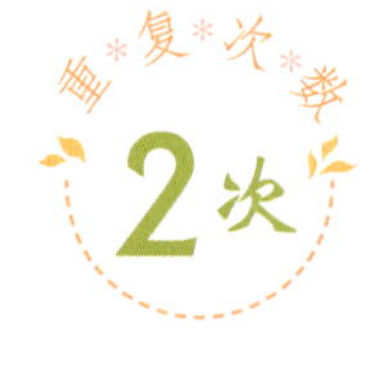

保持30秒

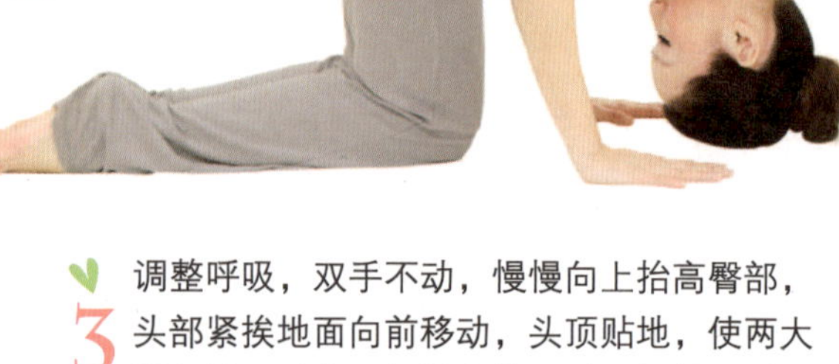

3 调整呼吸，双手不动，慢慢向上抬高臀部，头部紧挨地面向前移动，头顶贴地，使两大腿与地面垂直。保持姿势30秒，慢慢回到初始姿势休息。

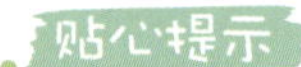

患高血压、眩晕症的人，不适合习练此体式。

鱼式

难易指数：★★★★☆

功效

- 促进面部血液循环，滋养面部肌肤，令面部肌肤更白皙。
- 拉伸颈部的肌肉，改善颈部僵硬感，消除肩颈疲劳，预防颈椎病。

重复次数 4次

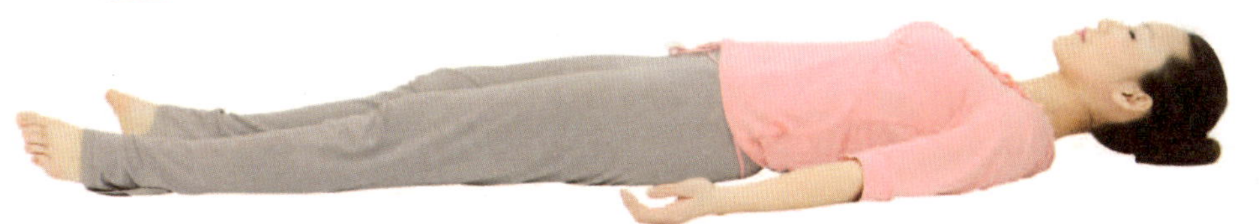

1 仰卧在垫面上，双腿向前伸直，双臂自然垂于体侧，调整呼吸。

2 吸气，弯曲双手手肘，让两小臂贴住垫面，双臂用力向上，带动头颈及肩部离开垫面。

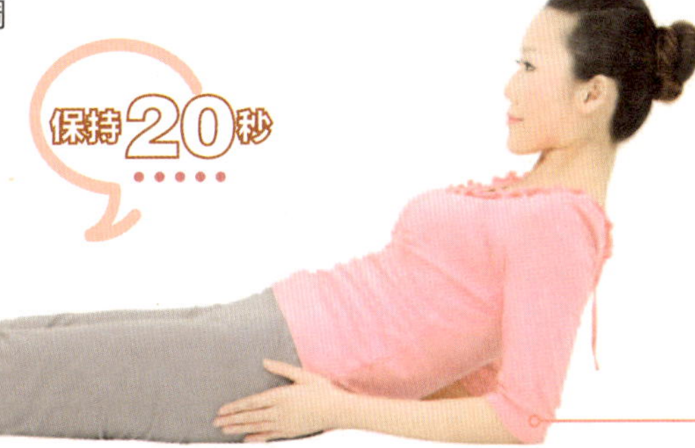

保持20秒

3 呼气，借助手肘的力量不断向上抬高胸部，之后让头顶百会穴着地，使得整个上背部腾空。双手置于两腹股沟处，保持姿势20秒。

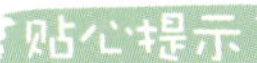

贴心提示

上背部柔韧性不好，及颈部、背部受过伤的人，最好不要练习此动作。

增加难度

很容易做到这个动作的人，可尝试将双腿盘成莲花坐姿来增加练习难度。

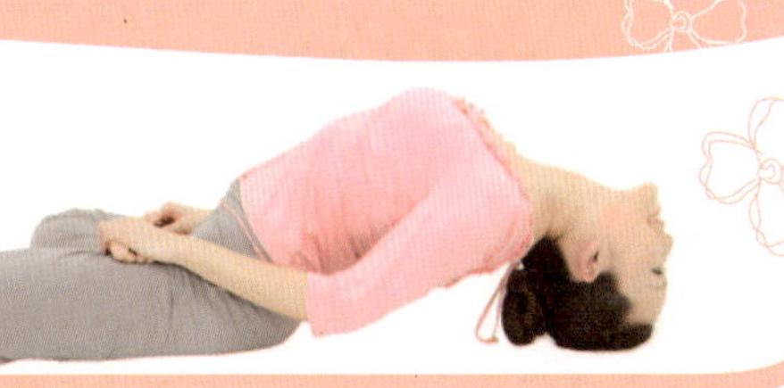

功效

- 加速血液流动，滋养面部肌肤，提亮肤色。
- 有效牵拉侧腰及腹部肌肉群，美化身体线条。

重复次数 3次

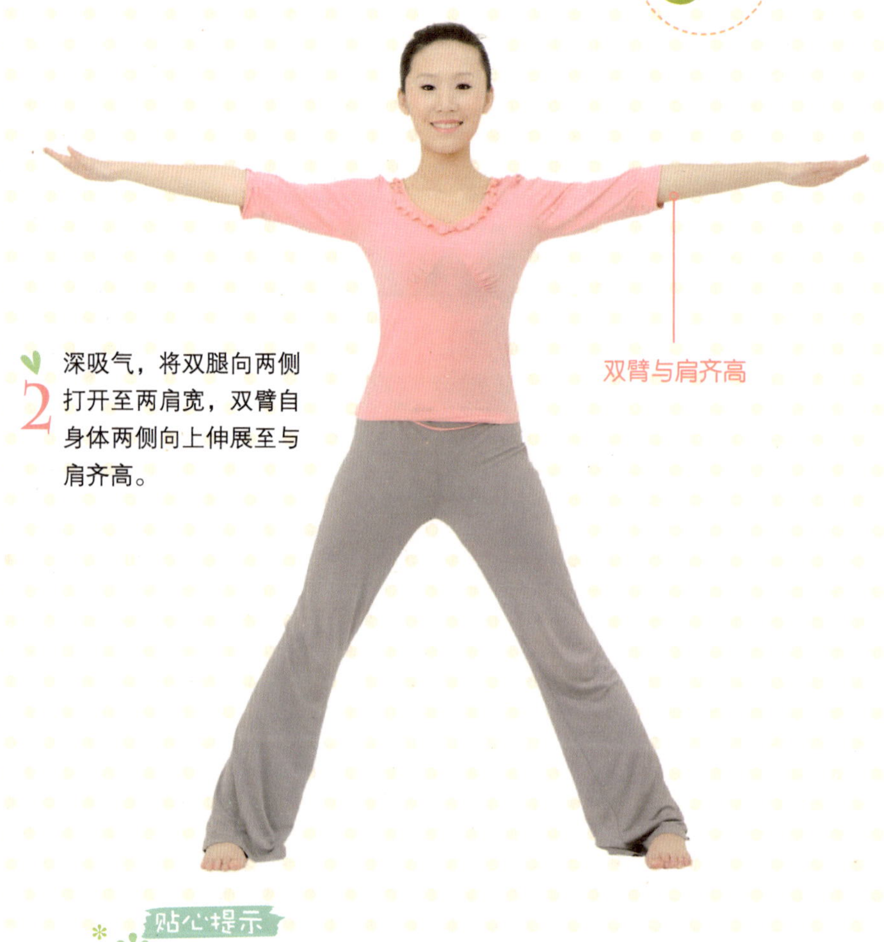

2 深吸气，将双腿向两侧打开至两肩宽，双臂自身体两侧向上伸展至与肩齐高。

1 以山式站立于垫面上，双臂自然垂于体侧，调整呼吸。

贴心提示

当上半身向某一侧倾斜时，应保持上身始终和双腿在同一平面内，切忌前倾或后仰，以免降低运动效果。

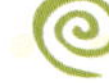

3 将左脚向左转动90°，右脚稍稍内收，保持上半身姿势不动。

4 以腰腹部为轴点，将上半身努力向左弯曲，直至左手能轻易触碰左脚踝，右手笔直指向天空，保持姿势20秒。

5 将整个身体恢复至体式2，让身体向另一侧倾斜，换边重复运动步骤3、4，保持姿势20秒后回到山式站姿休息。

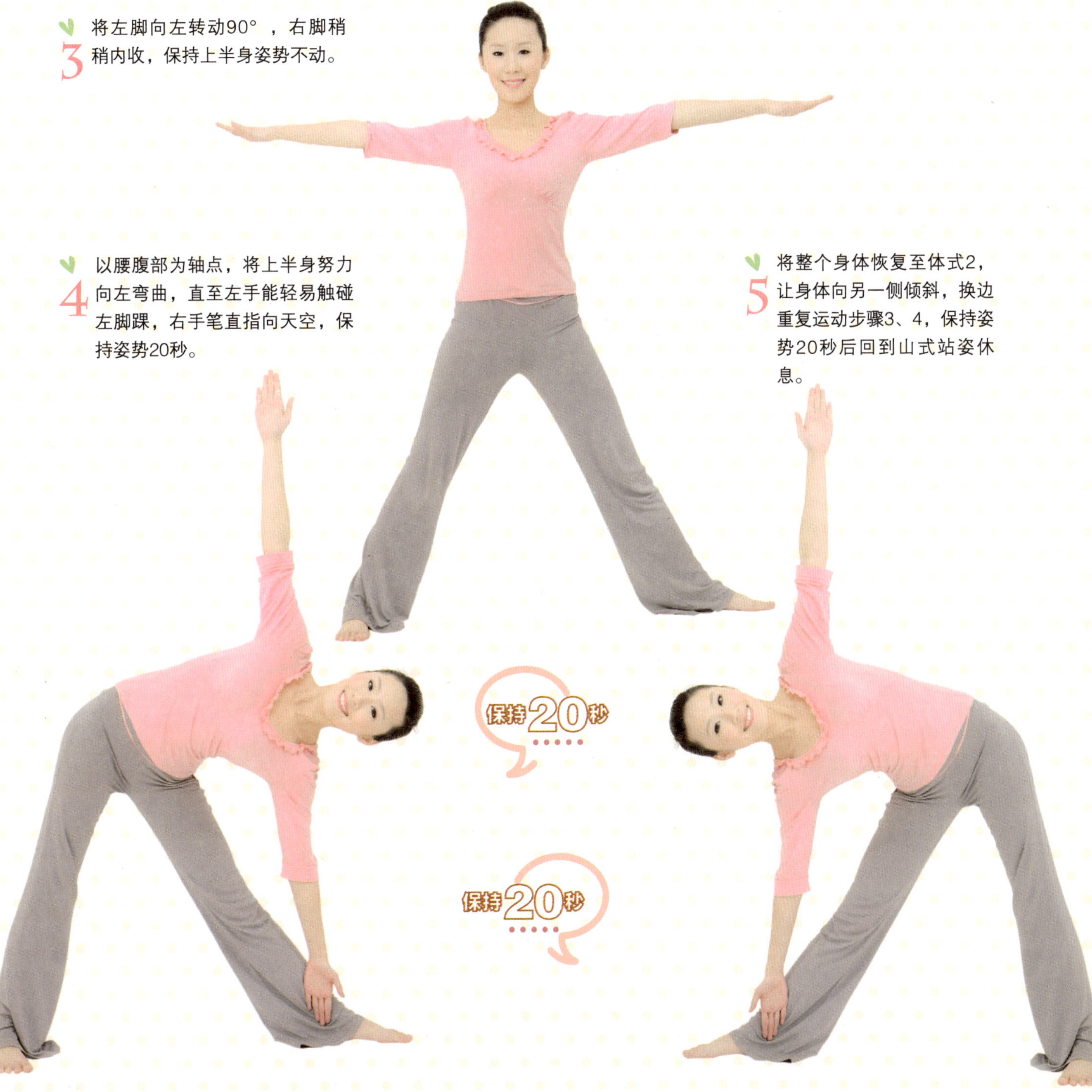

炮弹式

难易指数：★★★☆☆

功效

- 有效清除体内废气，净化血液，从而达到排毒养颜、滋养肌肤的功效。
- 按摩腹腔内的器官，加强腹部肌肉的锻炼，改善便秘。

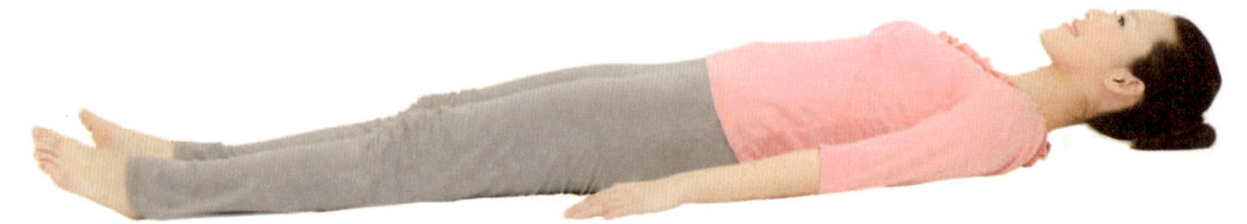

1 仰卧在垫面上，双腿伸直并拢，双臂自然垂于体侧，均匀呼吸。

2 吸气，保持右腿不动，向上弯曲左腿，让左大腿尽量靠近左小腿，双手环抱住左膝盖。

3 呼气，同时双手保持环抱左膝盖的姿势，将左腿尽量拉向腹部。

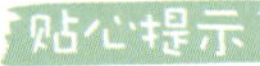

当腿部尽力靠近腹部时，应始终保持上背部紧贴垫面，这样才能有效挤压腰腹部。

4 再一次深呼吸，双臂用力，将头颈部向上抬高，让鼻尖尽量触碰左膝盖。保持姿势10秒。

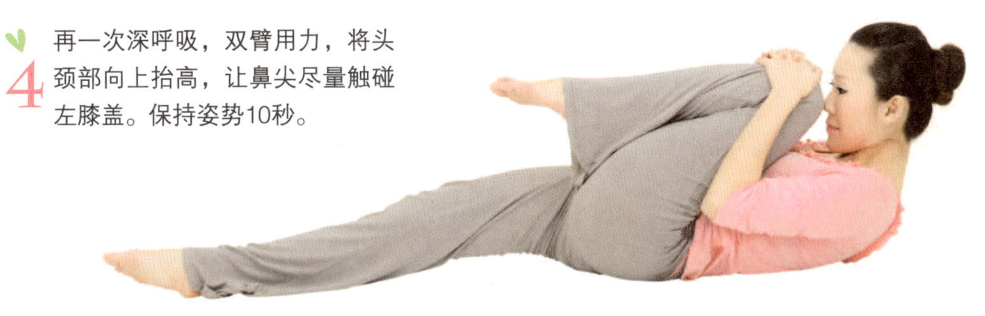

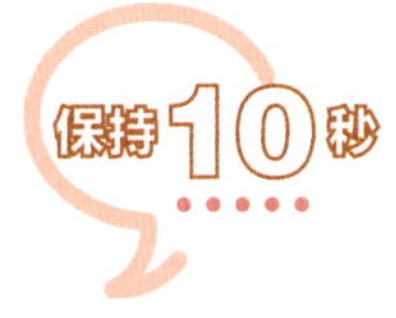

5 放下左腿，休息片刻后伸直左腿，弯曲右腿向上，换另一侧重复练习。保持姿势10秒。

保持10秒

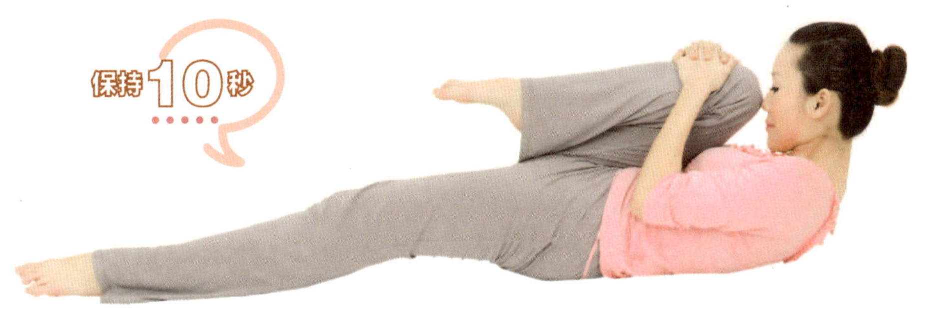

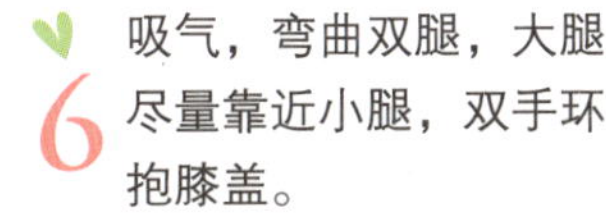

6 吸气，弯曲双腿，大腿尽量靠近小腿，双手环抱膝盖。

大腿尽量靠近小腿

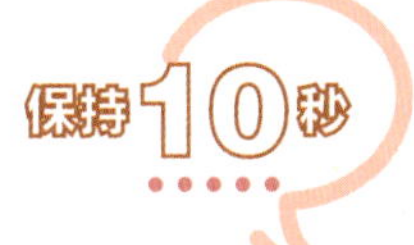

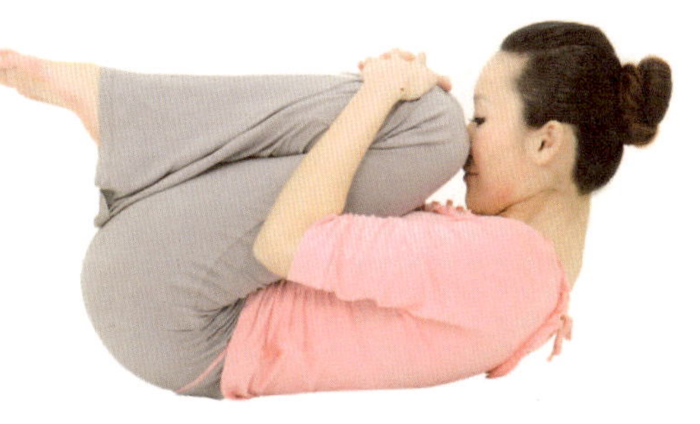

7 呼气，将双腿拉向身体。向上抬头，使头部和肩部离地，下巴触碰膝盖。保持姿势10秒，慢慢将头部放回地面，放松全身。

祛斑——做无“斑”小美女

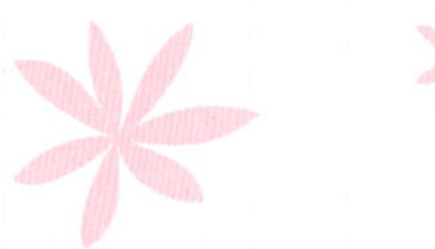

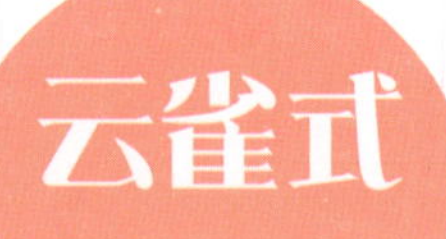

云雀式

难易指数：★★☆☆☆

功效

- 扩展胸部，强化肺部功能，进而淡化色斑。
- 有效锻炼胸背部肌肉群，预防含胸驼背，美化身姿。

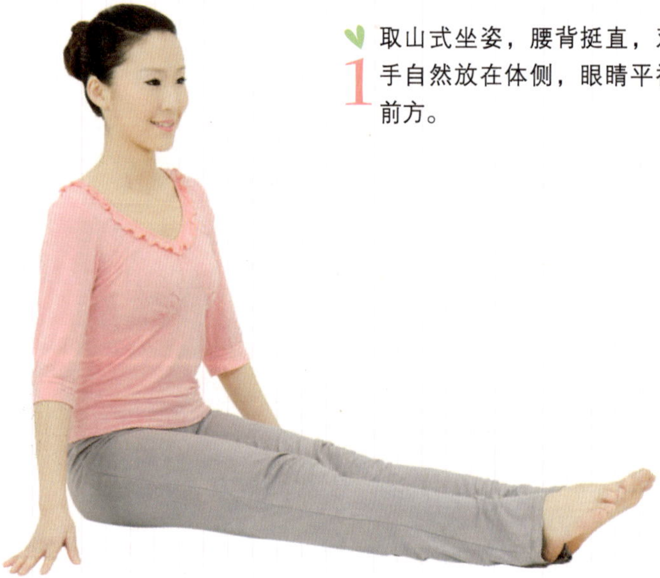

1 取山式坐姿，腰背挺直，双手自然放在体侧，眼睛平视前方。

2 调整呼吸，将右腿向右移动伸直，左腿向内弯曲，让左脚脚掌心尽量靠近会阴处，双臂垂于体侧不动。

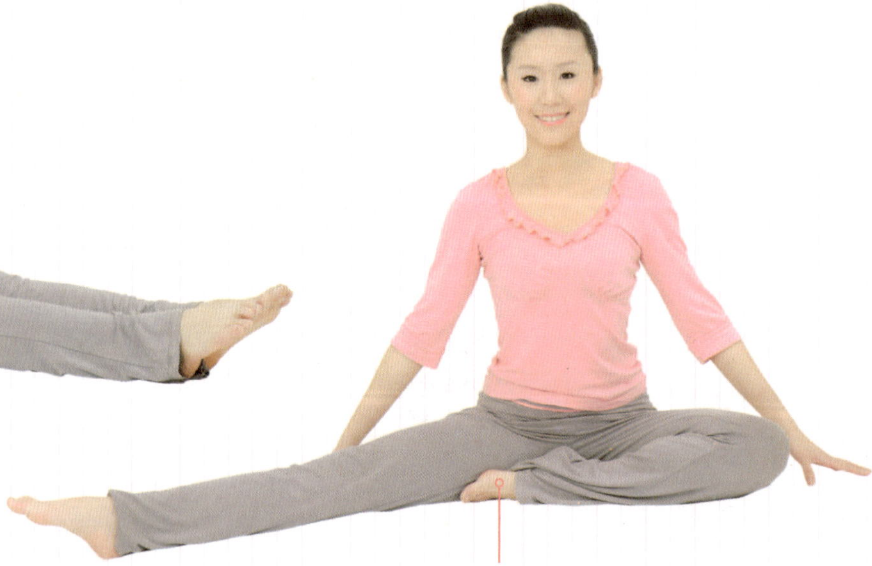

左脚脚掌心尽量靠近会阴处

重复次数 3次

3 保持双腿的姿势不动，将身体略微向左转，眼睛看向左前方。

★注意

身体左转的同时，眼睛应该看向前方，不要往下看。

4 双手向两侧打开侧平举，身体逐渐向后伸展，扩展胸部。保持姿势30秒。

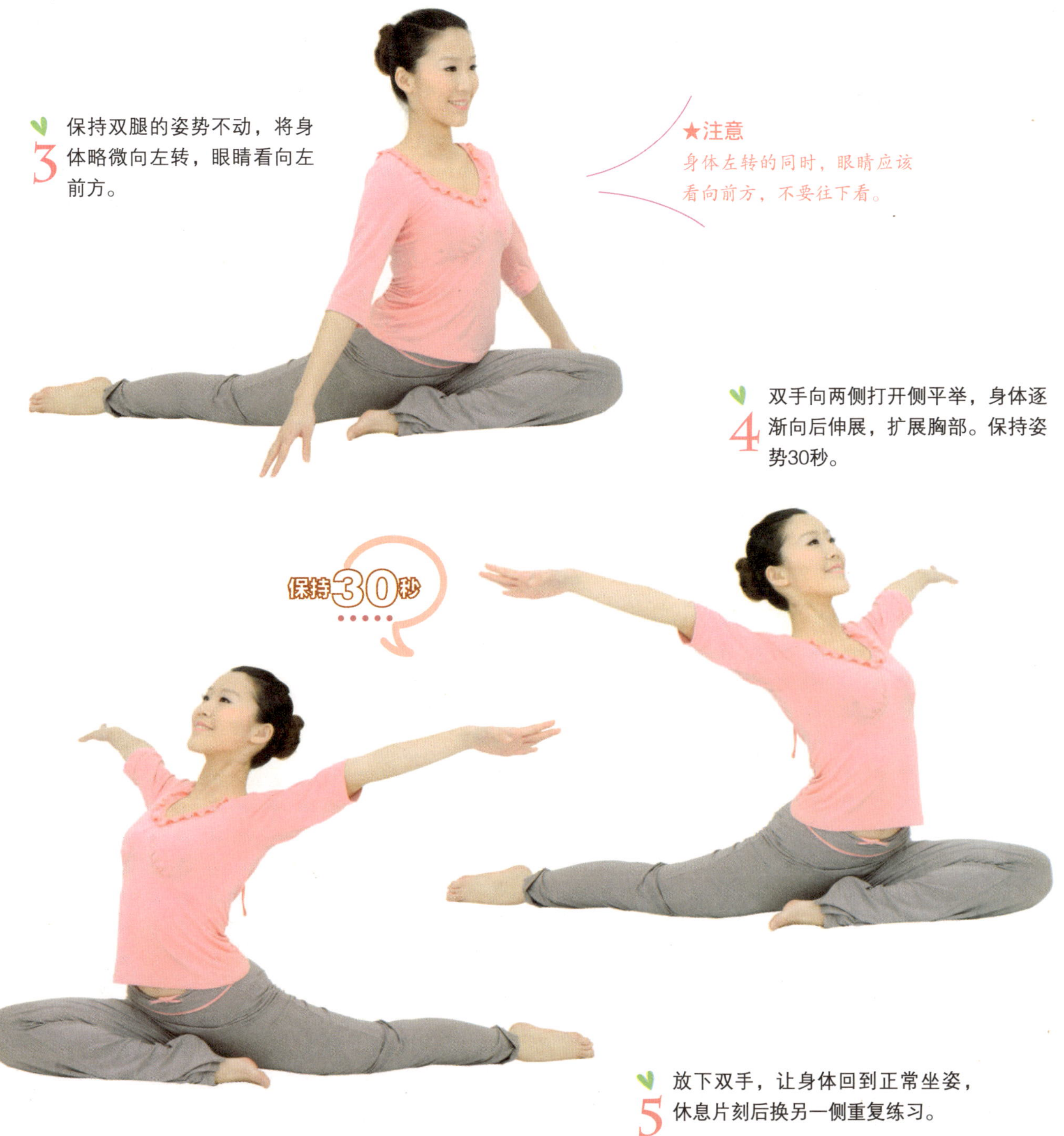

5 放下双手，让身体回到正常坐姿，休息片刻后换另一侧重复练习。

功效

* 加速体内血液循环，充分锻炼腰腹部肌肉群，增强腹腔脏器功能，滋养面部。
* 拉伸腿部关节和韧带，让身体更加柔软。

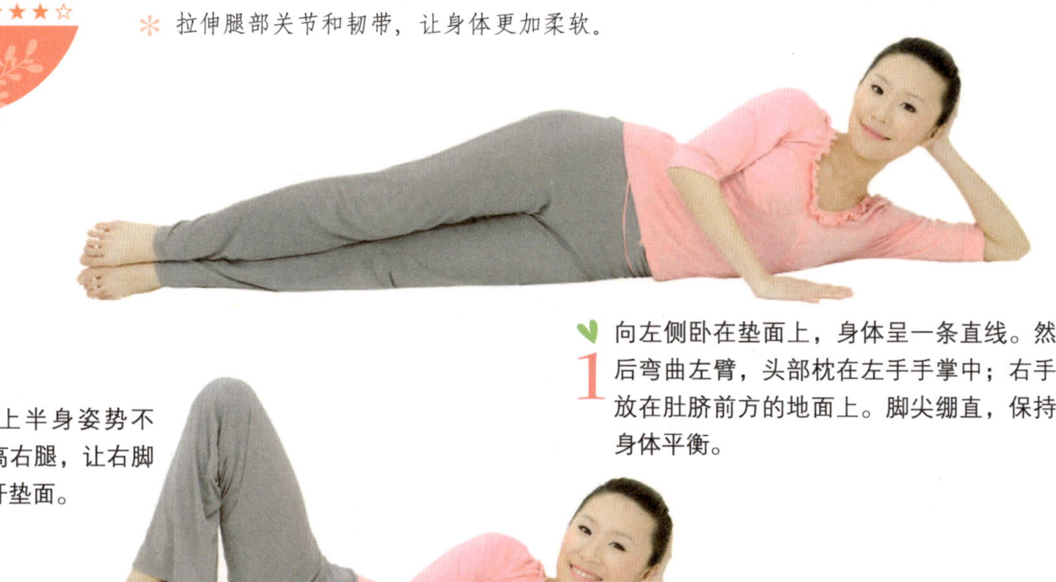

1 向左侧卧在垫面上，身体呈一条直线。然后弯曲左臂，头部枕在左手手掌中；右手放在肚脐前方的地面上。脚尖绷直，保持身体平衡。

2 吸气，保持上半身姿势不动，慢慢抬高右腿，让右脚脚尖逐渐离开垫面。

3 呼气，右手握住右脚掌，将右腿尽量伸直并靠近头部，保持姿势20秒。

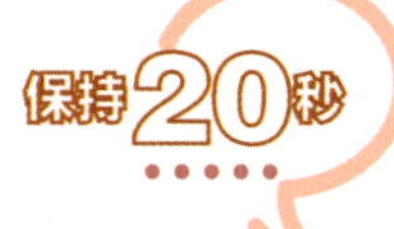

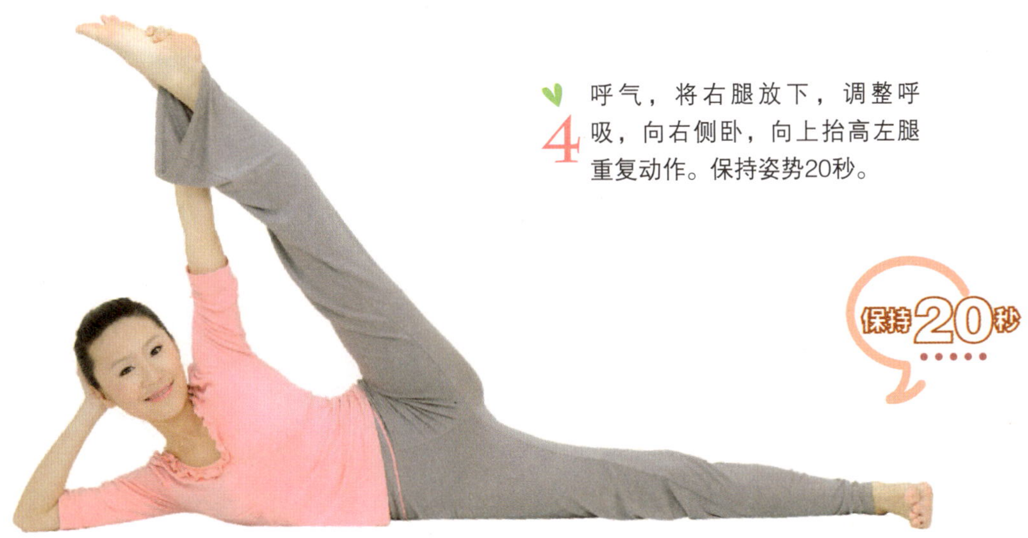

4 呼气，将右腿放下，调整呼吸，向右侧卧，向上抬高左腿重复动作。保持姿势20秒。

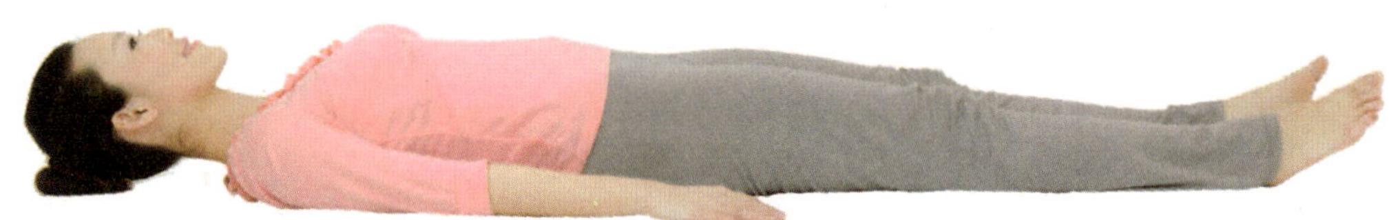

5 放下左腿，身体变成平躺状态，两臂位于身体两侧，静静休息片刻。

降低难度

刚开始练习时，如果手不能很好地抓住脚掌，可用瑜伽伸展带套住脚掌心练习。

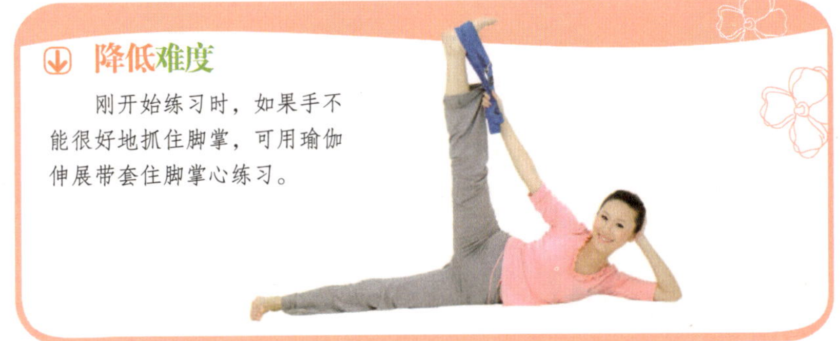

贴心提示

向上抬高腿部时，应始终保持腿部和身体在同一平面内，不要前倾或后仰，可提高身体稳定性。

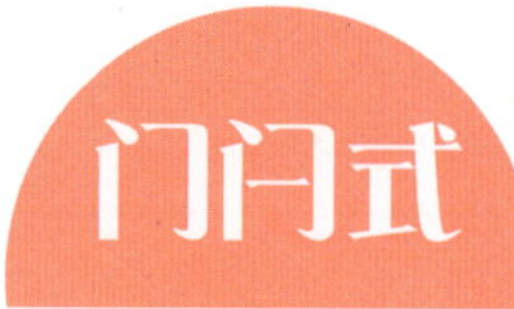

门闩式

难易指数：★★★☆☆

功效

- 滋养及按摩腹腔脏器，提高体内新陈代谢水平，逐步消除面部色斑。
- 伸展脊柱，改善腰酸背痛及驼背。

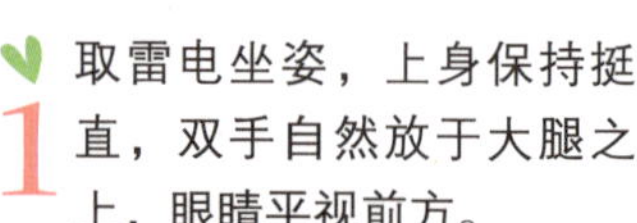

1 取雷电坐姿，上身保持挺直，双手自然放于大腿之上，眼睛平视前方。

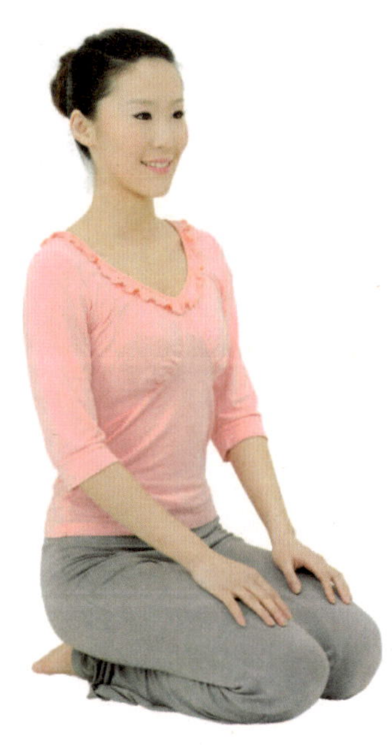

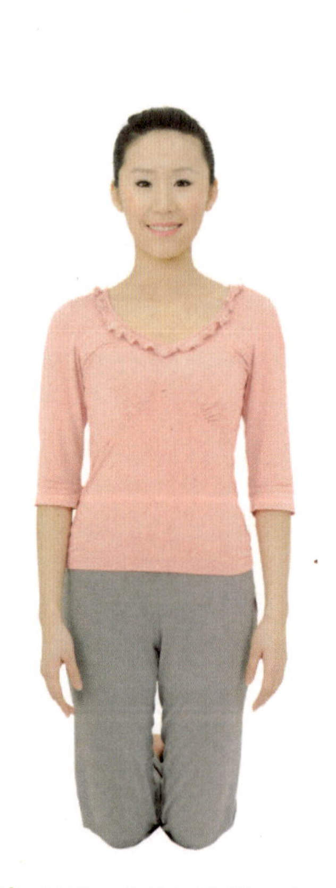

2 保持双臂垂于体侧不动，让臀部离开脚后跟，大腿和小腿垂直。

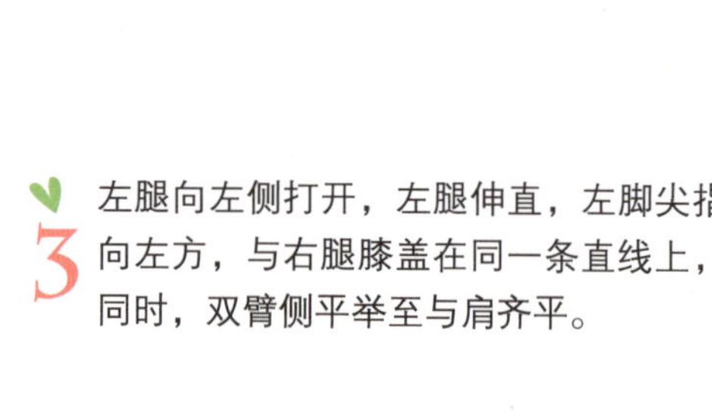

3 左腿向左侧打开，左腿伸直，左脚尖指向左方，与右腿膝盖在同一条直线上，同时，双臂侧平举至与肩齐平。

4 上身向左侧弯曲，直到左手落到左脚小腿处，右手指向天空，保持姿势20秒。

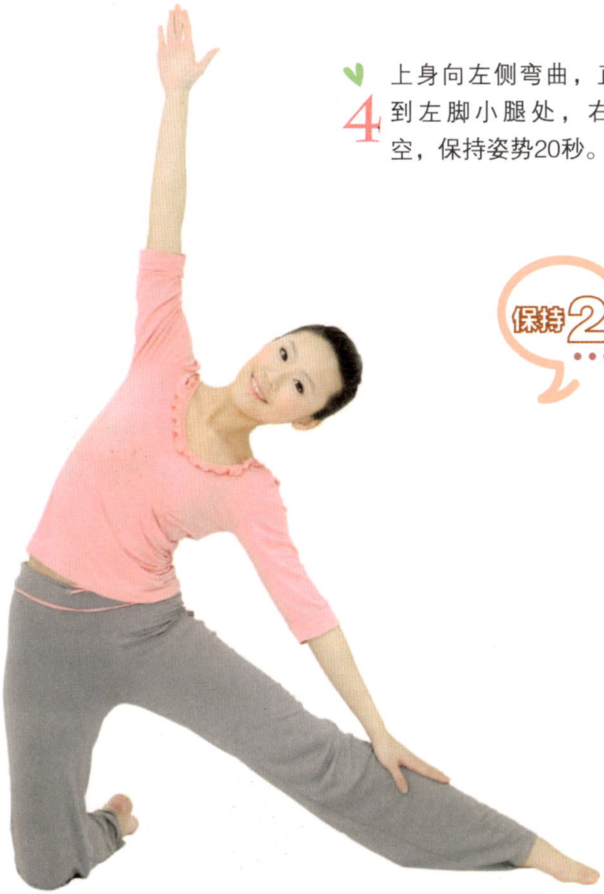

保持20秒

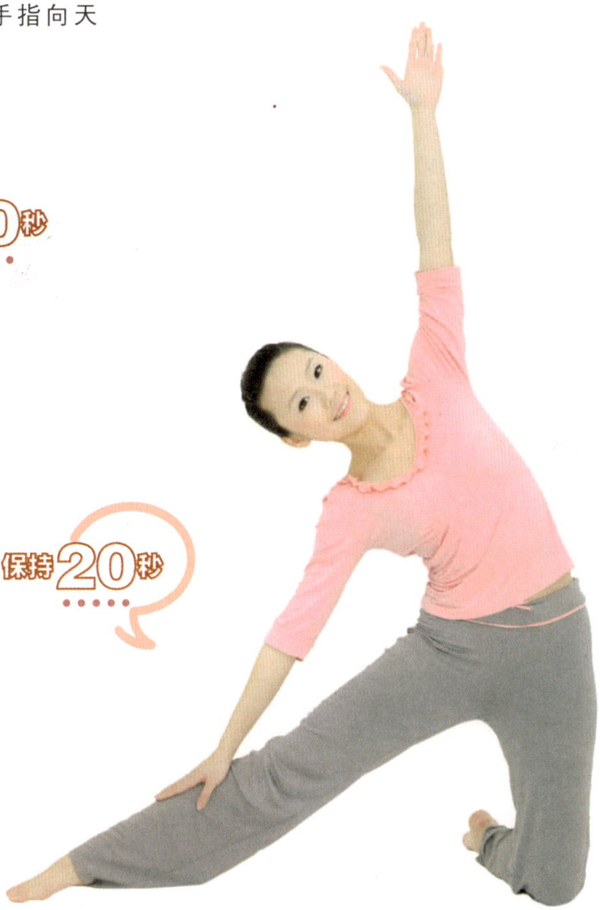

保持20秒

5 慢慢回到初始姿势，换另一侧重复动作，保持姿势20秒。之后回到雷电坐姿休息。

增加难度

如果觉得这个动作太容易，可在步骤5体式尝试继续将上身向一侧弯曲，直至个人极限。

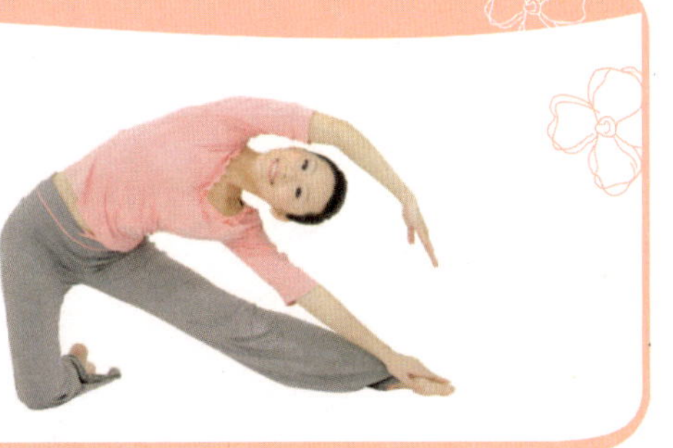

上犬式

难易指数：★★★☆☆

功效

- 加速体内血液循环，增加面部肌肤含氧量，加速肌肤新陈代谢，淡化色斑。
- 拉伸大腿后侧肌肉群，预防腿部浮肿，消除腿部多余脂肪。

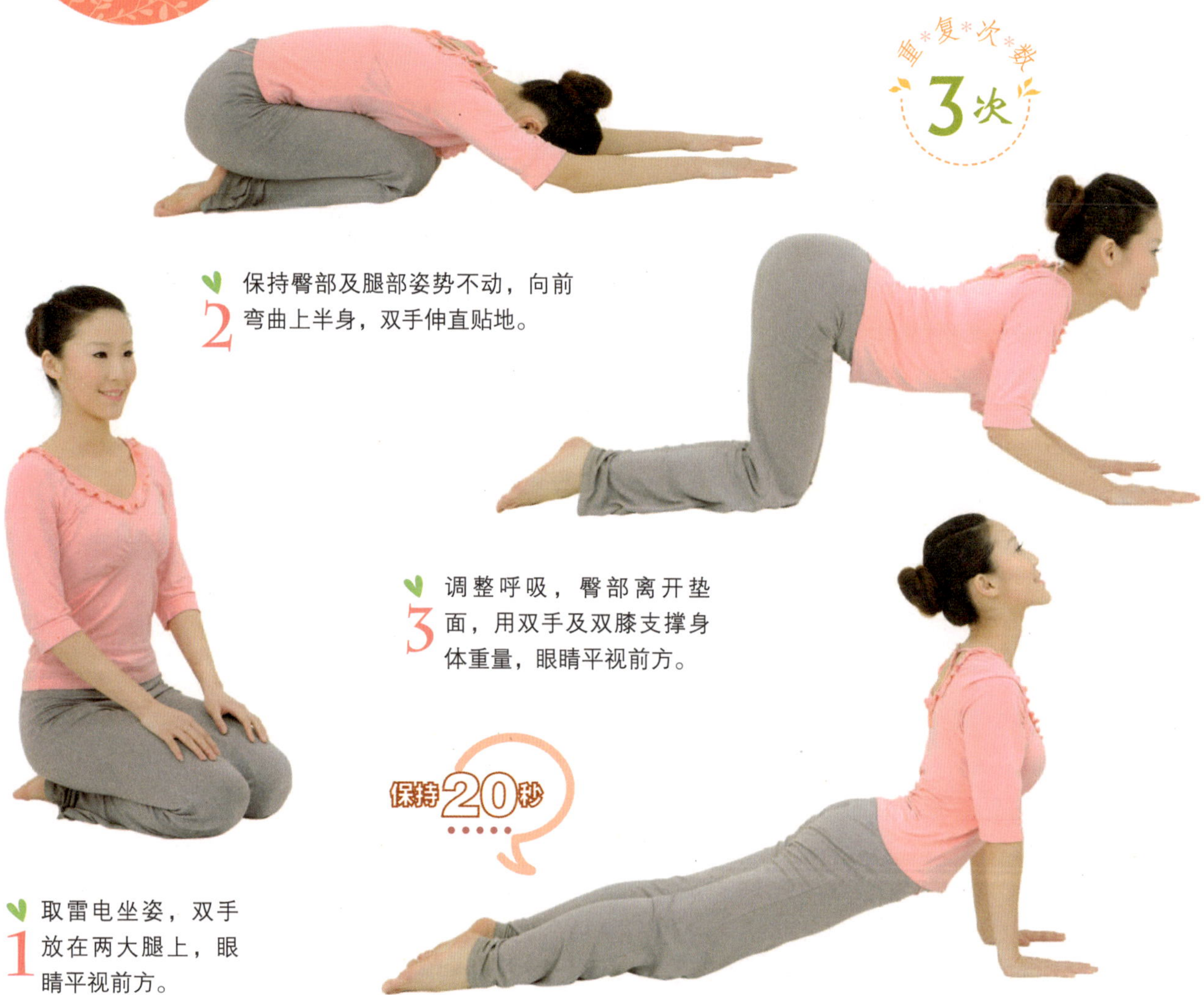

1 取雷电坐姿，双手放在两大腿上，眼睛平视前方。

2 保持臀部及腿部姿势不动，向前弯曲上半身，双手伸直贴地。

3 调整呼吸，臀部离开垫面，用双手及双膝支撑身体重量，眼睛平视前方。

4 保持双手撑地不动，伸直手臂，同时向后伸直双腿，用双手及双脚脚背支撑身体，抬头，眼睛看向天花板，保持姿势20秒。之后回到雷电坐姿休息。

下犬式

难易指数：★★★☆☆

功效

- 有效牵拉颈部及面部肌肉群，提高局部新陈代谢速度，美丽容颜。
- 增加手臂支撑力量，锻炼腹部肌肉群，美化身体曲线。

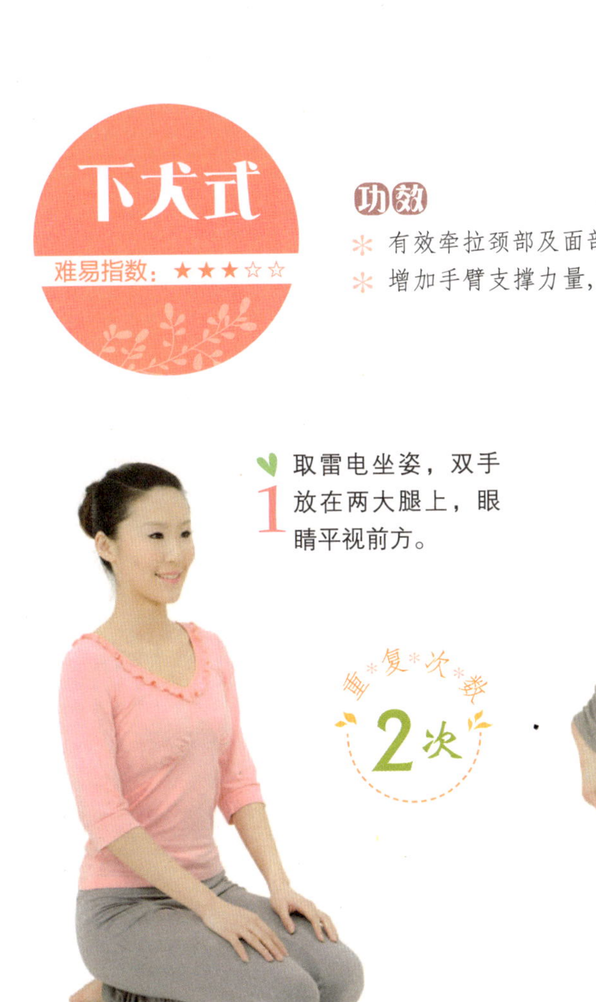

1 取雷电坐姿，双手放在两大腿上，眼睛平视前方。

重复次数 2次

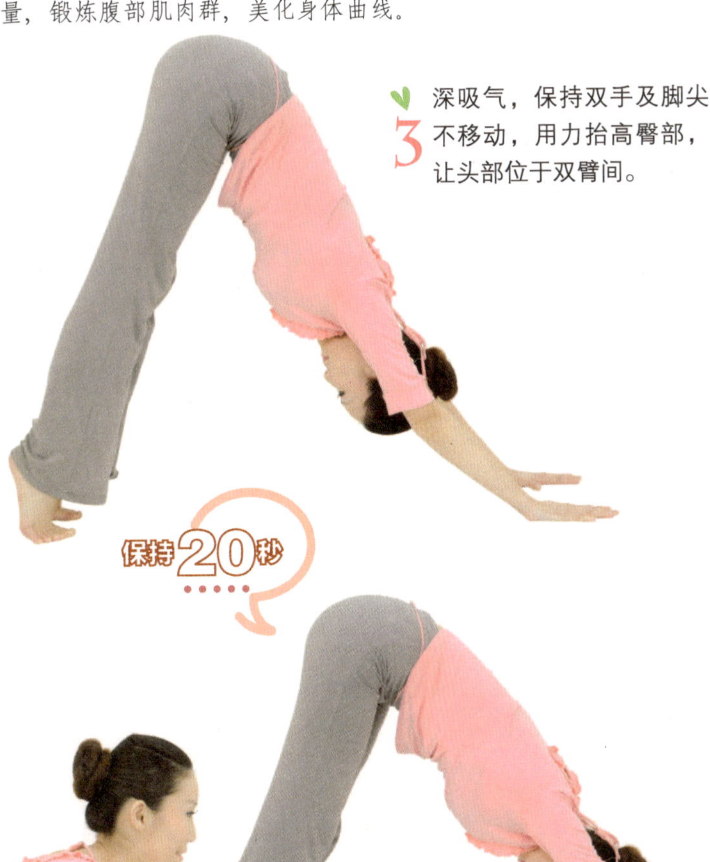

3 深吸气，保持双手及脚尖不移动，用力抬高臀部，让头部位于双臂间。

保持20秒

2 臀部离开脚后跟，同时踮起脚尖，双手撑地，身体呈四角形。

4 放下脚后跟，让脚掌踩实垫面，体会大腿后侧及背部的拉伸感。保持姿势20秒，回到雷电坐姿休息。

鸵鸟式

难易指数：★★★☆☆

功效

* 加快血液逆流回面部，滋养面部肌肤，淡化色斑的同时预防面部肌肉松弛。
* 锻炼颈部肌肉群，美化颈部的线条，改善颈部疲劳感和僵硬度。

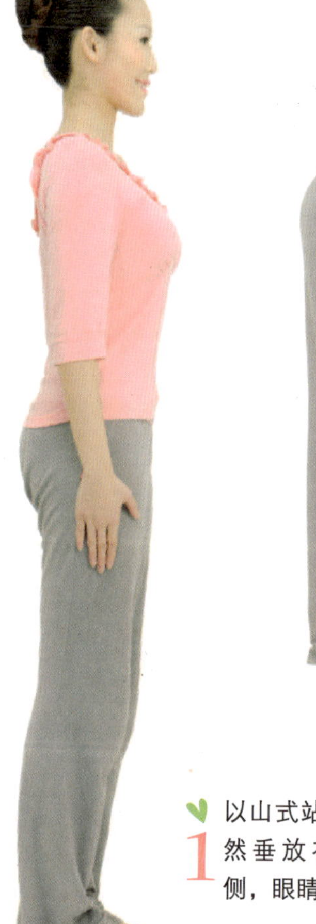

1 以山式站立，双臂自然垂放在身体的两侧，眼睛平视前方。

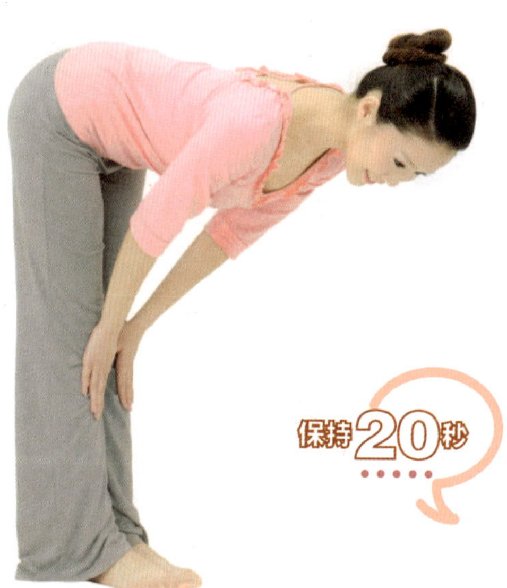

2 呼气，双脚分开与肩同宽，同时将上半身向前弯曲，双手扶住两膝盖，挺直脊柱。

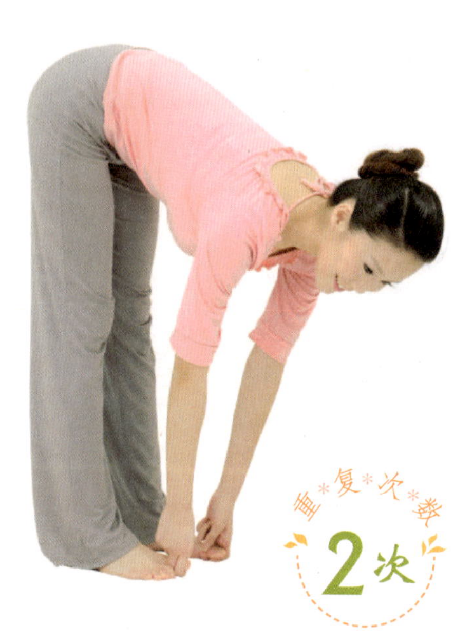

3 上身继续向下弯曲，直至双手食指分别勾住双脚的大脚趾；吸气，头部尽量抬起，挺胸，塌腰。保持动作20秒后回到山式站姿休息。

保持20秒

重复次数 2次

贴心提示

练习鸵鸟式，头部抬起时的呼吸非常重要，注意要保持深深地吸气，慢慢地呼气，身体慢慢恢复直立状态。

鹫式

难易指数：★★★★☆

功效

- 滋养腹腔脏器，加速体内排毒，美化容颜。
- 锻炼双腿及背部肌肉群，帮助消除局部赘肉，让身材更加婀娜多姿。

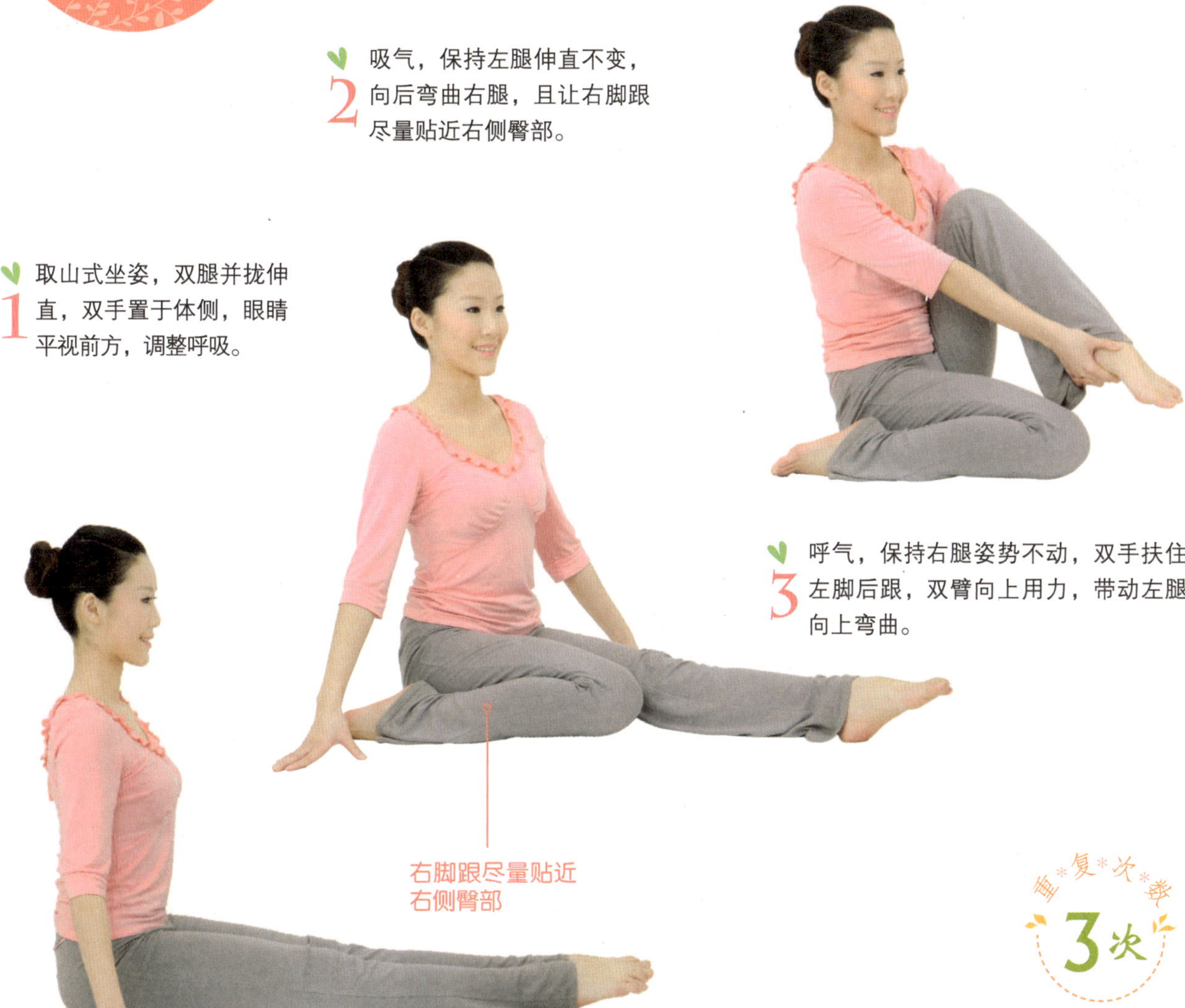

1 取山式坐姿，双腿并拢伸直，双手置于体侧，眼睛平视前方，调整呼吸。

2 吸气，保持左腿伸直不变，向后弯曲右腿，且让右脚跟尽量贴近右侧臀部。

3 呼气，保持右腿姿势不动，双手扶住左脚后跟，双臂向上用力，带动左腿向上弯曲。

4 再次深呼吸，保持背部挺直，双臂用力向上，带动左腿逐步抬高且伸直，保持姿势20秒。

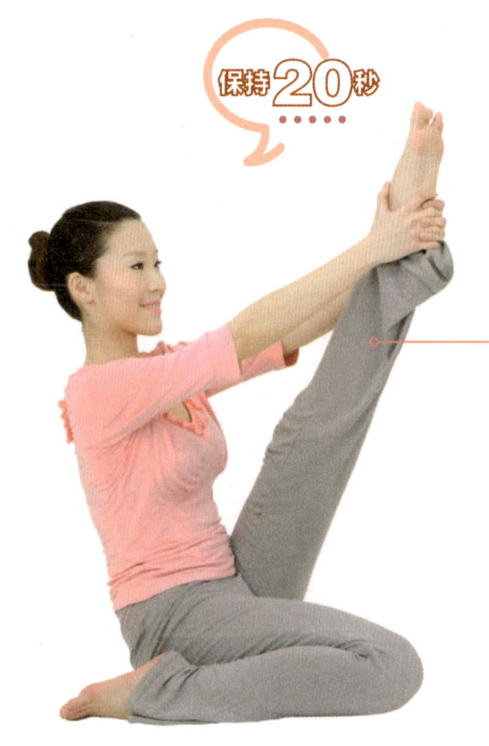

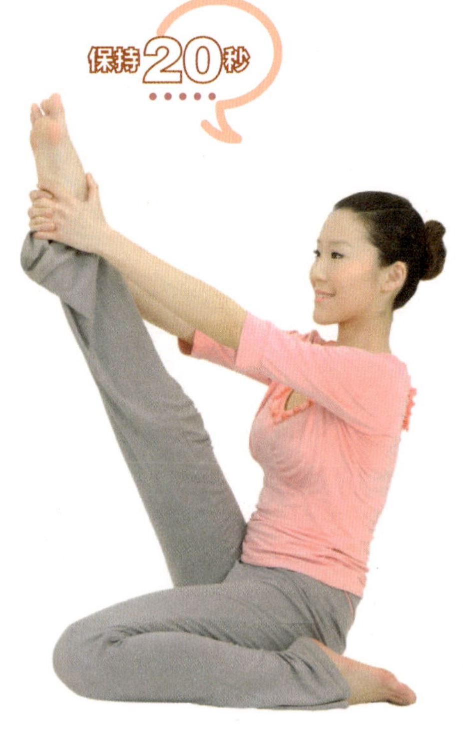

5 慢慢放下左腿，伸直右腿，回到常坐姿势休息片刻后，换另一侧腿重复动作。

6 放下双腿，坐定后轻轻敲打腿部放松。

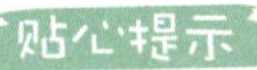

这个动作强调的是对腿部的拉伸锻炼，所以在将腿部抬高时一定要伸直，才能起到拉伸的作用。

祛痘——从根源甩掉痘痘

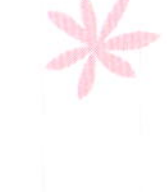

清凉呼吸法

难易指数：★★★★★

功效

- 净化血液，排出体内的毒素，加速面部新陈代谢，淡化面部的色斑及痘痘。
- 增强肺部功能，缓解焦躁不安、暴怒等不良情绪，让人心情平静。

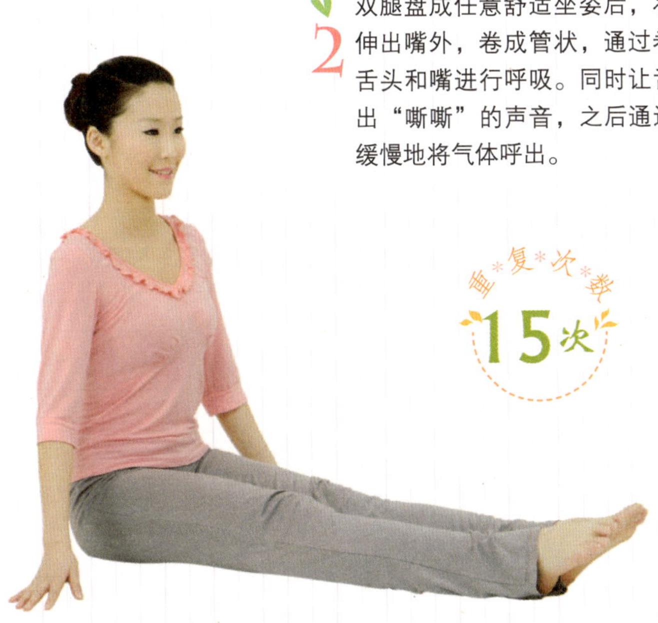

1 取山式坐姿，双腿并拢向前伸直，双臂自然垂于体侧，调整呼吸。

2 双腿盘成任意舒适坐姿后，将舌头伸出嘴外，卷成管状，通过卷起的舌头和嘴进行呼吸。同时让舌头发出“嘶嘶”的声音，之后通过鼻孔缓慢地将气体呼出。

重复次数 15次

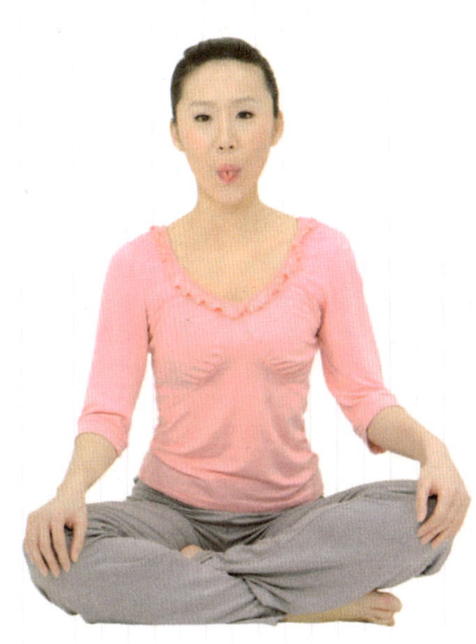

贴心提示

练习清凉呼吸法时最好选择空气较好、环境安静的地方练习，这样有助于将意识集中到呼吸上，加速身体排毒。

狮子一式

难易指数：★★★★☆

功效

- 加速血液循环，有助于排出体内堆积的毒素，减缓面部痤疮。
- 锻炼面部细小肌肉群，预防面部肌肤松弛。

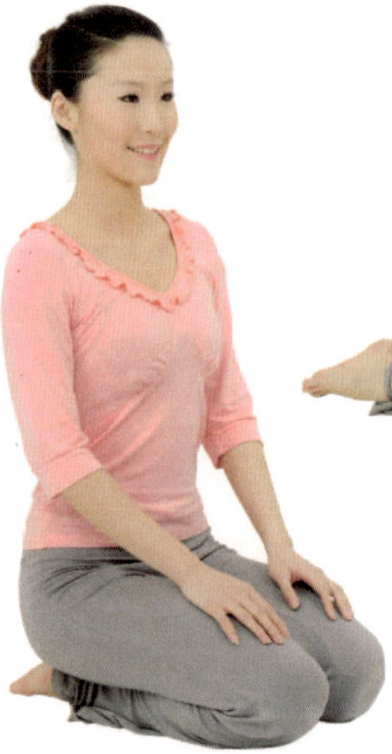

1 取雷电坐姿，挺直腰背，双手自然地放于大腿上，眼睛平视前方。

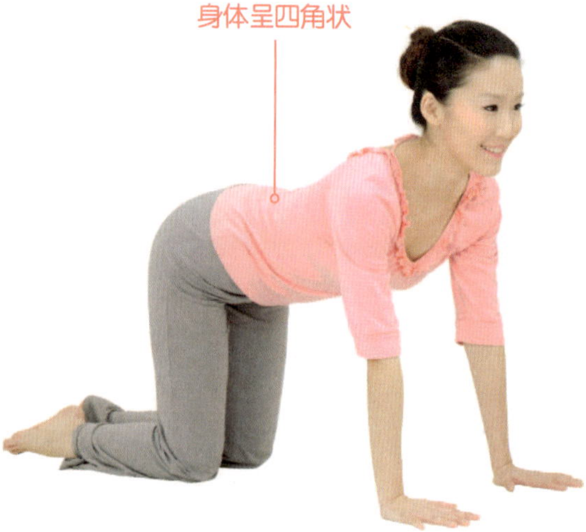

身体呈四角状

2 吸气，上半身慢慢地向前倾，双臂伸直，双手手指张开，身体呈四角状。

保持10秒

重复次数 2次

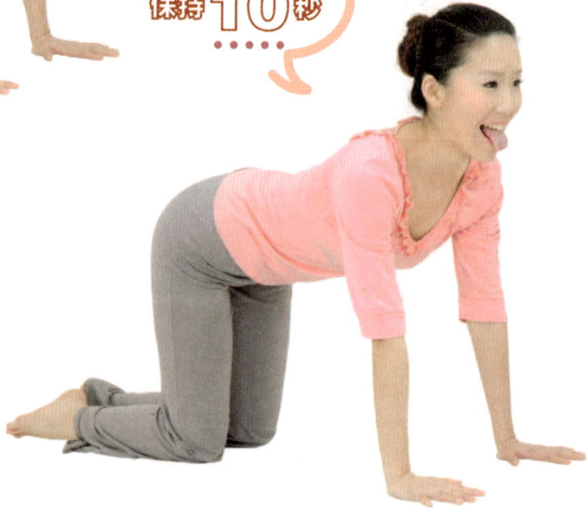

3 呼气，保持双腿及双臂姿势不动，张开嘴巴，向外吐出舌头，尽可能伸长。同时喉咙中发出“啊啊”的吼叫声。保持姿势10秒，回到常坐姿势休息。

贴心提示

做狮子一式时，面部表情越夸张，锻炼面部的效果会越好。

狮子二式

难易指数：★★★★☆

重复次数 2次

功效

- 加速全身血液循环，增强腹腔内脏功能。
- 拉伸腿部骨骼及韧带，活动双腿，美化腿部线条。

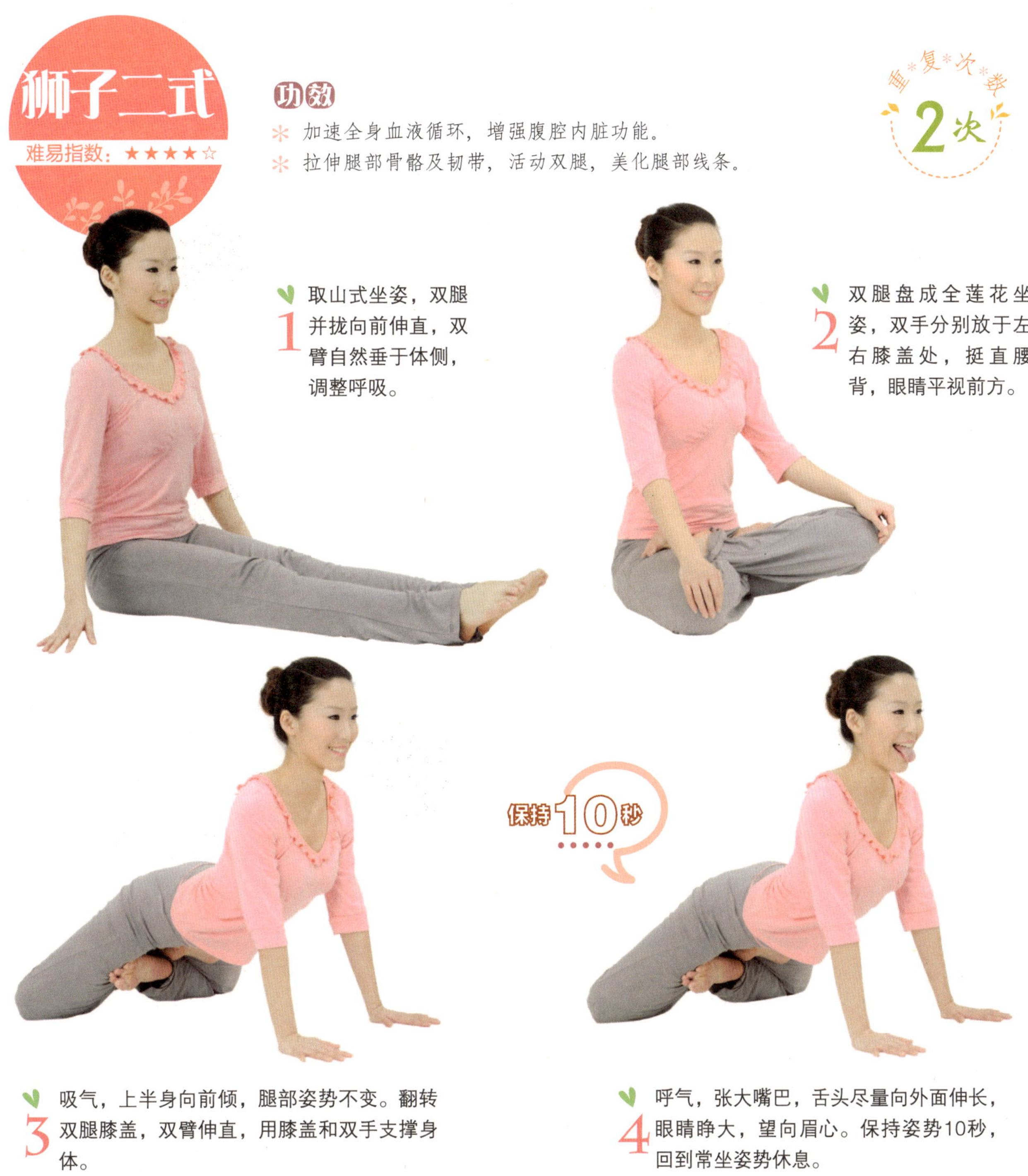

1 取山式坐姿，双腿并拢向前伸直，双臂自然垂于体侧，调整呼吸。

2 双腿盘成全莲花坐姿，双手分别放于左右膝盖处，挺直腰背，眼睛平视前方。

3 吸气，上半身向前倾，腿部姿势不变。翻转双腿膝盖，双臂伸直，用膝盖和双手支撑身体。

4 呼气，张大嘴巴，舌头尽量向外面伸长，眼睛睁大，望向眉心。保持姿势10秒，回到常坐姿势休息。

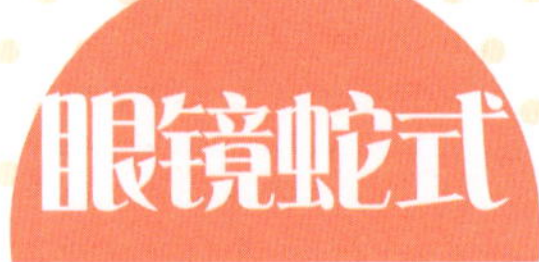

眼镜蛇式

难易指数：★★★★☆

功效

- 挤压腰腹部，按摩腹腔内脏，促进身体排毒。
- 有效拉伸腹部肌肉群，预防腰腹部多余脂肪的堆积，美化身形。

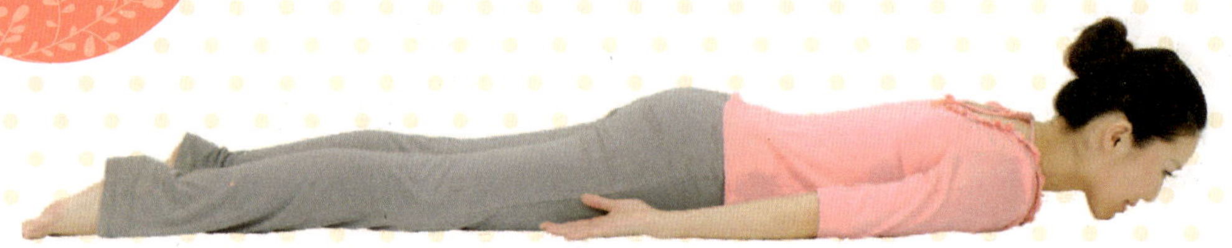

1 俯卧在垫面上，双腿并拢伸直，双臂自然置于体侧，调整呼吸。

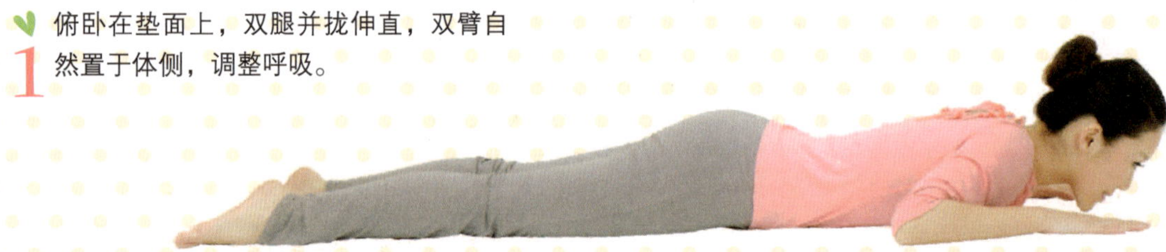

2 保持双腿不动，将双臂移动到胸部两侧的垫面上，手肘弯曲，十指张开。

3 吸气，慢慢将手臂伸直，使颈部、肩部、胸部和腹部依次离开地面。呼气，眼睛望向正前方。保持姿势10秒。

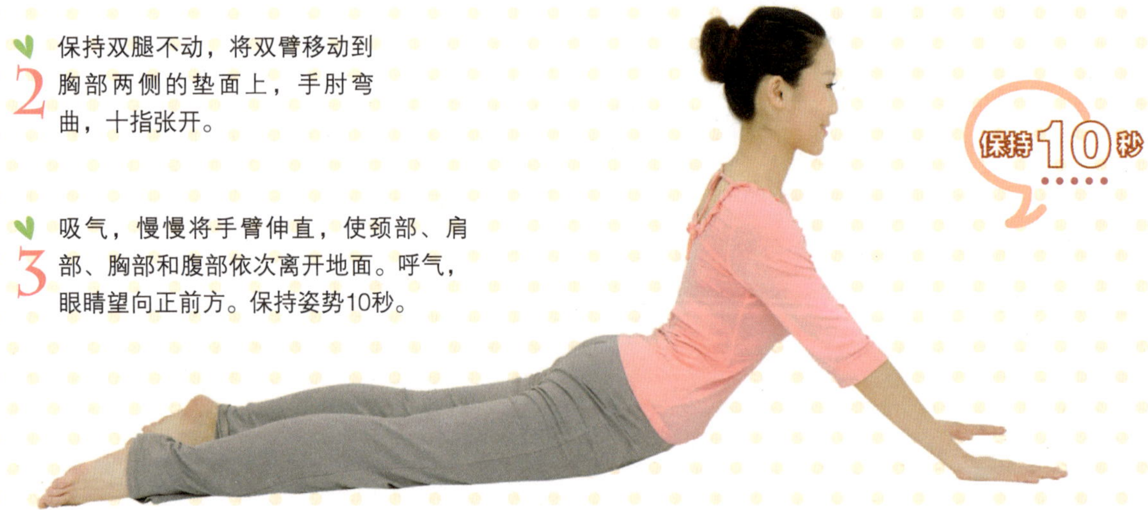

4 吸气，保持腿部及双臂姿势不动，将头部尽量地向右侧扭转，下半身始终紧贴地面。保持姿势10秒。

保持10秒……

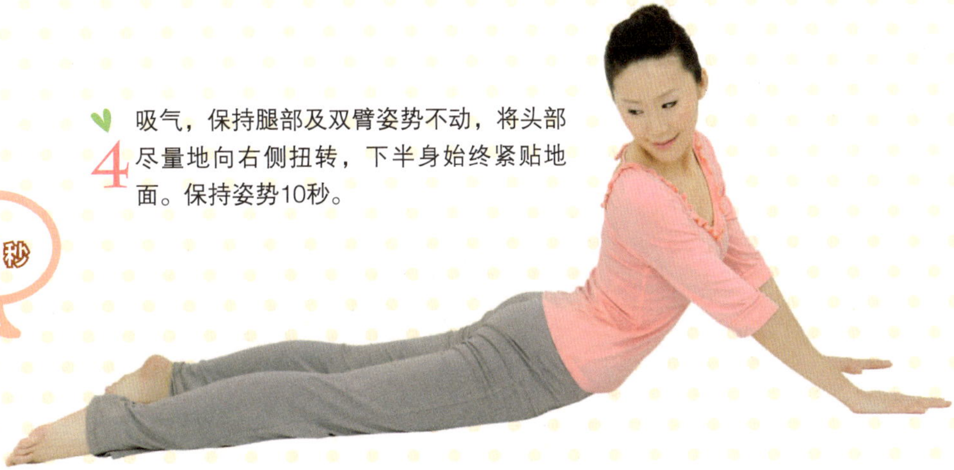

5 让头部回到正中后，再将头部慢慢向左侧扭转，保持姿势10秒后，慢慢放下身体，回到正常卧姿，放松全身。

保持10秒……

重复次数 4次

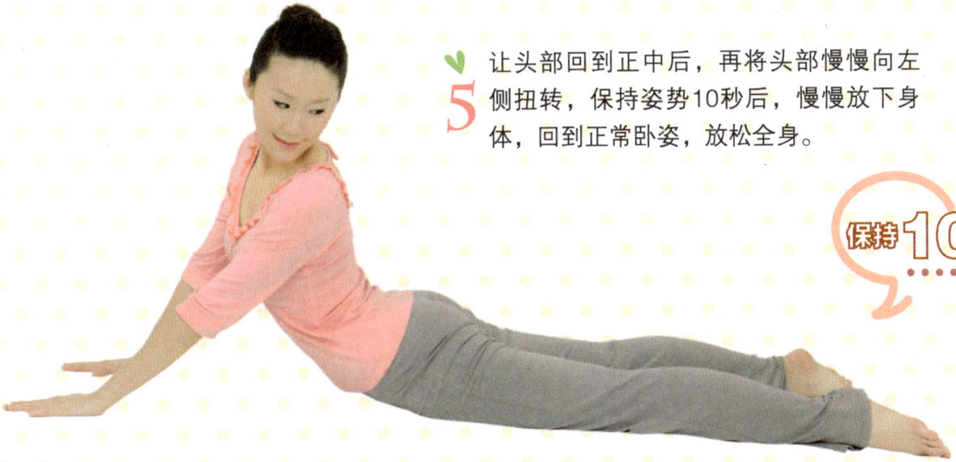

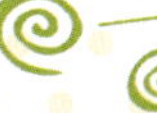

贴心提示

下背部柔韧性不好，或腰腹部不能承受过重压力的人，练习此动作时可稍稍分开双腿，降低背部承受的压力。

牛面式

难易指数：★★★★☆

功效

- 扩展胸腔，加快体内废弃物排出速度，预防面部色斑及痘痘。
- 伸展手臂及腿部，紧实局部肌肉群，令四肢更修长、纤细。

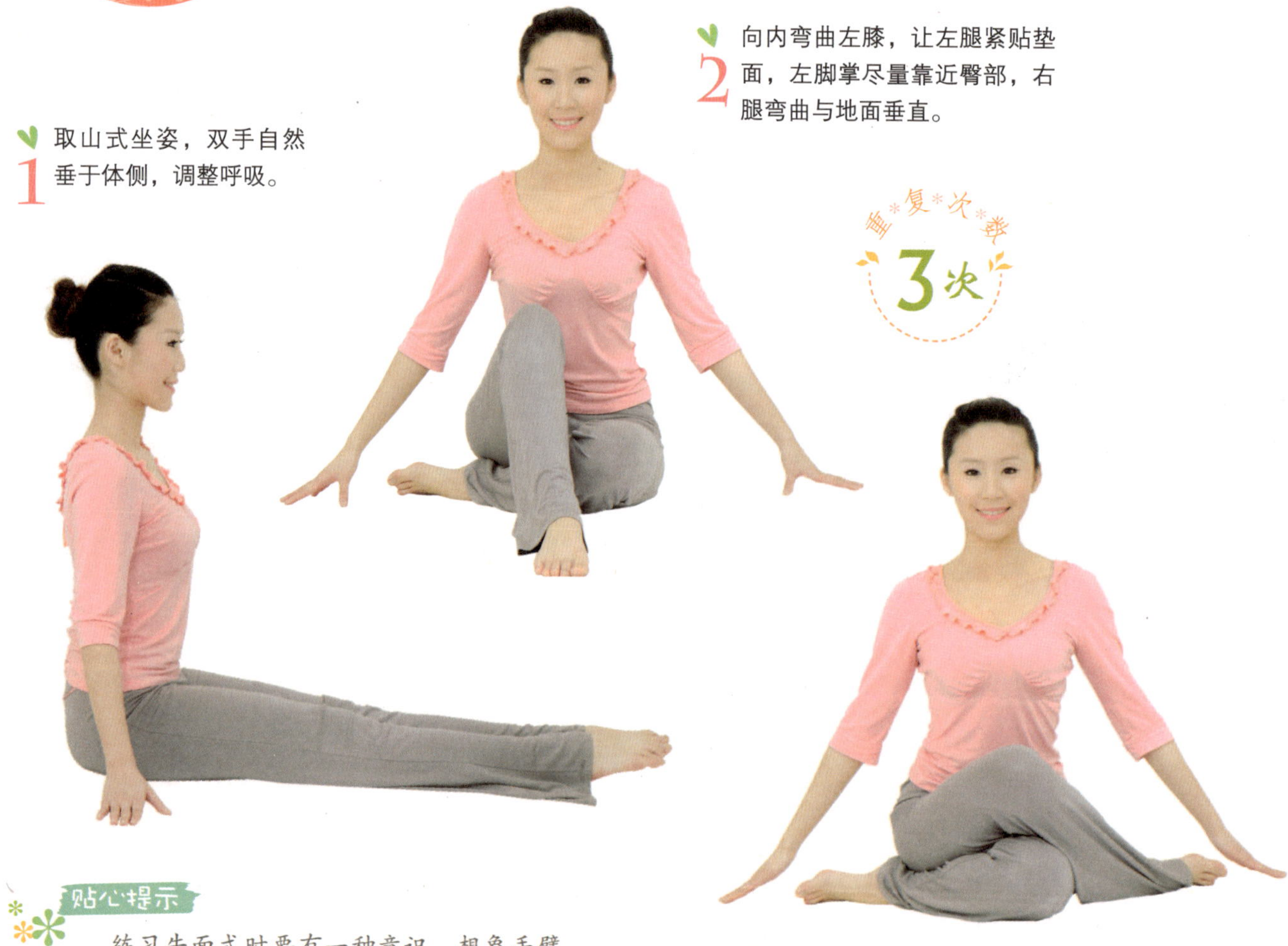

1 取山式坐姿，双手自然垂于体侧，调整呼吸。

2 向内弯曲左膝，让左腿紧贴垫面，左脚掌尽量靠近臀部，右腿弯曲与地面垂直。

3 移动右腿贴住左腿，让右脚掌尽量靠近臀部，两腿膝盖尽量在一条直线上。

重复次数 3次

贴心提示

练习牛面式时要有一种意识，想象手臂越拉越纤细，胸部也能得到提升。

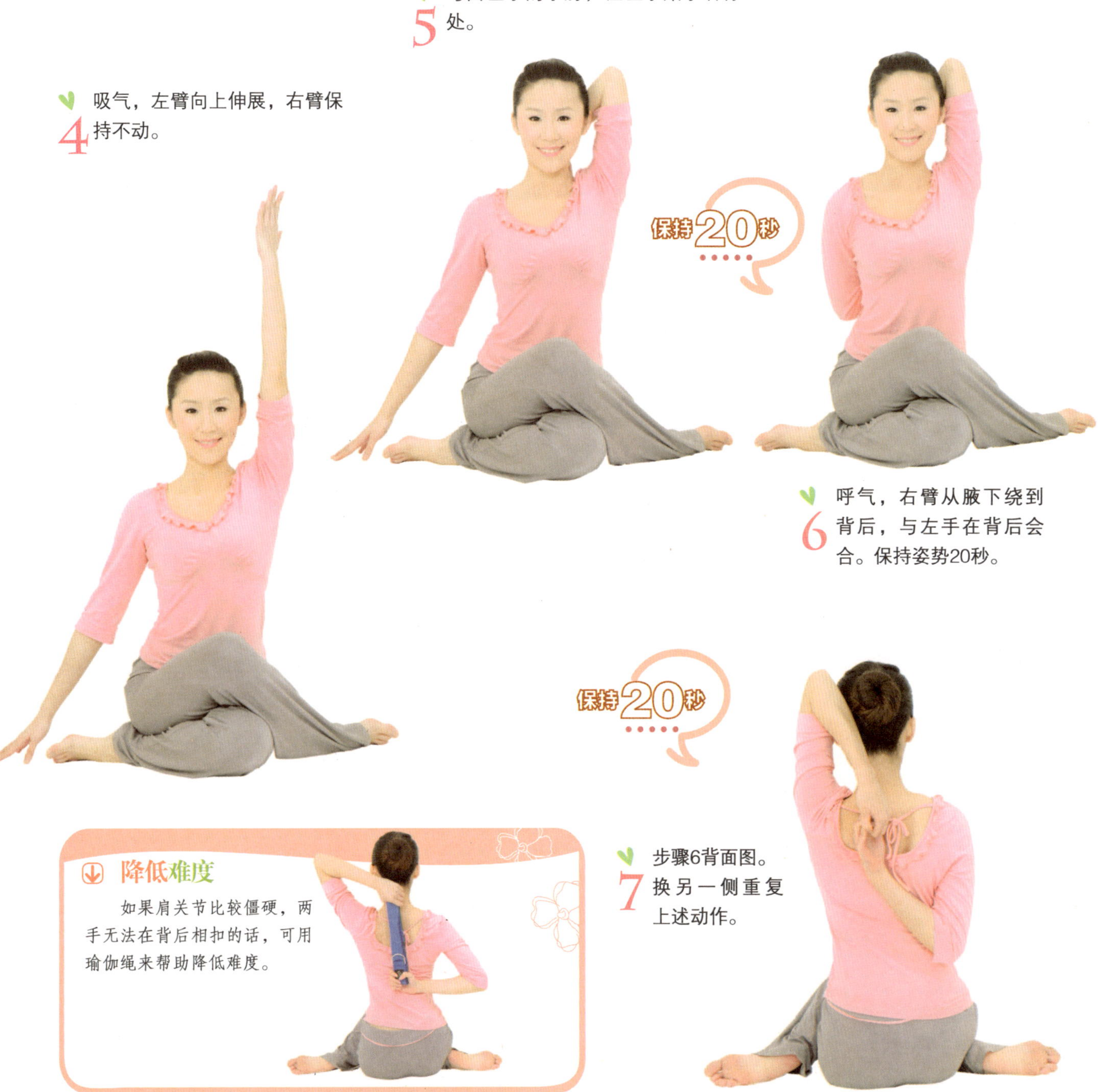

4 吸气，左臂向上伸展，右臂保持不动。

5 弯曲左手的手肘，让左手贴于后背处。

6 呼气，右臂从腋下绕到背后，与左手在背后会合。保持姿势20秒。

7 步骤6背面图。换另一侧重复上述动作。

降低难度

如果肩关节比较僵硬，两手无法在背后相扣的话，可用瑜伽绳来帮助降低难度。

抗皱——快速打造平滑“蛋肌”

弓式

难易指数：★★★★☆

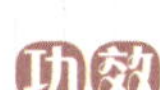

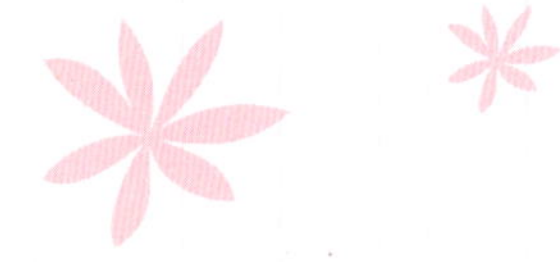

功效

- 有效牵拉脸部肌肤，预防皱纹产生。
- 按摩腹腔内脏器官，加速体内新陈代谢，促进排毒。

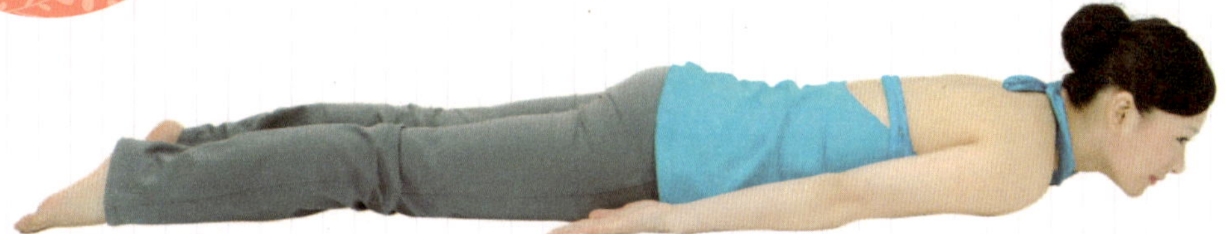

重复次数 8次

1 俯卧在垫面上，双腿伸直并拢，双臂自然地放在身体的两侧，均匀呼吸。

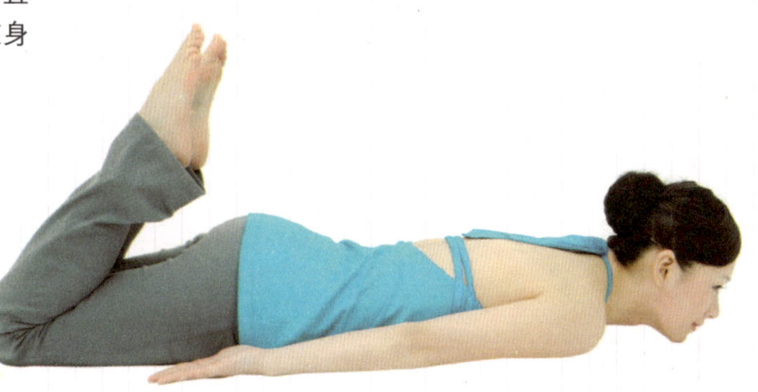

2 将双膝向上弯曲，两小腿慢慢抬起，让小腿与大腿尽量地靠拢。

贴心提示

患有脊椎病或下背部疾病的人，最好不要练习这个动作。

3 将双手向后伸展，用左手握住左脚的脚踝，用右手握住右脚的脚踝。

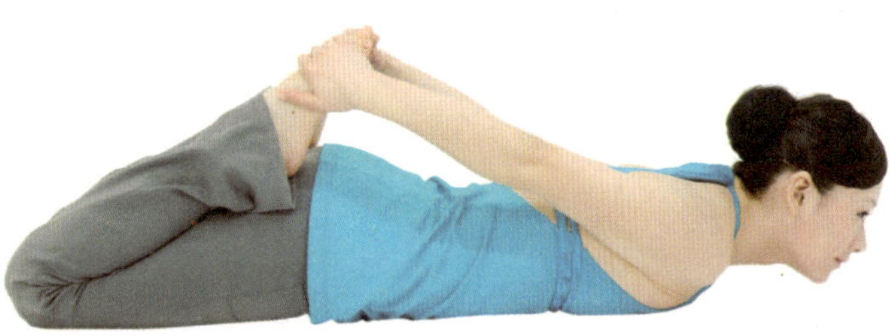

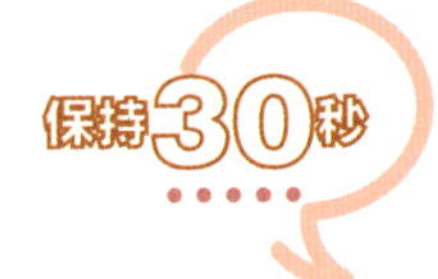

★注意

如果感觉有难度，可以先抓住一只脚踝练习。

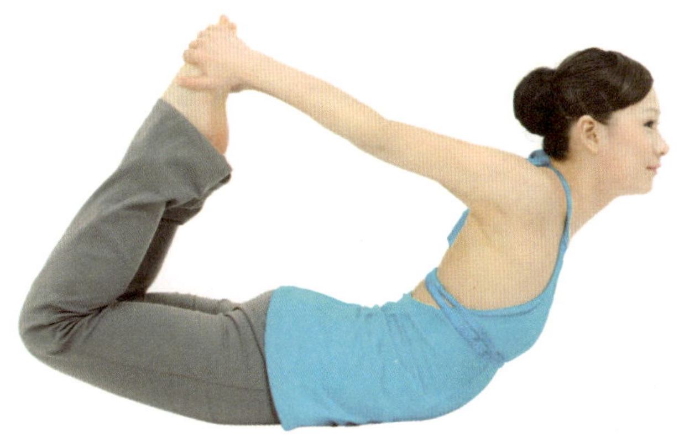

4 深呼吸，将头部、肩部、胸部和双腿同时抬离地面，感觉自己像一张被拉满的弓一样。保持姿势30秒。肩部、胸部和双腿慢慢落回地面，放松全身。

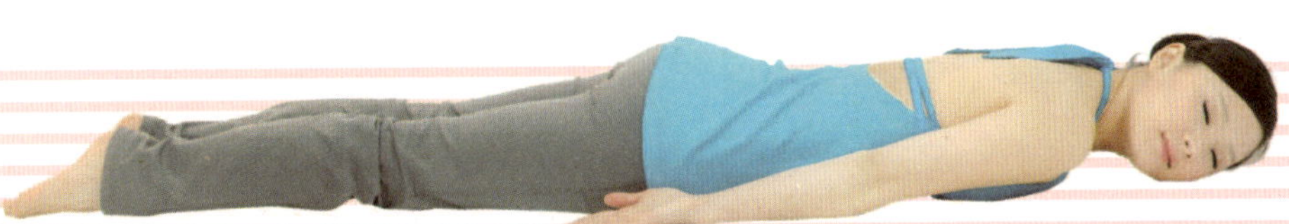

5 放下双腿，双手回到身体的两侧。闭上眼睛，静静休息片刻。

花环式

难易指数：★★★☆☆

功效

* 增加头部供氧量，塑造紧实的脸部线条。拉伸背部和颈部肌肉。
* 按摩腹腔内脏器，缓解便秘、消化不良。

重复次数 3次

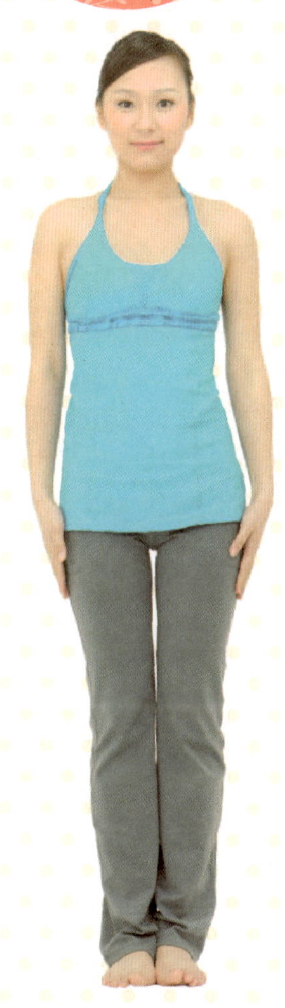

1 以山式站立，双手垂放在身体两侧，眼睛平视前方，调整呼吸。

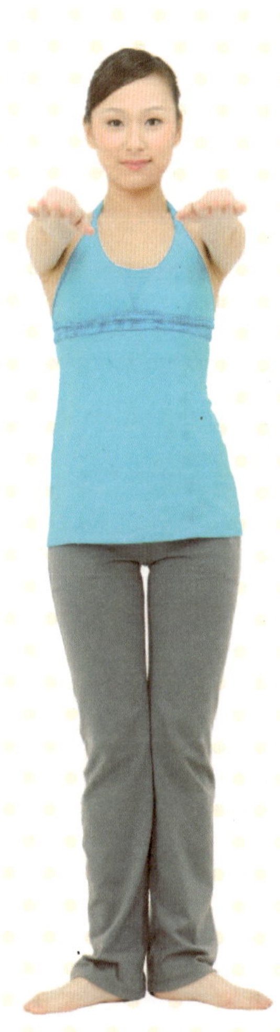

2 吸气，双臂向前平举，与肩同高，掌心向下。两脚脚后跟相对，脚尖向两侧打开。

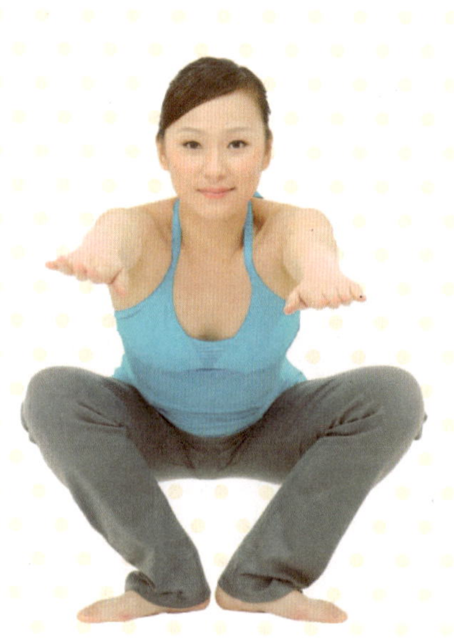

3 呼气，双脚姿势不变，身体慢慢下蹲，双膝向两侧打开，手臂与地面保持平行。

贴心提示

练习花环式时应注意臂部不要翘起，以免影响锻炼效果。

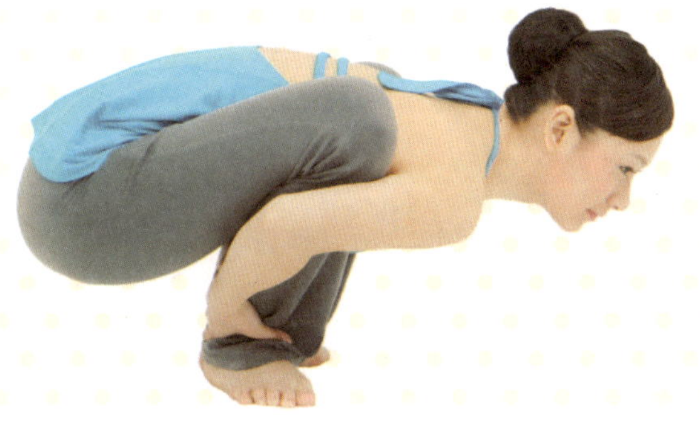

★注意
保持双脚姿势不移动。

4 身体下蹲至极限位置，上半身前屈，落在弯曲的两腿之间，双手经双膝绕至小腿后握住脚踝。

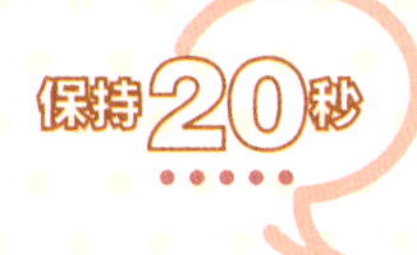

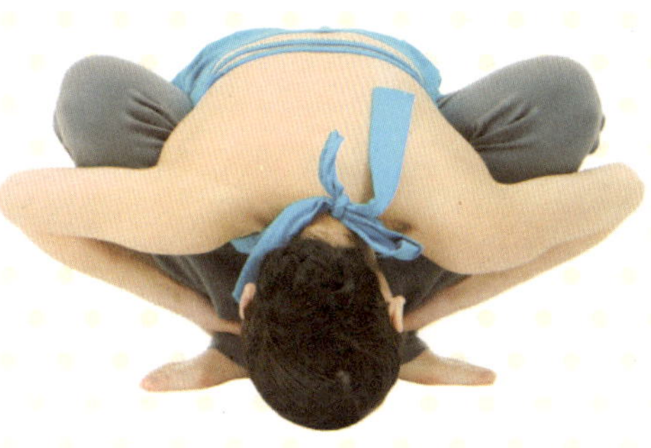

5 上半身继续俯身，直到额头触碰垫子，保持姿势20秒。

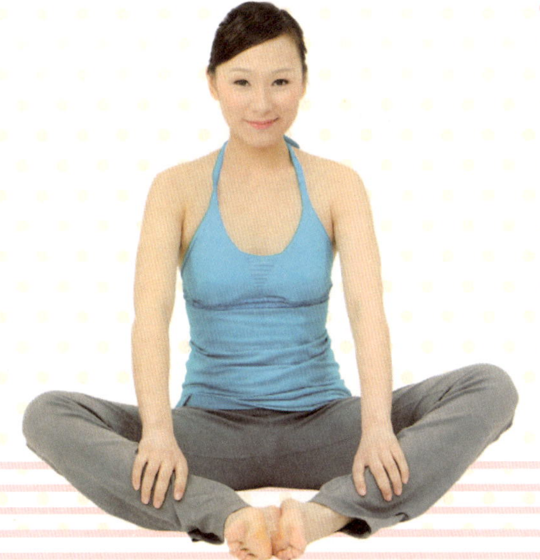

6 直起上身，回到常规坐姿，静静休息片刻。

三角扭转式

难易指数：★★★★☆

功效

- 挤压腰腹部，促进身体血液循环，减少毒素堆积，紧实面部肌肤。
- 拉伸大腿后侧肌肉群，牵拉肩部及颈部肌肉群，美化身体线条。

1 以山式站立，挺直腰背，双臂自然垂于体侧，调整呼吸。

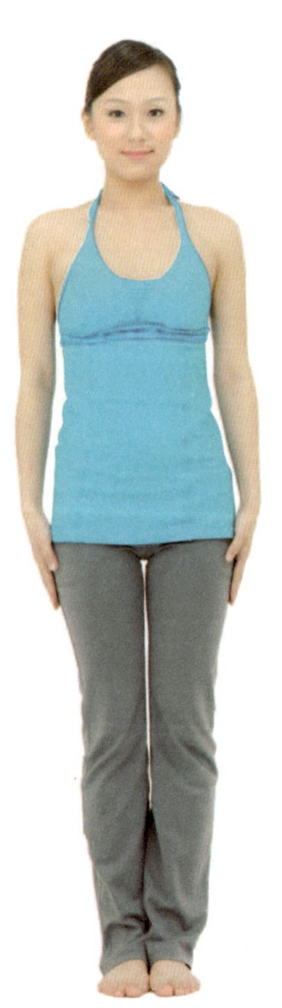

2 双脚分开大约两肩宽，将左脚尖向左侧转动，而右脚的姿势不动，同时将双臂侧平举至与肩齐高。

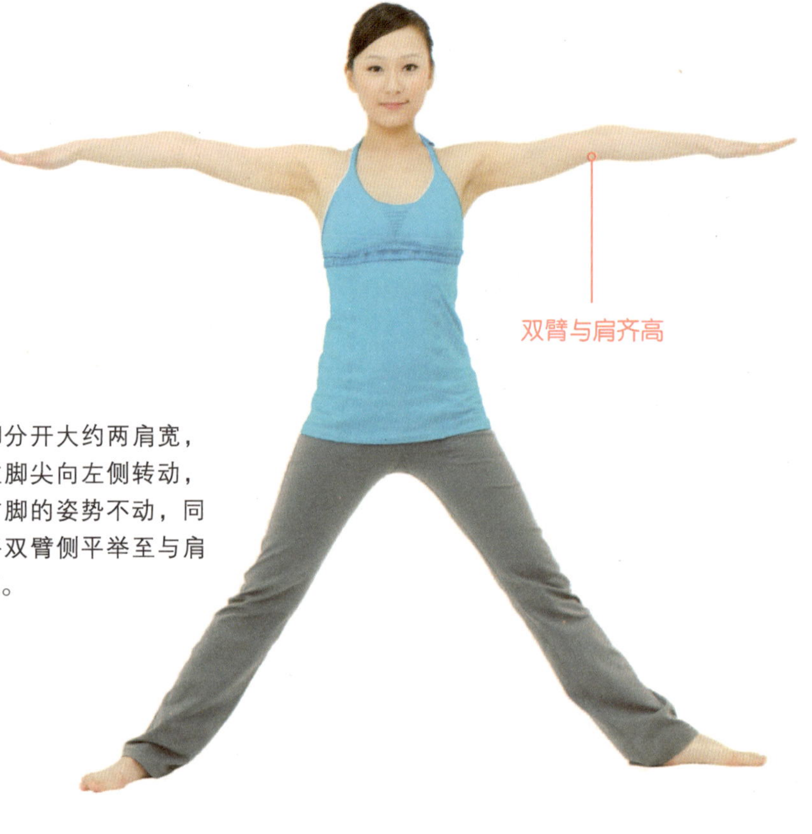

贴心提示

练习时尽量放松，不要紧张。如果在练习时感觉身体无法保持平衡，可以用脚后跟抵着墙根，熟练后再单独练习。

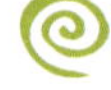

3 调整呼吸，呼气时，上半身向左转动，眼睛看向左脚脚尖的前方。

4 向左下方弯曲并翻转上半身，让右手撑住左脚边的垫面，左手向上伸展，两手臂尽量呈一条直线，眼睛望向左手。保持姿势20秒。

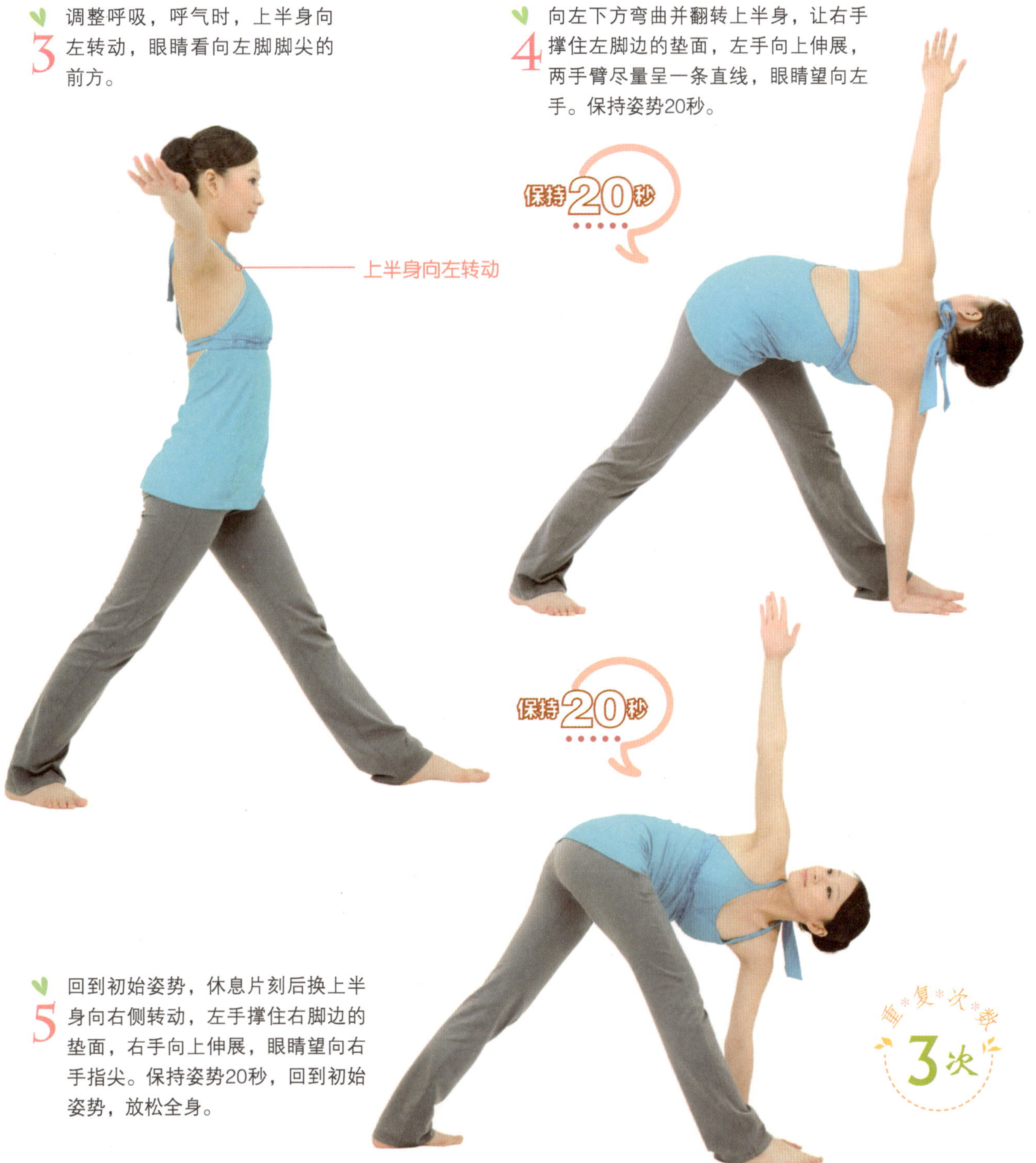

5 回到初始姿势，休息片刻后换上半身向右侧转动，左手撑住右脚边的垫面，右手向上伸展，眼睛望向右手指尖。保持姿势20秒，回到初始姿势，放松全身。

加强侧伸展式

难易指数：★★★★☆

功效

- 扩展胸腔，挤压腰腹部，让面部血流速度加快，预防肌肤生长皱纹。
- 有效牵拉大腿后侧肌肉群，预防腿部浮肿，令双腿更纤细、修长。

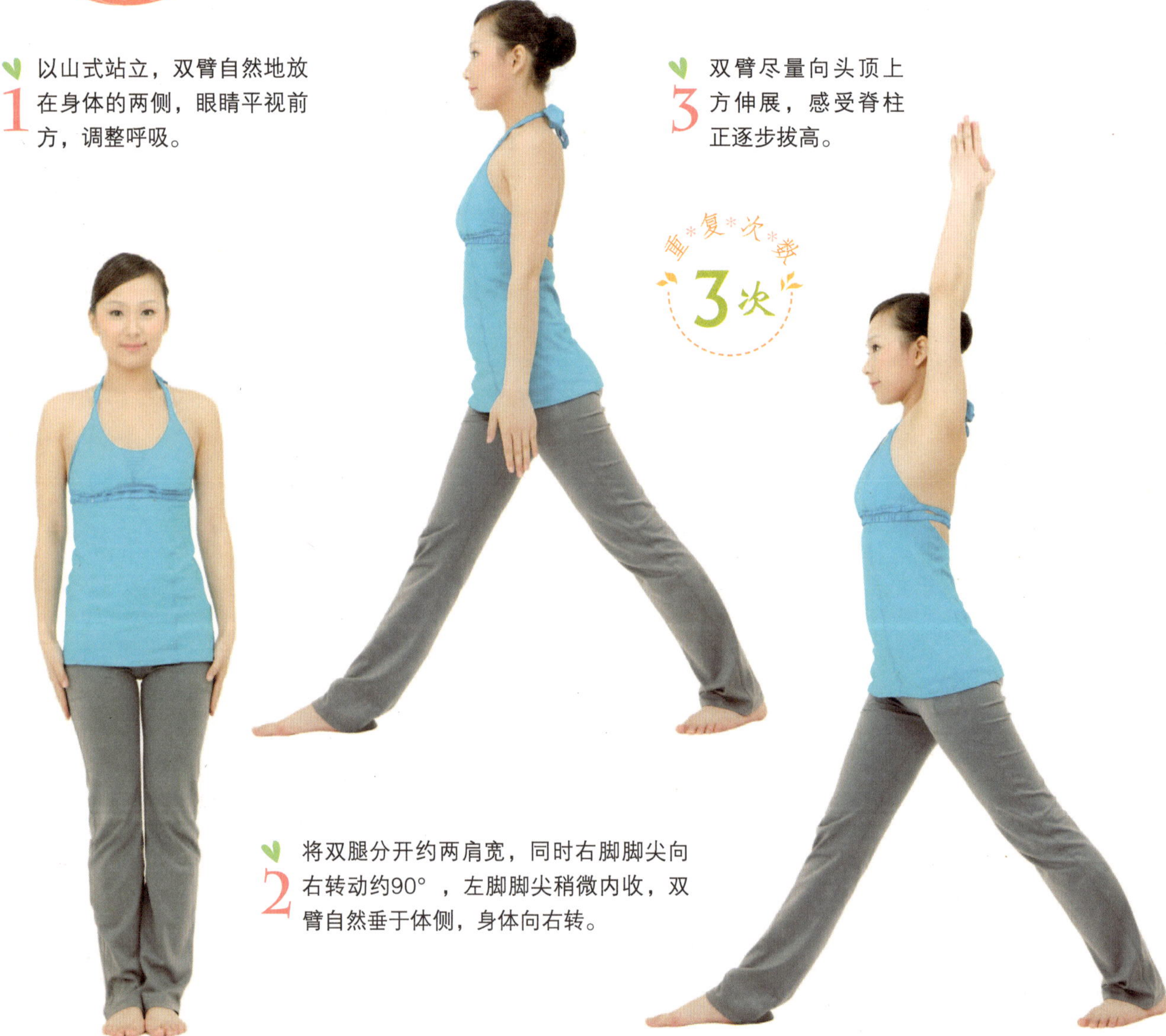

1 以山式站立，双臂自然地放在身体的两侧，眼睛平视前方，调整呼吸。

2 将双腿分开约两肩宽，同时右脚脚尖向右转动约90° ，左脚脚尖稍微内收，双臂自然垂于体侧，身体向右转。

3 双臂尽量向头顶上方伸展，感受脊柱正逐步拔高。

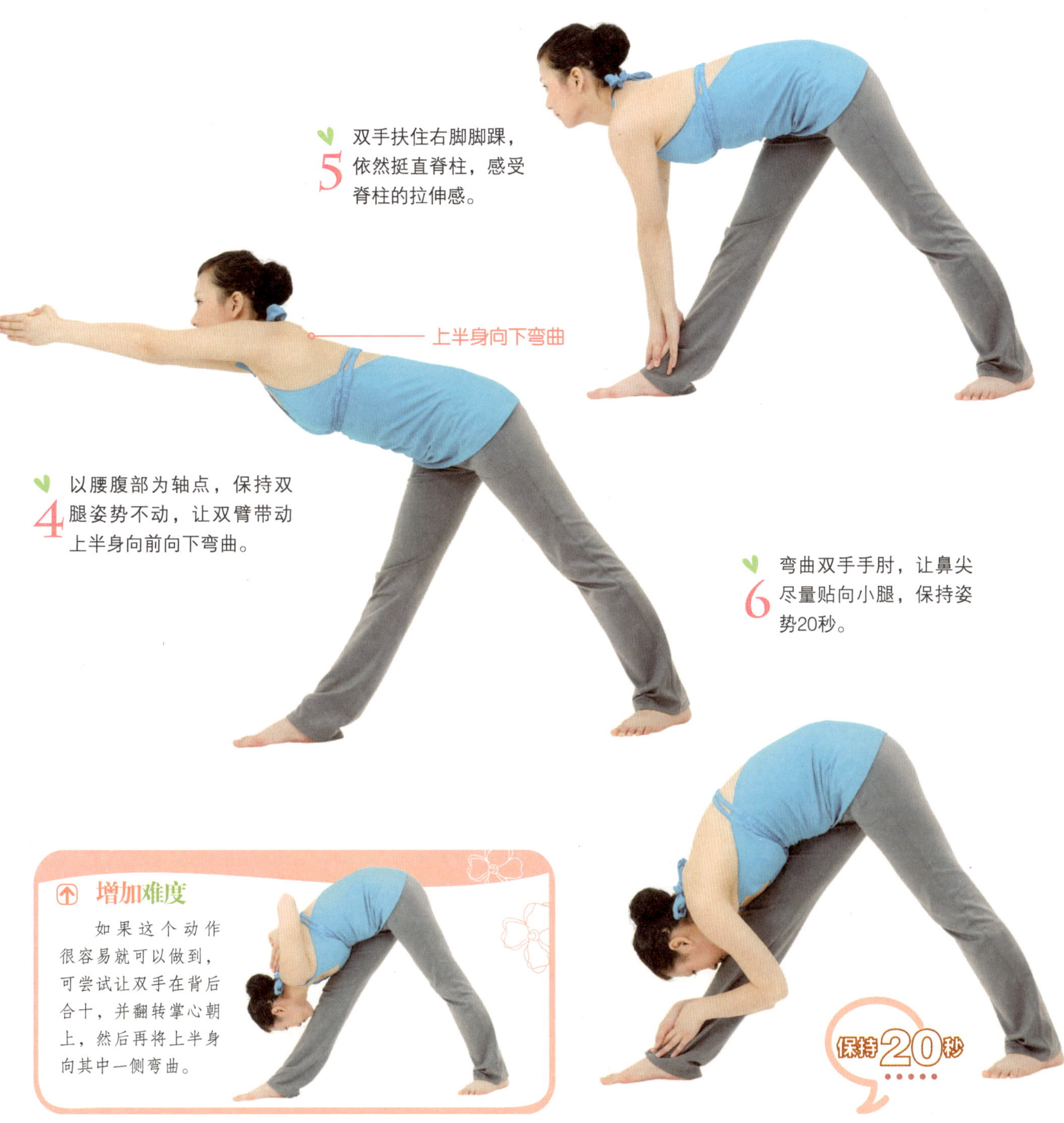

5 双手扶住右脚脚踝，依然挺直脊柱，感受脊柱的拉伸感。

4 以腰腹部为轴点，保持双腿姿势不动，让双臂带动上半身向前向下弯曲。

6 弯曲双手手肘，让鼻尖尽量贴向小腿，保持姿势20秒。

增加难度

如果这个动作很容易就可以做到，可尝试让双手在背后合十，并翻转掌心朝上，然后再将上半身向其中一侧弯曲。

双角式

难易指数：★★★★☆

功效

- 增加脑部细胞供氧量，令头脑清新，同时有助于面部肌肤抵抗地心引力。
- 有效拉伸背部及腿部肌肉群，缓解腰酸背痛。

1 以山式站立，挺直腰背，双臂自然垂于体侧，调整呼吸。

3 调整呼吸，以腰腹部为轴点带动上半身向前弯曲，并用力将双臂向上抬高。

4 继续将上半身向前弯曲，直至胸部、腹部尽量向大腿靠拢，头顶指地，手臂努力向地面方向伸展至个人极限。保持姿势20秒，回到初始姿势，放松全身。

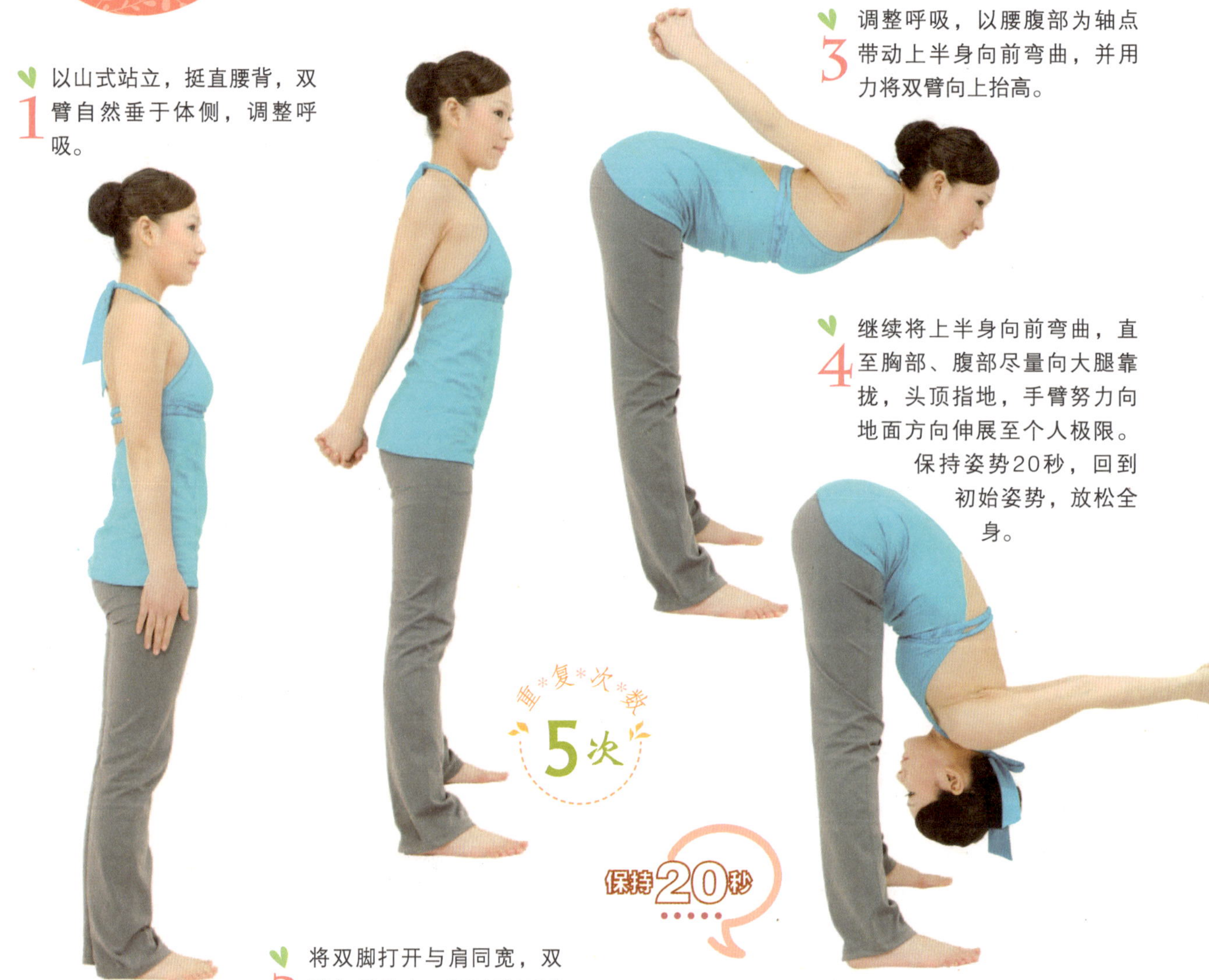

2 将双脚打开与肩同宽，双臂向后伸直，同时让双手十指在背部交叉握拳。

斜板式

难易指数：★★★★☆

功效

- 增加头颈部力量，锻炼面部细小肌肉群，预防面部皱纹产生。
- 提高手臂及全身能量，预防手腕及腿部受伤。

重复次数 3次

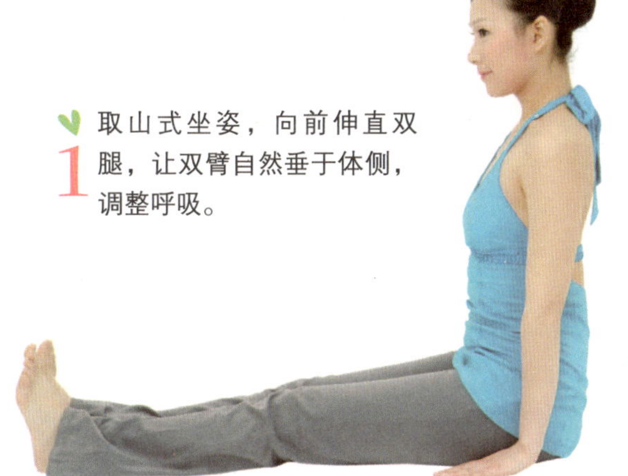

1 取山式坐姿，向前伸直双腿，让双臂自然垂于体侧，调整呼吸。

2 吸气，让双手向臀部后方移动，双手压住臀部后方的垫面，上身微微后仰。

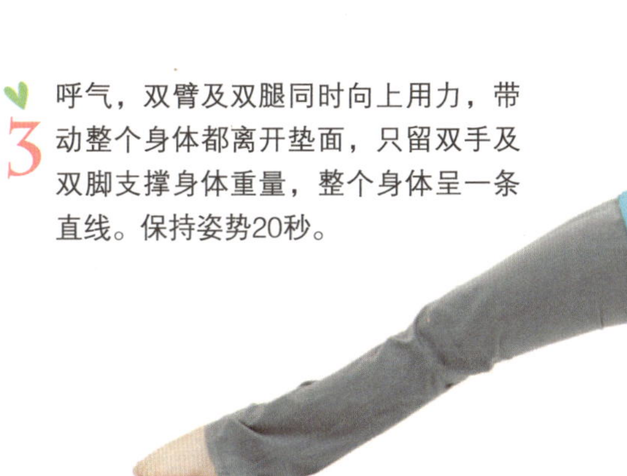

3 呼气，双臂及双腿同时向上用力，带动整个身体都离开垫面，只留双手及双脚支撑身体重量，整个身体呈一条直线。保持姿势20秒。

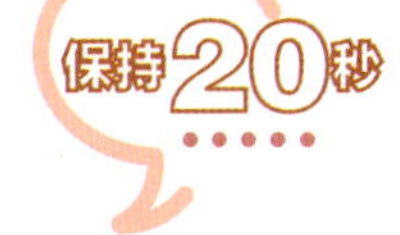

4 放下双臂，平躺休息片刻。

虎式

难易指数：★★★★☆

功效

* 有效伸展和牵拉面部肌肤，预防肌肤松弛，减少皱纹。
* 锻炼腿部及臀部肌肉群，增加腰背部柔韧性。

2 将双手移动到胸前的垫面上，双臂伸直，臀部离开脚后跟，让整个身体呈四角状。

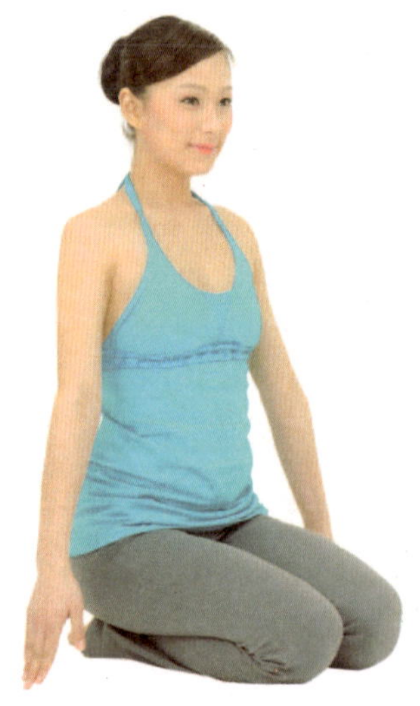

1 取雷电坐姿坐定在垫面上，双手自然垂于体侧，调整呼吸。

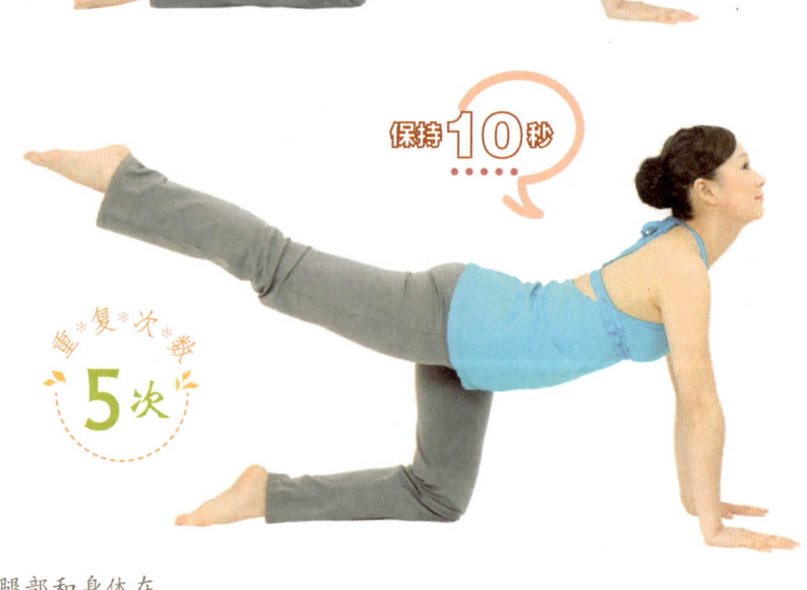

保持10秒

重复次数 5次

3 吸气，抬头塌腰，同时向上抬高右腿，感受腰腹部及后背部的挤压感觉，保持姿势10秒钟。

贴心提示

右腿向上抬高时，尽量让腿部和身体在同一平面内，不要向外伸展；而当右腿向内弯曲时，应保证脚尖不要触碰地面。

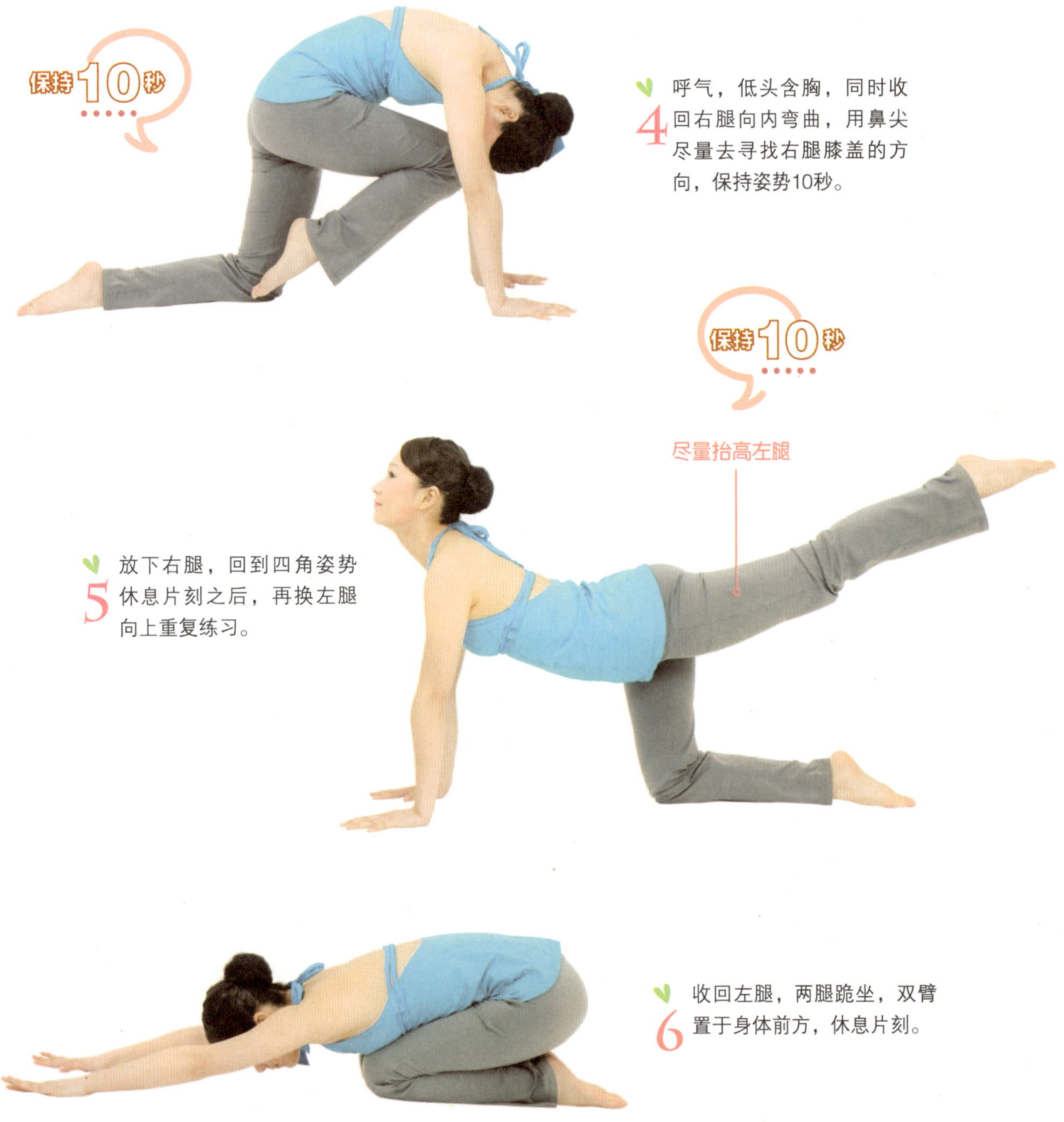

4 呼气，低头含胸，同时收回右腿向内弯曲，用鼻尖尽量去寻找右腿膝盖的方向，保持姿势10秒。

5 放下右腿，回到四角姿势休息片刻之后，再换左腿向上重复练习。

6 收回左腿，两腿跪坐，双臂置于身体前方，休息片刻。

风车式

难易指数：★★★★☆

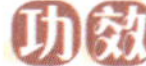

功效

* 加速血液逆流回上半身，紧实面部肌肤，同时滋养脊柱。
* 扭转腰背部，调理神经系统，减轻压力，消除疲劳。

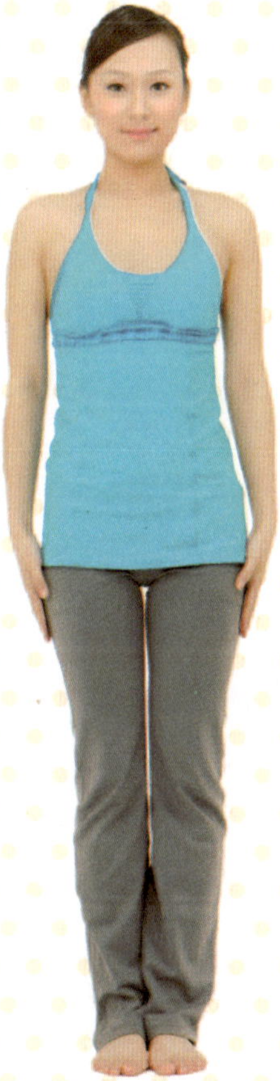

1 山式站立，调整呼吸，双臂自然地放在身体的两侧，眼睛平视前方。

2 双腿分开至两肩宽，双手侧平举至与肩齐高。注意膝盖不要弯曲，两手臂尽量保持在一条直线上。

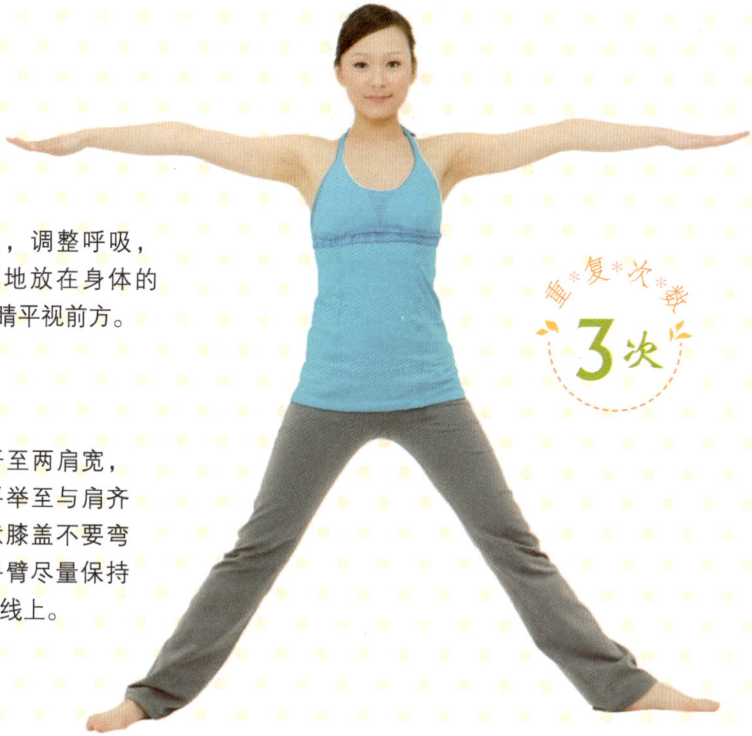

重复次数 3次

贴心提示

即使上半身向前弯曲，膝盖也要保持绷直不要弯曲，这样才能起到拉伸腰部和腿部的作用。

3 吸气，双臂带动上半身向前弯曲，直至上半身与地面平行，感受脊柱的拉伸。

4 呼气，保持上半身及左手姿势不动，让右手落于两脚间的地面，手掌撑地。

5 再次深呼吸，将左臂向上伸展，手指指向上方。头部向后上方转动，眼睛望向左手指尖的方向。保持姿势20秒。

6 慢慢回到初始姿势，按摩一下双腿。换另一侧重复动作。

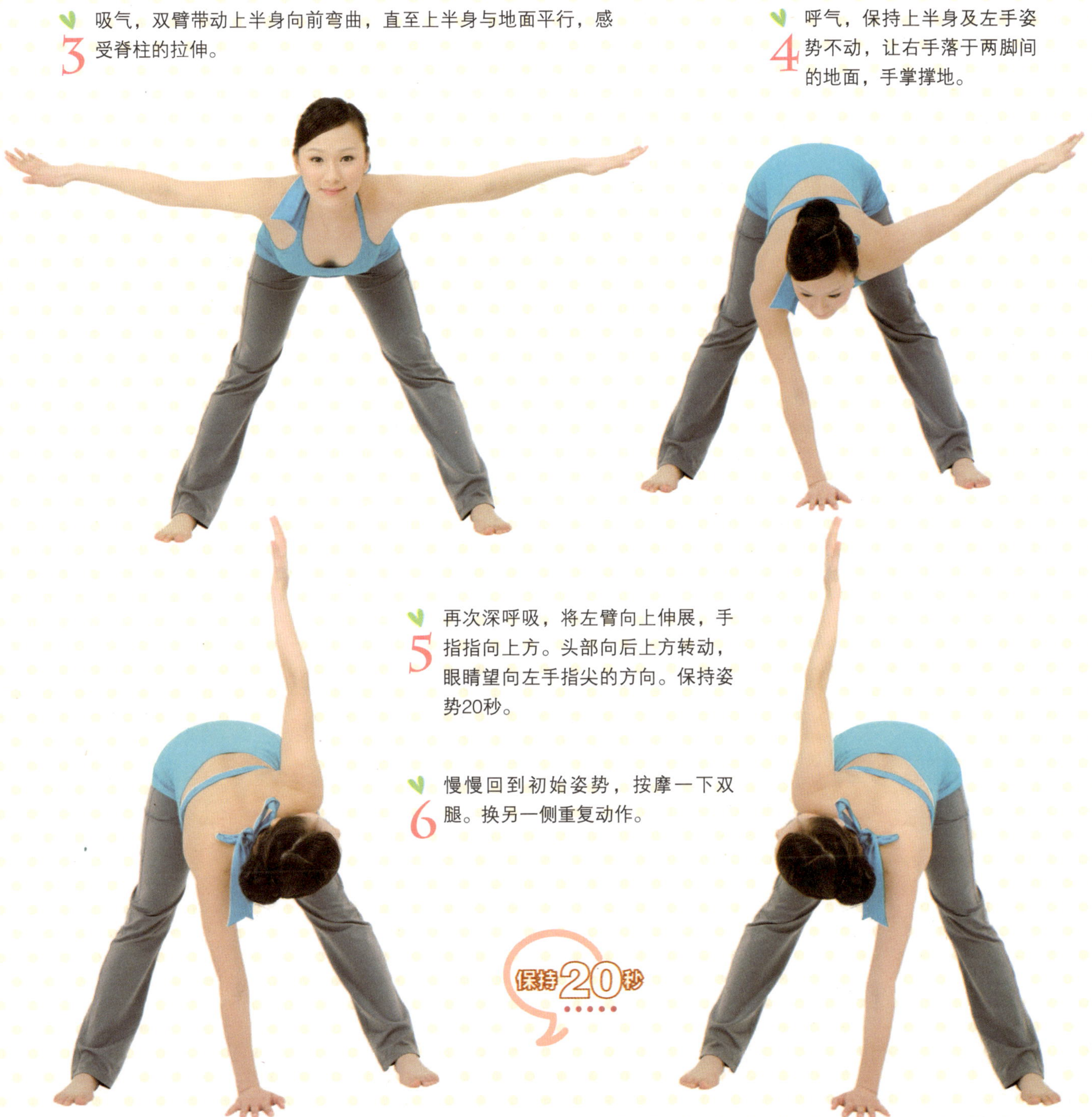

摩天式

难易指数：★★★★☆

功效

- 有效锻炼上背部及头颈部肌肉群，紧实上半身肌肉群。
- 增加腿部力量，灵活腿部关节，预防腿部水肿。

重复次数 5次

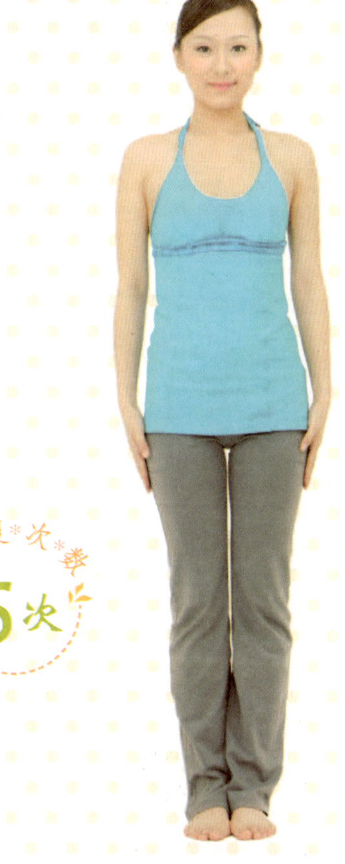

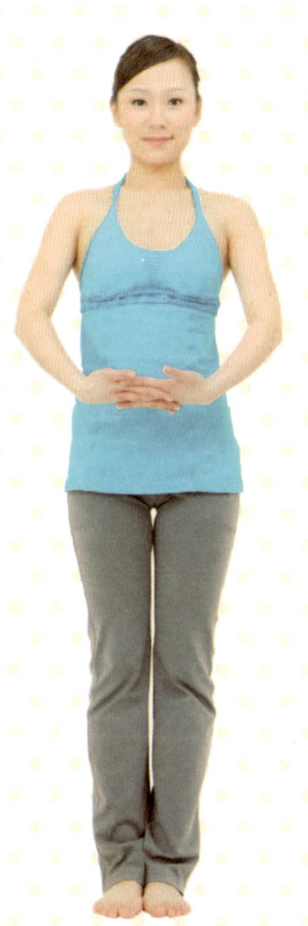

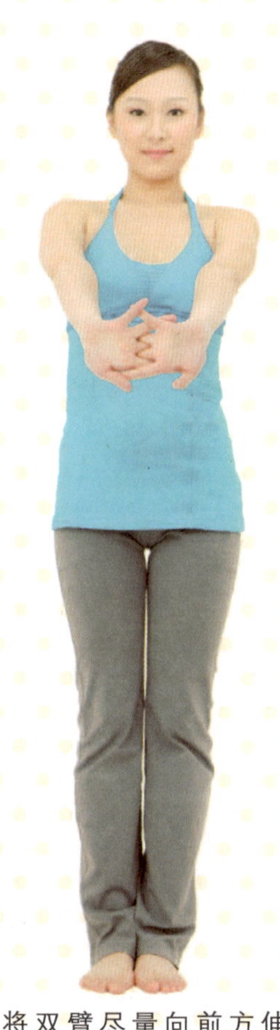

1 山式站立，双臂自然垂于体侧，眼睛平视前方，调整呼吸。

2 吸气，双手在胸前十指相握，掌心朝上。

3 将双臂尽量向前方伸展，感受上肩部被扩展的感觉。

贴心提示

双臂向上伸展时，尽量让双臂贴近双耳，这样能更好地伸展背部。

5 再次深吸气，向上踮起脚跟，让脚尖着地，将双手向上拉伸，带动上半身向上伸展。

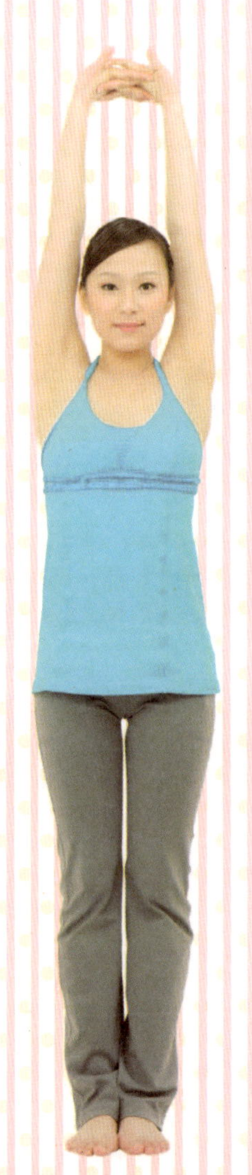

4 呼气，将双臂向上伸展，并翻转掌心向外，感受脊柱的拉伸。

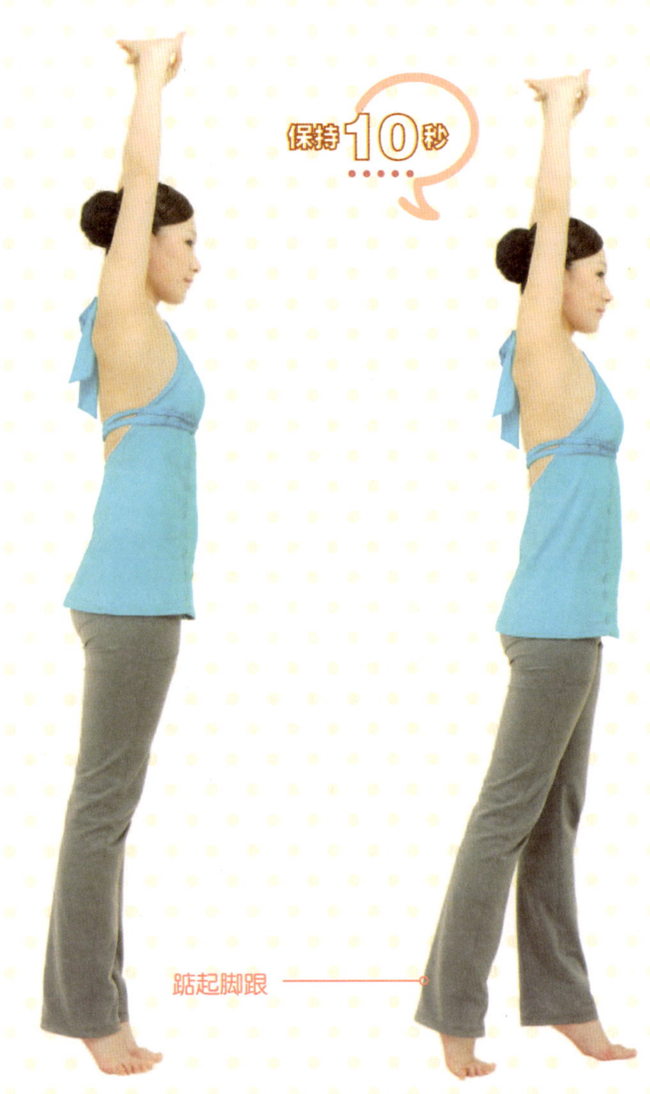

6 呼气时，让双腿向前来回走动，走到瑜伽垫的另一端后，再转身向回走，直至小腿感觉酸胀为止。

前屈式

难易指数：★★★★☆

功效

- 有效拉伸双腿后侧及脸部肌肉，紧实脸部肌肉群，让脸部线条更显立体。
- 加速血液倒流回脸部，使脸部血液循环加快，能有效滋养面部，使人脸色红润。

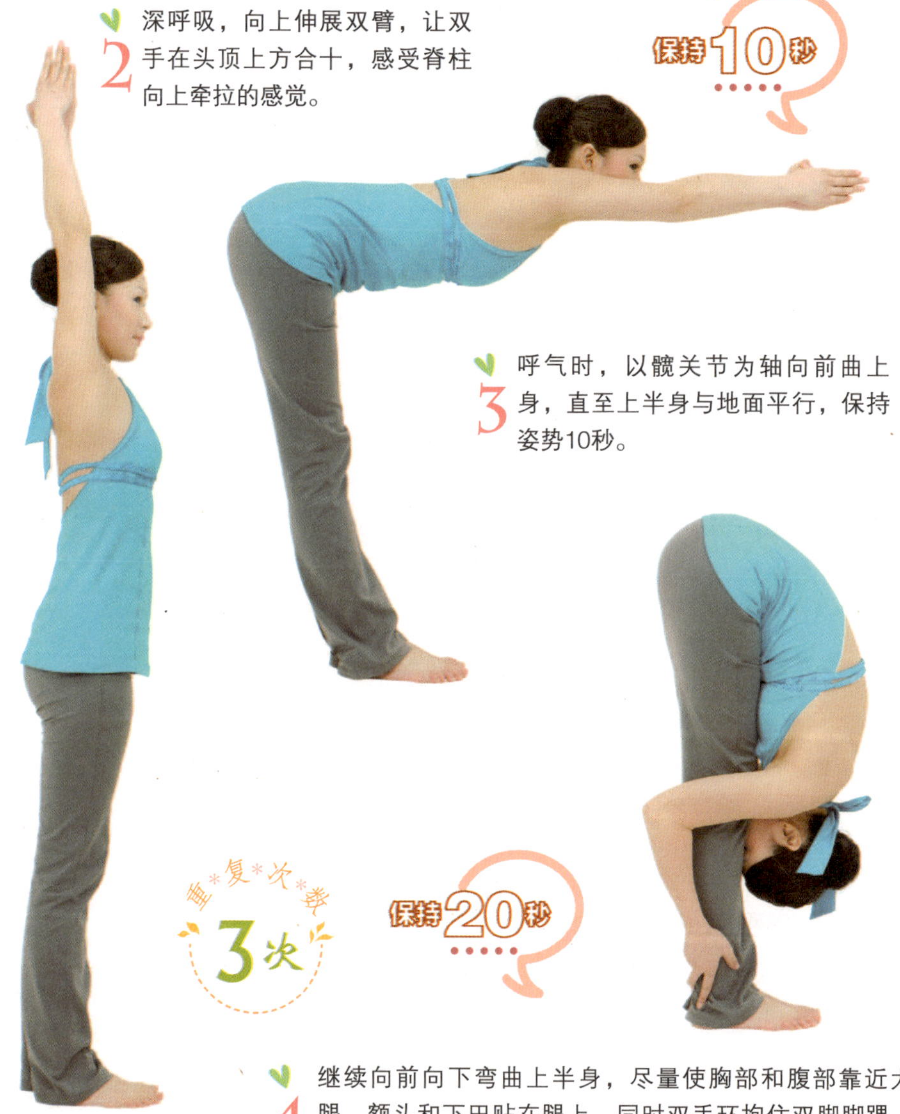

1 山式站立，双手自然垂放在身体两侧，眼睛平视前方，调整呼吸。

2 深呼吸，向上伸展双臂，让双手在头顶上方合十，感受脊柱向上牵拉的感觉。

3 呼气时，以髋关节为轴向前曲上身，直至上半身与地面平行，保持姿势10秒。

4 继续向前向下弯曲上半身，尽量使胸部和腹部靠近大腿，额头和下巴贴在腿上。同时双手环抱住双脚脚踝，保持姿势20秒。再起身回到初始姿势，放松休息。

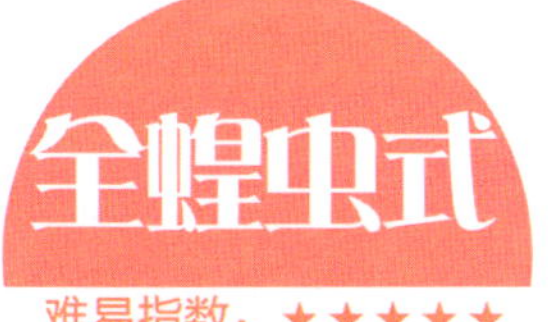

全蝗虫式

难易指数：★★★★★

功效

- 全面拉伸腰腹部及面部肌肉，加速全身气血循环，令全身肌肤更紧致。
- 按摩及滋养腹腔内脏，加速体内排毒，消灭痘痘及色斑。

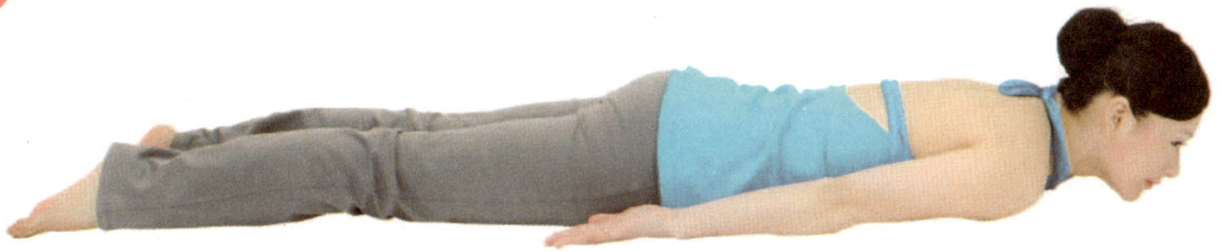

1 俯卧在垫面上，双腿并拢伸直，双臂自然垂于体侧，调整呼吸。

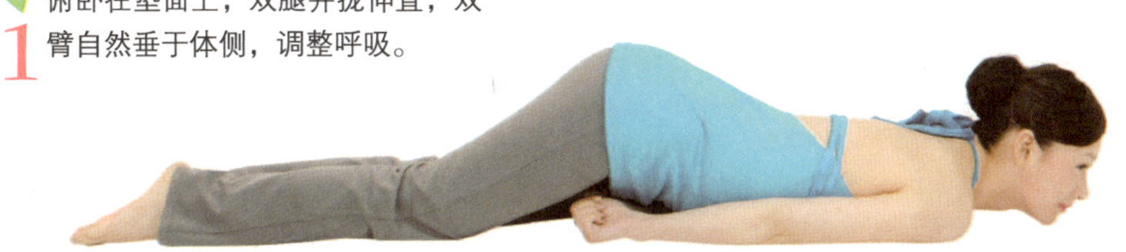

2 吸气，向上抬高臀部，让双手握拳，并将握拳的双手塞到腹部下方。

重复次数 3次

3 呼气，放下臀部，让腹部区域压住拳头。

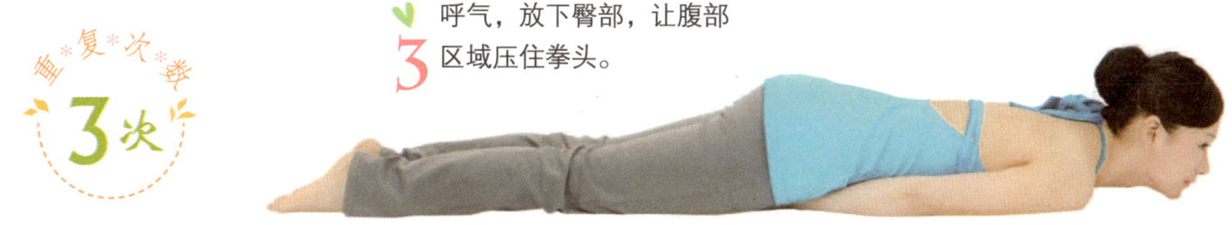

保持20秒

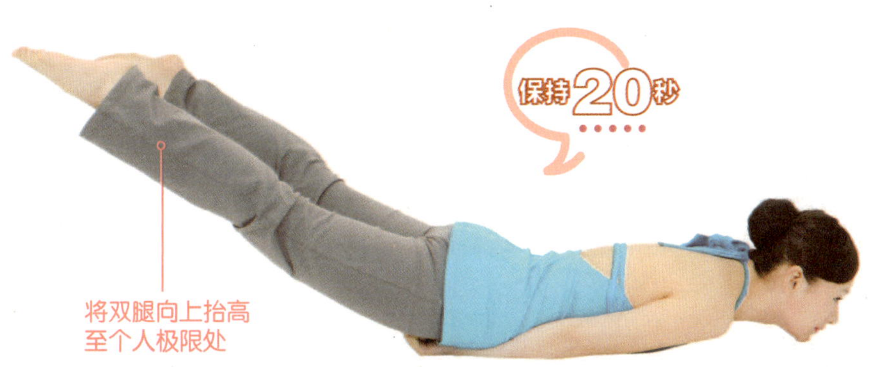

4 再次深呼吸，保持上半身姿势不动，将双腿向上抬高至个人极限处，保持姿势20秒。之后伸直双腿躺在地上，用手轻轻按摩腰腹部休息。

曲弓式

难易指数：★★★☆☆

功效

- 有效牵拉面部肌肉线条，加速面部血液循环，使脸色红润。
- 全面锻炼双臂和大腿，并锻炼腰部、腹部及背部，加强身体柔韧性。

1 取雷电坐姿，双手平放在双大腿上，调整呼吸，眼睛平视前方。

2 深呼吸，双臂自然垂于体侧，将左腿向前伸出，左脚掌着地，整个身体呈骑马状。

3 再次深呼吸，将右手手臂向上伸展，左手和腿部姿势不动，深吸气，挺直脊柱，保持姿势10秒。

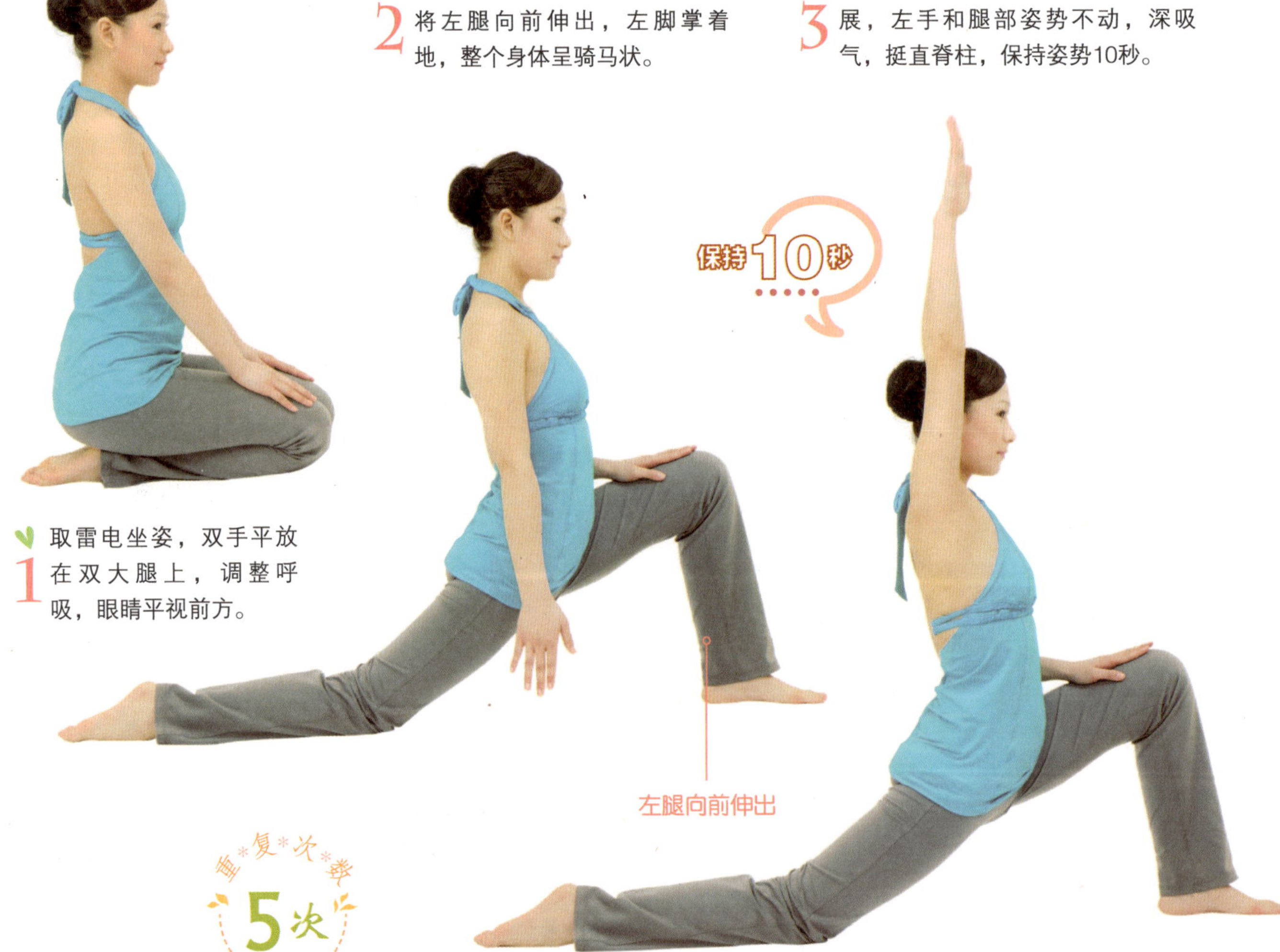

重复次数 5次

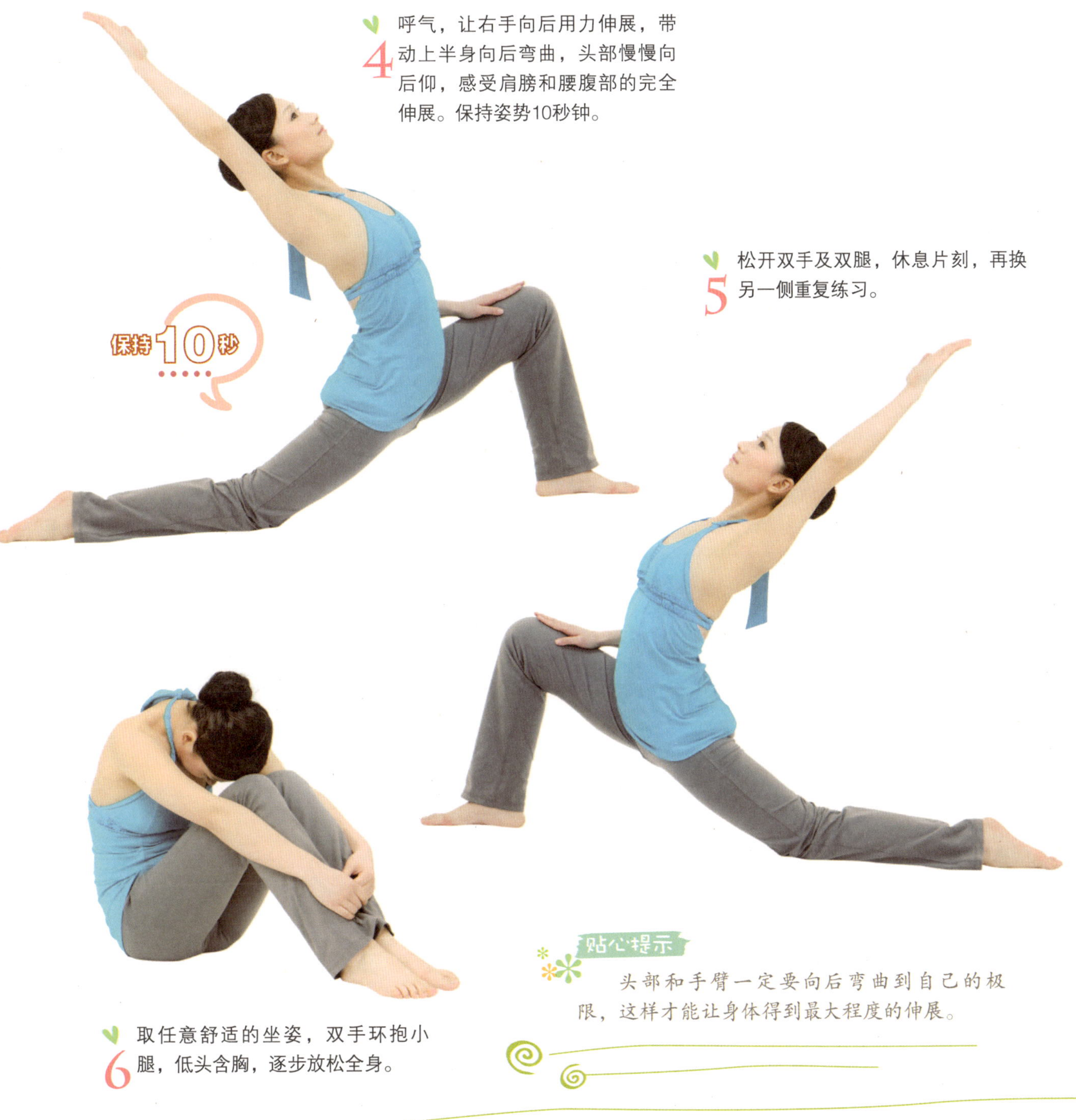

4 呼气，让右手向后用力伸展，带动上半身向后弯曲，头部慢慢向后仰，感受肩膀和腰腹部的完全伸展。保持姿势10秒钟。

5 松开双手及双腿，休息片刻，再换另一侧重复练习。

6 取任意舒适的坐姿，双手环抱小腿，低头含胸，逐步放松全身。

贴心提示

头部和手臂一定要向后弯曲到自己的极限，这样才能让身体得到最大程度的伸展。

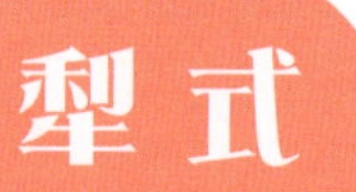

犁式

难易指数：★★★★★

功效

* 加速全身血液逆流回头部，滋养面部的同时令面部肌肤更紧实。
* 滋养脊柱，提高后背部的柔韧性，缓解腰酸背痛。

1 仰卧在垫面上，双腿并拢伸直，双臂自然置于体侧，调整呼吸。

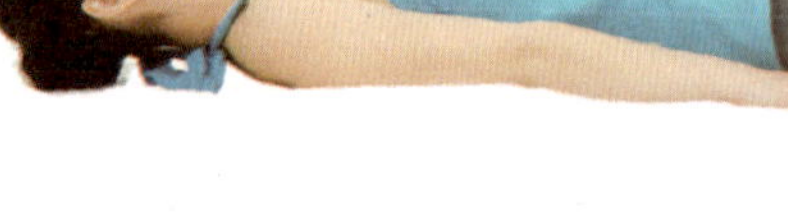

2 吸气，将双腿向上抬高，直至双腿与地面尽量垂直，保持姿势10秒钟，调整身体平衡。

保持10秒

3 再次深呼吸，保持上半身姿势不动，将双腿向头顶方向伸展，带动下腰部离开垫面。

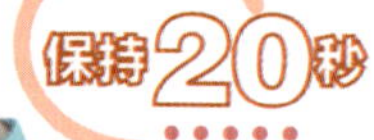

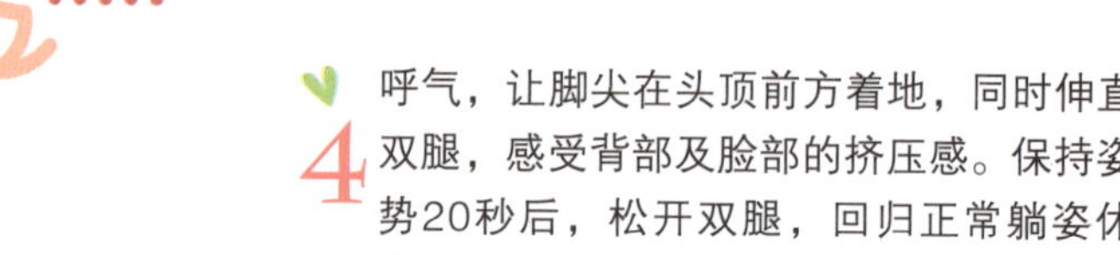

4 呼气，让脚尖在头顶前方着地，同时伸直双腿，感受背部及脸部的挤压感。保持姿势20秒后，松开双腿，回归正常躺姿休息。

乌发——黑发飘飘

神猴哈努曼式

难易指数：★★★★★

功效

- 伸展脊柱，促进体内毒素排出，滋养秀发。
- 促进大小腿及髋部血液循环，减少下半身脂肪堆积，美化腿部线条。

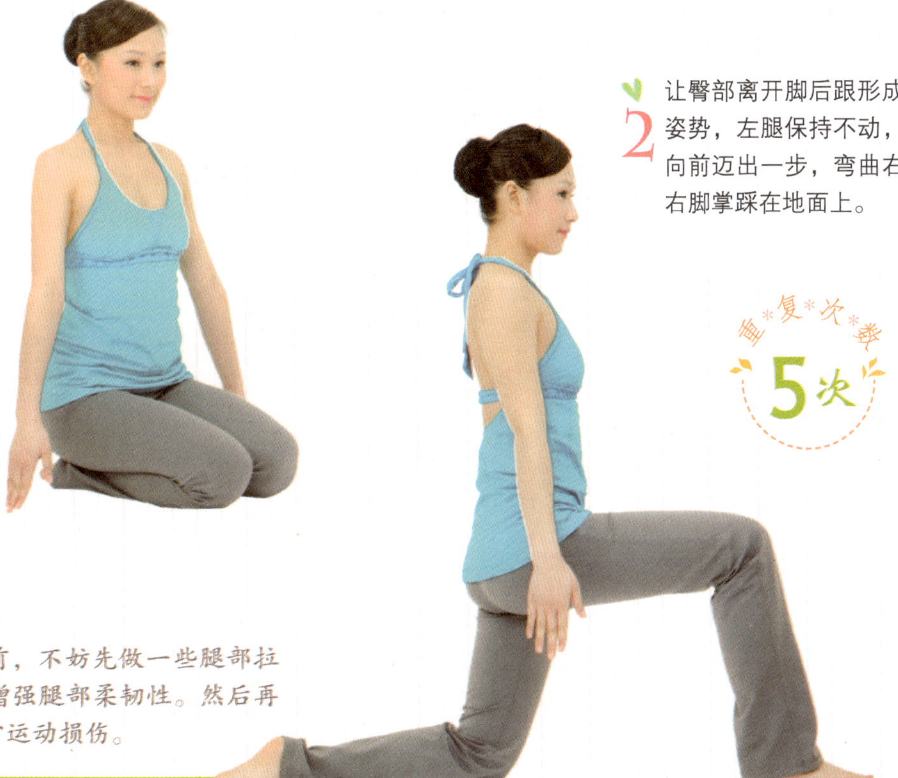

1 取雷电坐姿，双手自然垂于体侧，眼睛平视前方，调整呼吸。

2 让臀部离开脚后跟形成跪立姿势，左腿保持不动，右脚向前迈出一步，弯曲右膝，右脚掌踩在地面上。

重复次数 5次

贴心提示

练习该体式之前，不妨先做一些腿部拉伸动作，这样可以增强腿部柔韧性。然后再练习该体式，能减少运动损伤。

3 调整身体平衡，然后将左腿向后滑动，尽量伸展，左脚背和左小腿外侧贴地。

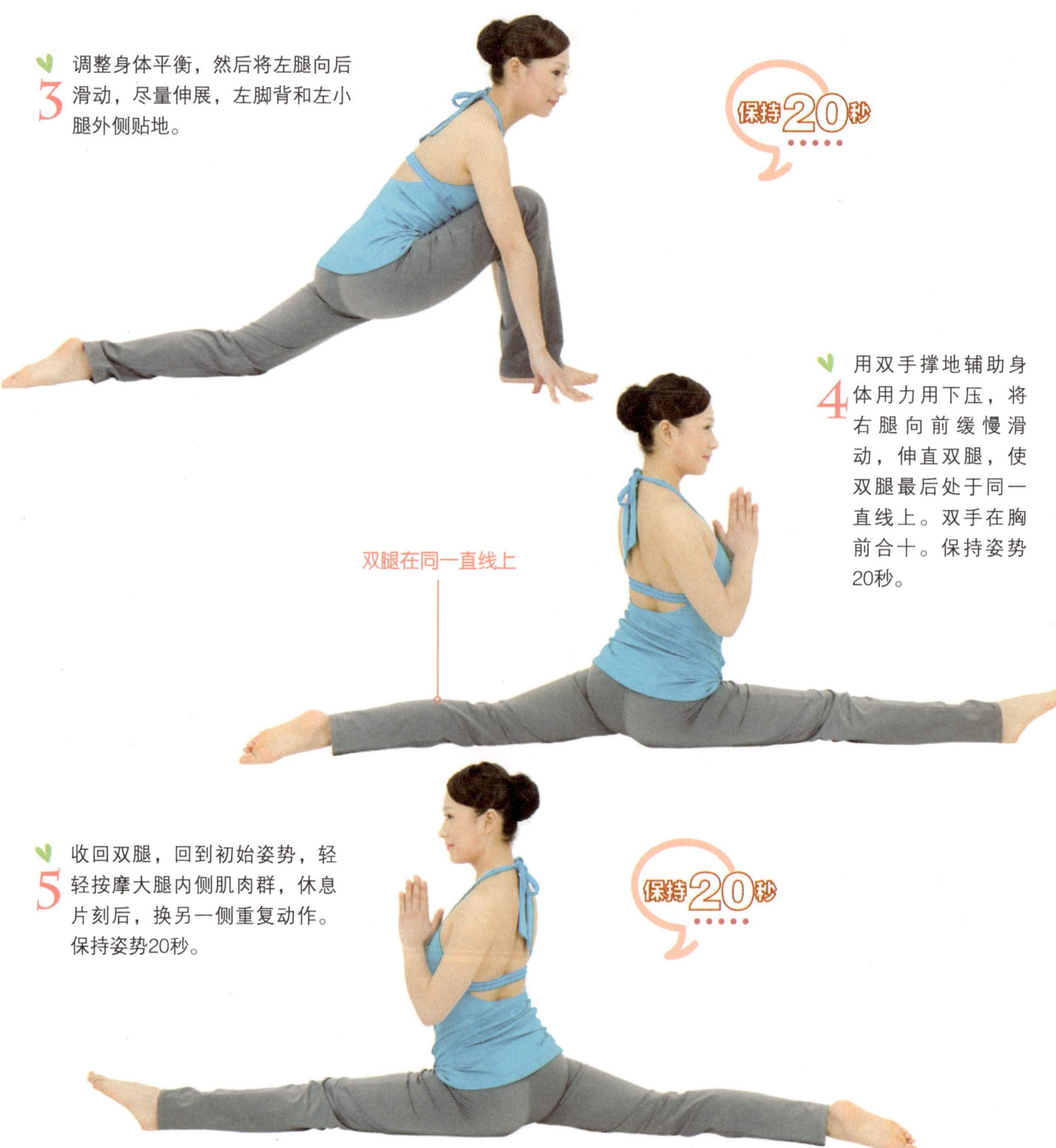

4 用双手撑地辅助身体用力用下压，将右腿向前缓慢滑动，伸直双腿，使双腿最后处于同一直线上。双手在胸前合十。保持姿势20秒。

5 收回双腿，回到初始姿势，轻轻按摩大腿内侧肌肉群，休息片刻后，换另一侧重复动作。保持姿势20秒。

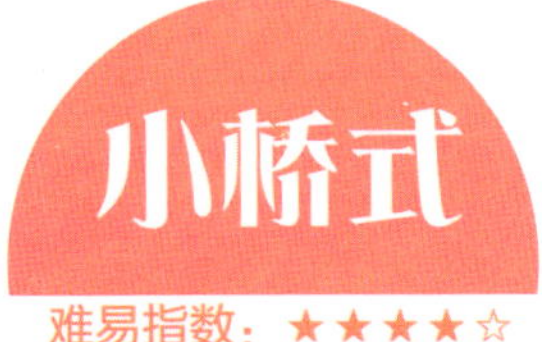

小桥式

难易指数：★★★★☆

功效

* 有效刺激肠胃蠕动，提高肾脏代谢率，温补肾脏，滋养秀发。
* 有效拉伸脊柱，提高脊柱柔软性，缓解腰酸背痛。

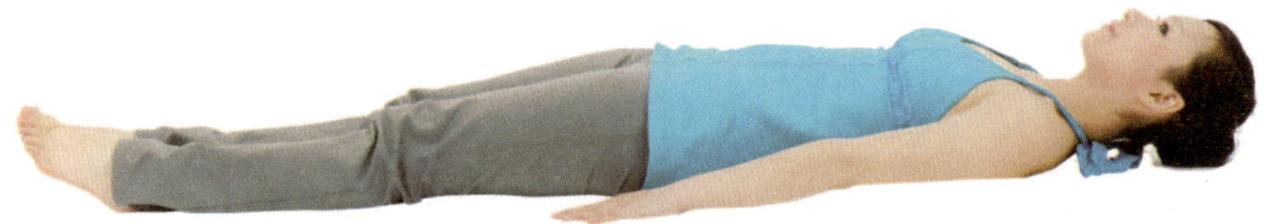

1 仰卧于垫面，双腿伸直并拢，双臂自然地放在身体的两侧，调整呼吸。

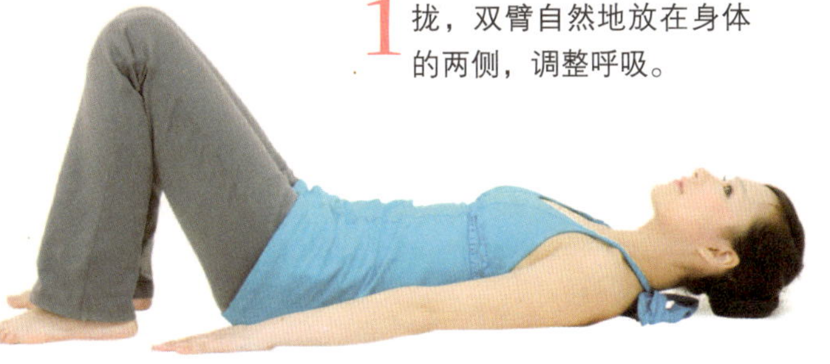

2 弯曲双膝，让双脚脚跟尽量地靠近臀部方向，保持均匀的呼吸。

重复次数 5次

3 吸气，收紧腰腹部。腰腹部用力向上抬高，带动大腿及背部全部离开垫面。

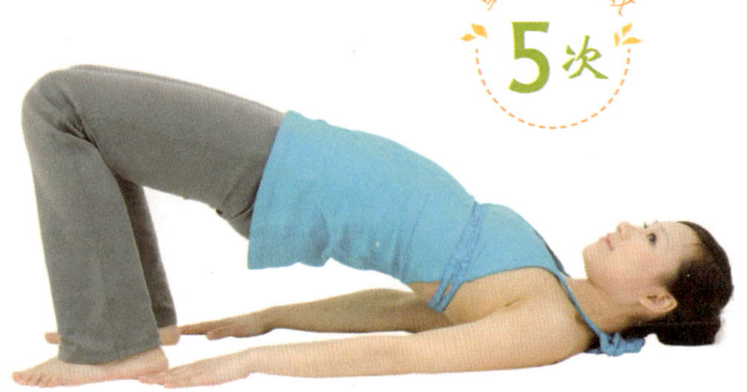

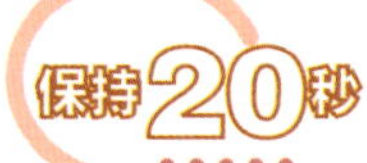

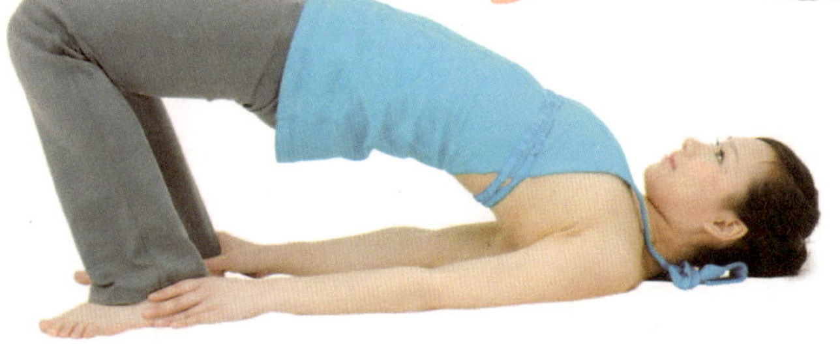

4 双手握住脚后跟，继续向上抬高身体，直至大腿和地面平行，整个身体呈拱桥状，保持姿势20秒。然后将身体放回地面，双手放于身体两侧，放松全身。

身腿结合式

难易指数：★★★★★

功效

- 加速血液逆流回头部，增加头皮处血液循环，加速头皮代谢，强壮发根。
- 提高腰背部柔韧性，缓解腰酸背痛。

1 仰卧在垫面上，双腿并拢伸直，双臂自然置于体侧，调整呼吸。

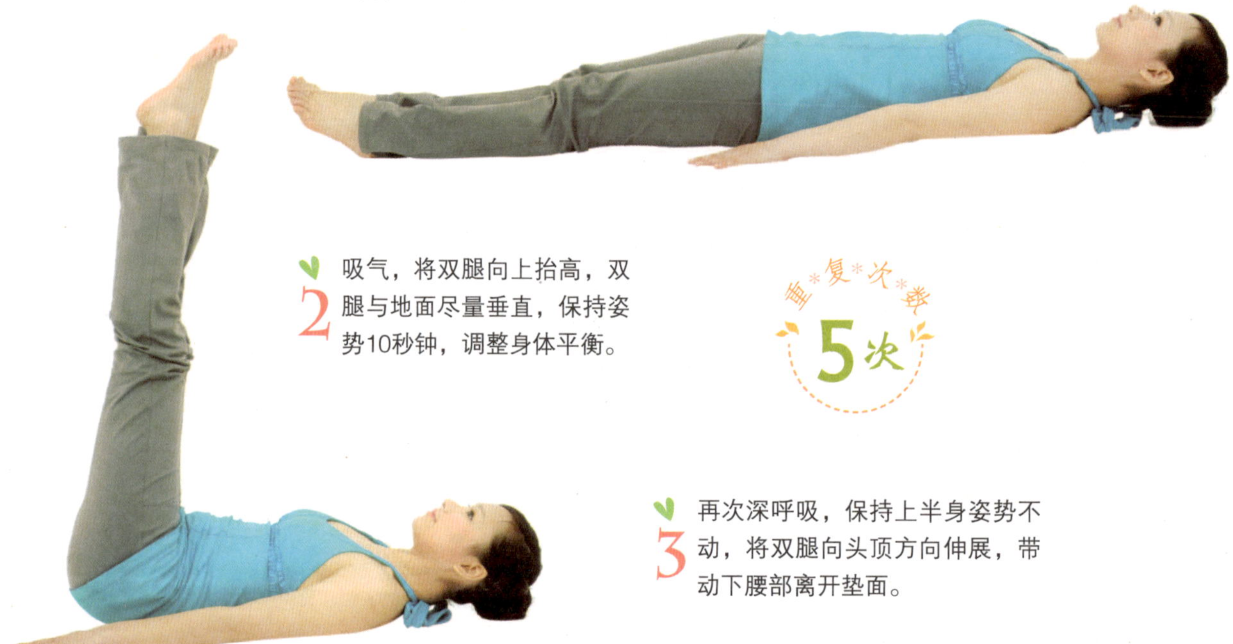

2 吸气，将双腿向上抬高，双腿与地面尽量垂直，保持姿势10秒钟，调整身体平衡。

重复次数 5次

3 再次深呼吸，保持上半身姿势不动，将双腿向头顶方向伸展，带动下腰部离开垫面。

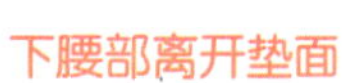

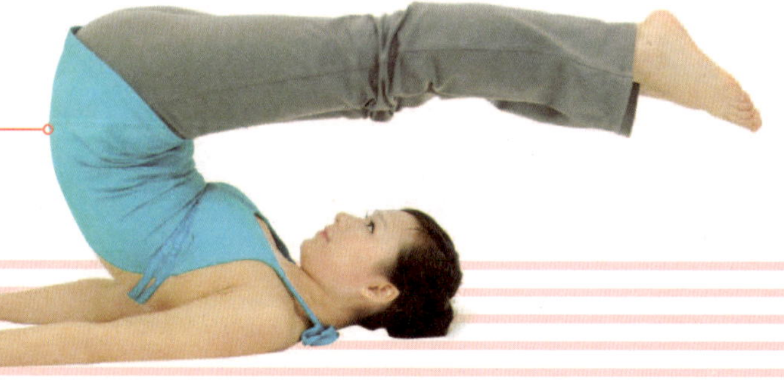

4 呼气，让脚尖在头顶前方着地，同时伸直双腿，感受背部的挤压感。

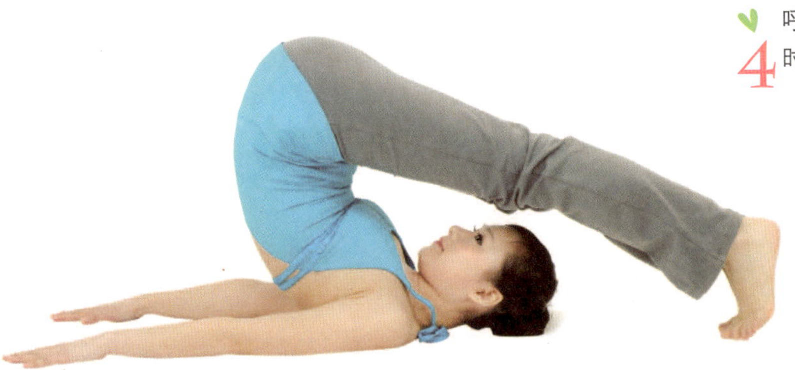

保持20秒

5 弯曲双腿，让双腿膝盖尽量触碰双耳，同时将双手握拳，双臂伸直。保持姿势20秒。

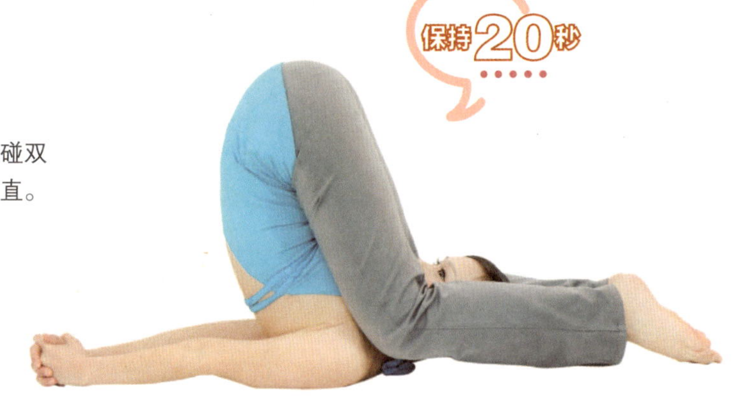

6 然后回到仰卧姿势，双手放在腹部，放松全身。

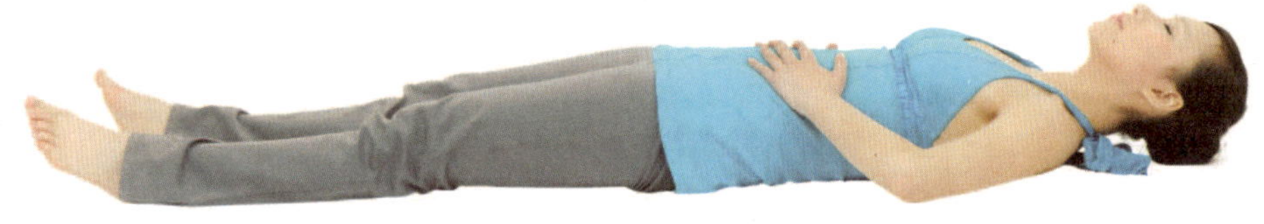

贴心提示

练习这个动作需要腰背部有一定的柔韧性，如果觉得练习时有困难，可先尝试练习犁式，直到腰背部柔韧性增加后，再练习这个动作。

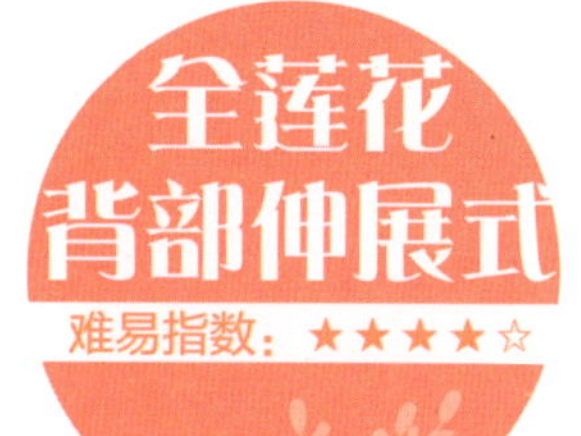

全莲花背部伸展式

难易指数：★★★★☆

功效

- 锻炼脊柱，促进上背部血液循环，养发固根。
- 充分锻炼和按摩腹腔内脏器官，加速体内新陈代谢。

1 全莲花坐姿，挺直腰背，双手自然地垂于体侧，眼睛平视前方。

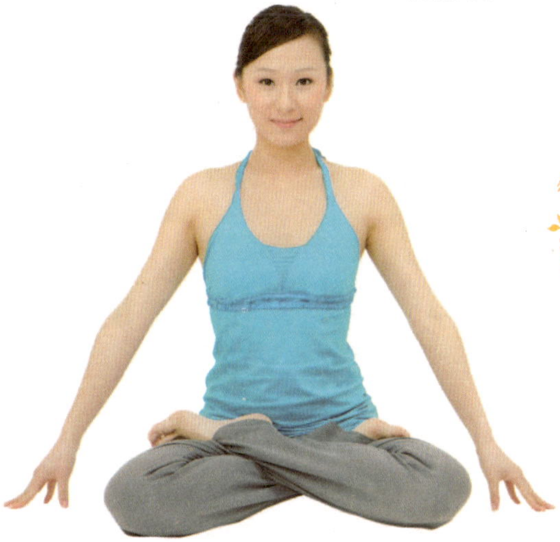

重复次数 4次

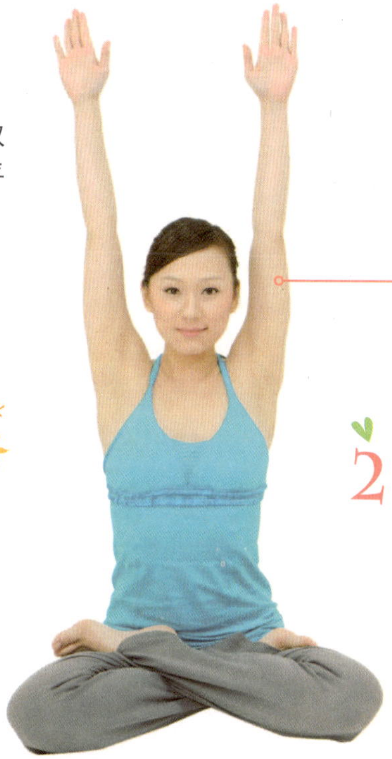

双臂向上伸直

2 深呼吸，双臂从身体两侧向上伸直，带动脊柱向上伸展。

保持20秒

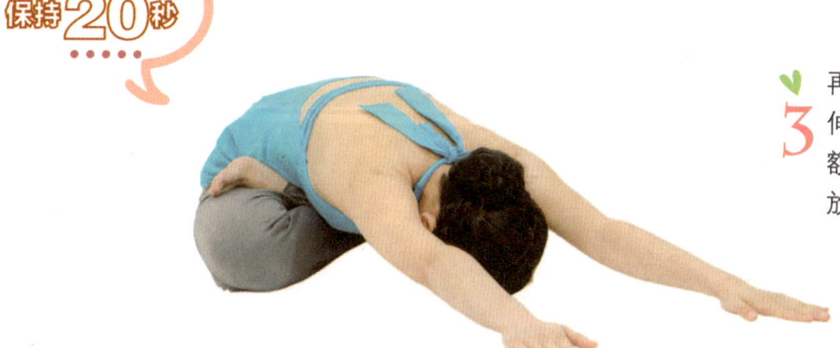

3 再次深呼吸，将上半身向前弯曲，双臂向前伸直，手掌撑地。让上半身尽量靠近腿部，额头触地。保持姿势20秒，回到初始姿势，放松全身。

猫伸展式

难易指数：★★★★☆

功效

- 挤压和伸展腰腹部，促进腹腔处血液循环，强化腹腔脏器功能，强壮发丝。
- 缓解脊柱压力，放松肩背部，纠正不良姿态，并缓解腰酸背痛等症状。

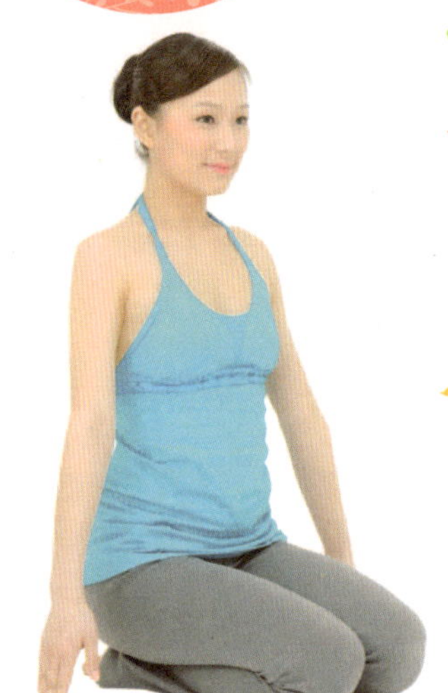

1 取雷电坐姿，双手自然垂于体侧，眼睛平视前方，调整呼吸。

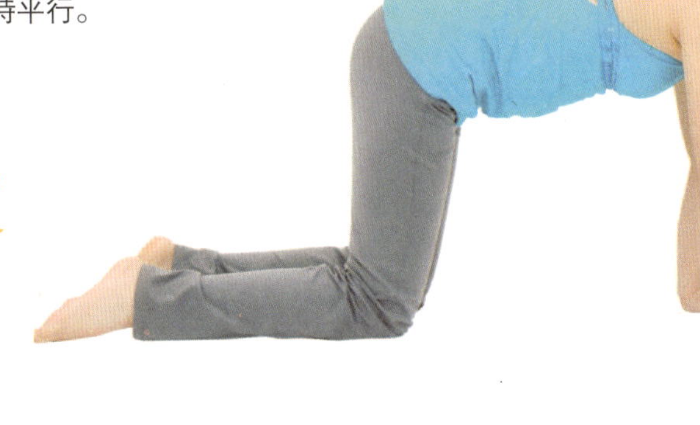

2 将双腿分开与肩同宽。双手十指分开，撑于地面，背部与地面保持平行。

重复次数 3次

保持20秒

3 吸气，向下塌腰挺胸，臀部翘起，抬高头部和胸部，使后脑勺尽量靠近脊柱。保持姿势20秒。

保持20秒

4 呼气，向上弓起背部，胸部和臀部都放低，头部垂于两手臂之间，眼睛望向自己的肚脐。保持姿势20秒后俯卧在垫子上，放松全身。

功效

- 能有效伸展脊柱，加快身体气血循环，乌发养颜。
- 拉伸及锻炼侧腰部肌肉群，预防腰腹部多余脂肪堆积，美化腰腹部线条。

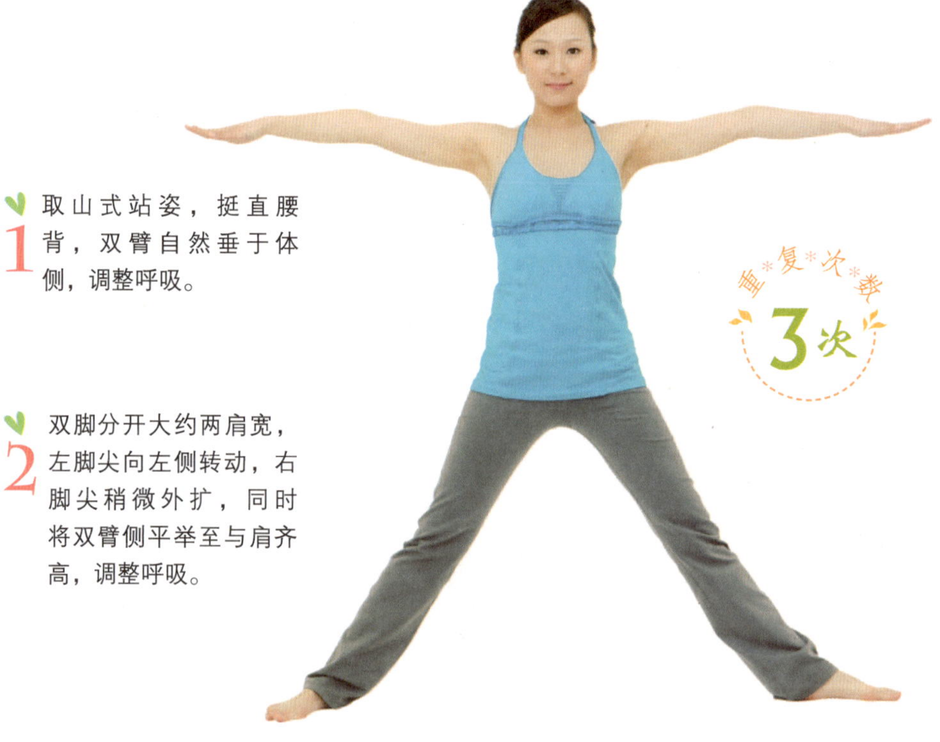

1 取山式站姿，挺直腰背，双臂自然垂于体侧，调整呼吸。

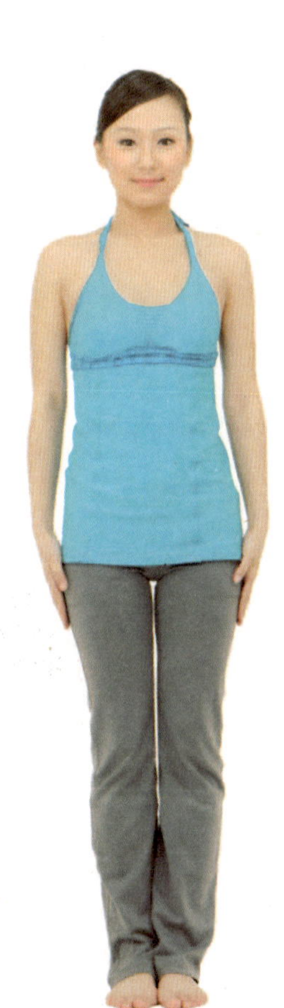

2 双脚分开大约两肩宽，左脚尖向左侧转动，右脚尖稍微外扩，同时将双臂侧平举至与肩齐高，调整呼吸。

贴心提示

练习该体式的过程中，分开的双臂要尽量保持一条直线，运动时注意感受动作对腰侧肌肉的拉伸。

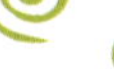

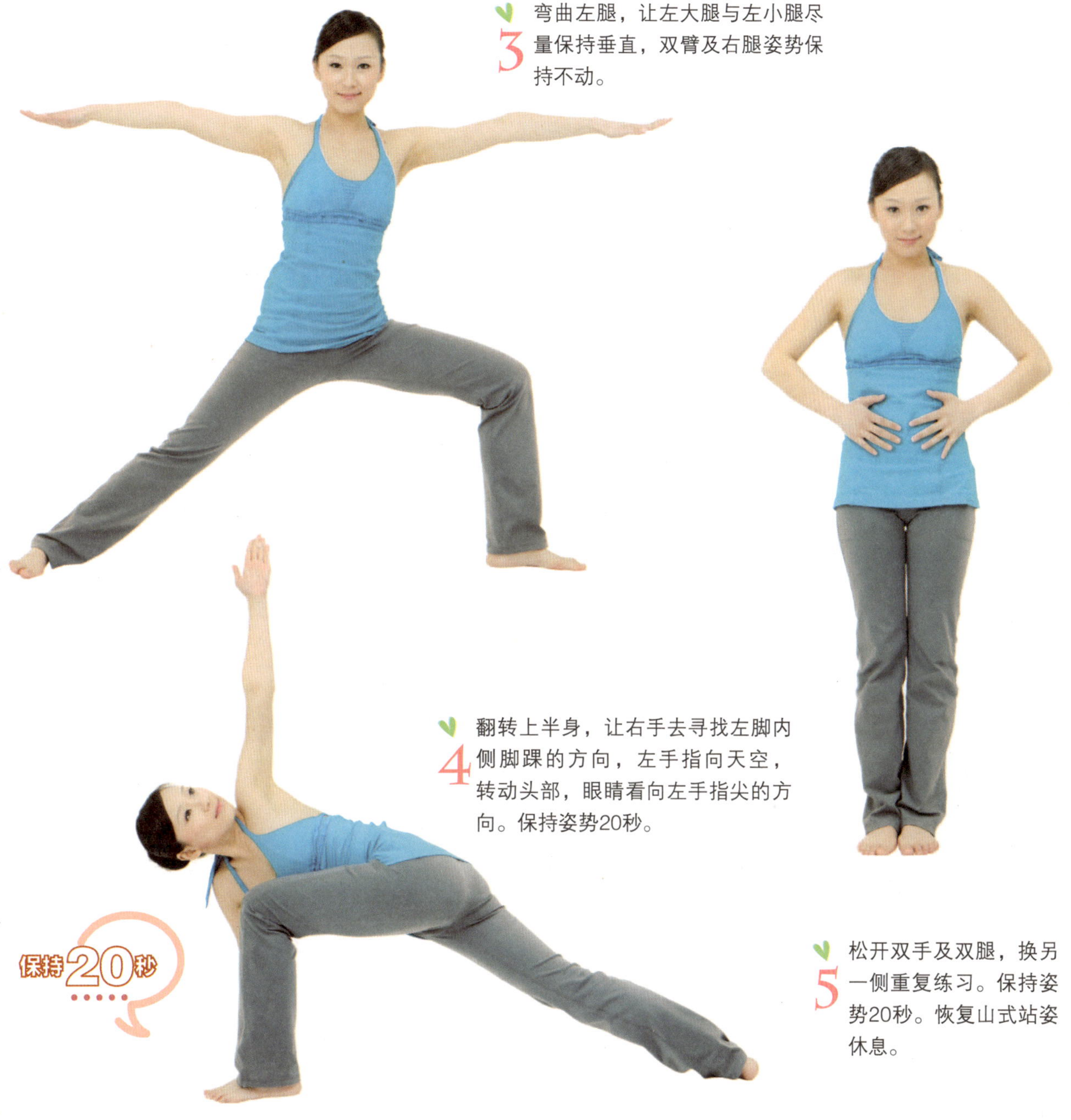

3 弯曲左腿，让左大腿与左小腿尽量保持垂直，双臂及右腿姿势保持不动。

4 翻转上半身，让右手去寻找左脚内侧脚踝的方向，左手指向天空，转动头部，眼睛看向左手指尖的方向。保持姿势20秒。

5 松开双手及双腿，换另一侧重复练习。保持姿势20秒。恢复山式站姿休息。

坐姿脊柱扭转式

难易指数：★★★★☆

功效

- 通过扭转脊柱滋养背部，加速背部血液循环，提亮发色。
- 令上半身更挺拔，有助于纠正弯腰驼背。

重复次数 5次

1 取山式坐姿，双腿并拢伸直，双臂自然垂于体侧，调整呼吸。

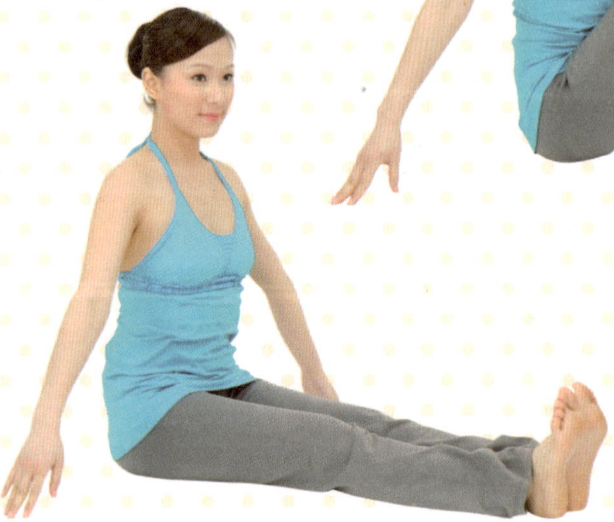

2 保持左腿伸直不动，将右腿弯曲，并让右脚跨过左腿膝盖，将右脚放在左腿膝盖外侧的垫面上。

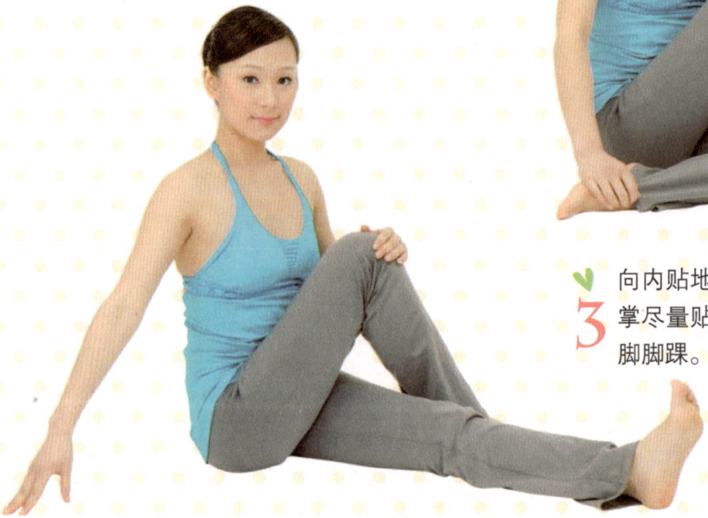

3 向内贴地弯曲左腿，让左脚脚掌尽量贴近右臀，双手扶住双脚脚踝。

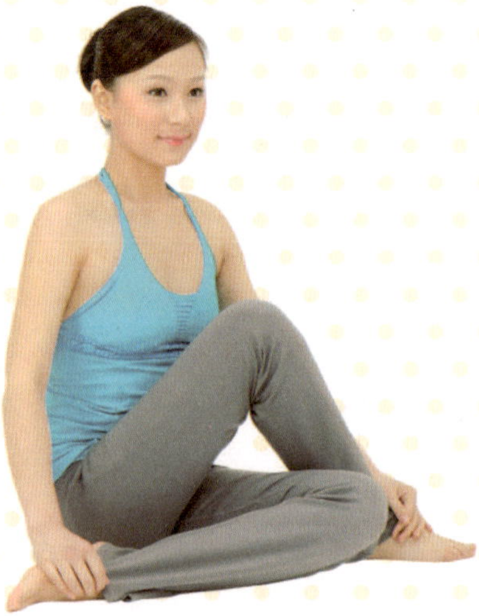

贴心提示

练习时，上半身在扭转过程中要保持紧张直立的状态，不要驼背，也不要弯腰。

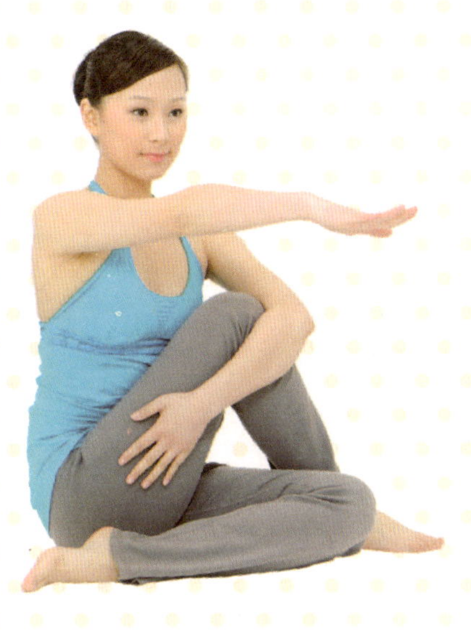

4 左手抱住右大腿外侧，右手向前伸展，感受脊柱的牵拉感。

保持20秒

5 保持双腿及左手的姿势不动，将右手向后伸展，直至右手指尖触碰右臀部后方的垫面，保持姿势20秒。

保持20秒

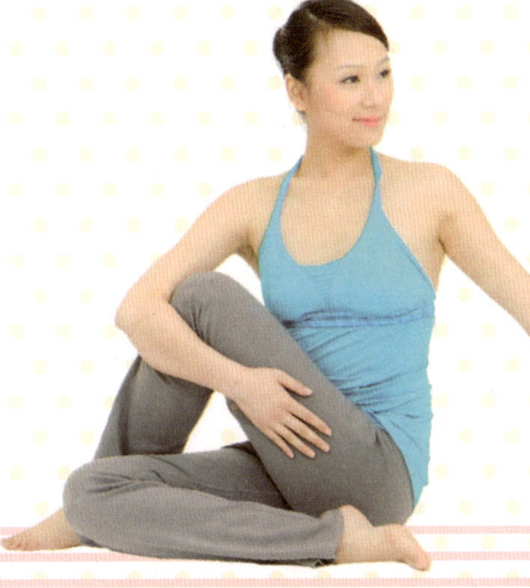

6 松开双腿，让身体回到正中后，调换双腿的上下位置及身体扭动的方向，重复练习。保持姿势20秒后，回到常规坐姿休息。

亮眼——提亮双眸

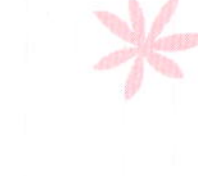

背后祈祷式

难易指数：★★★☆☆

功效

- 有助于扩展胸腔，消灭火气，还能滋养双眼。
- 滋养脊柱，令脊柱更挺拔，矫正不良身形。

保持20秒

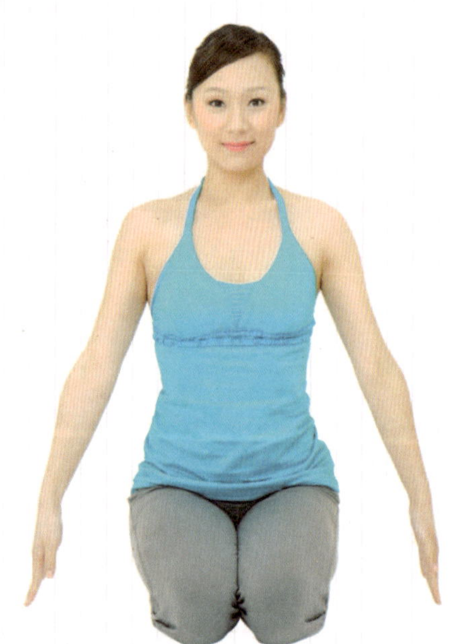

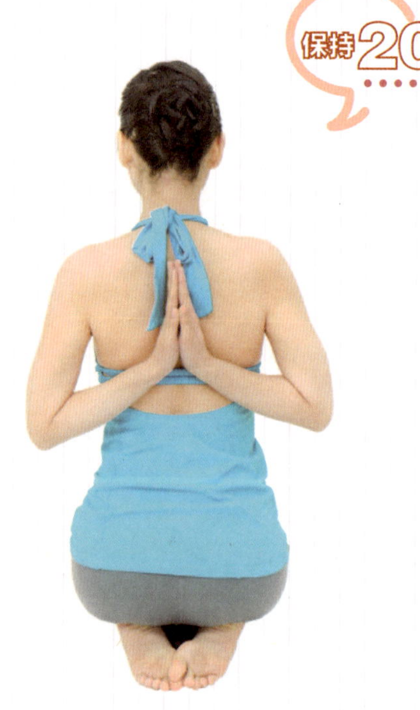

重复次数 10次

1 取雷电坐姿，双手自然垂于体侧，眼睛平视前方，调整呼吸。

2 保持腿部姿势不动，让双臂贴住背部弯曲，双手合十，同时翻转指尖向上，尽量扩展胸部，保持姿势20秒后松开双手及双腿休息。

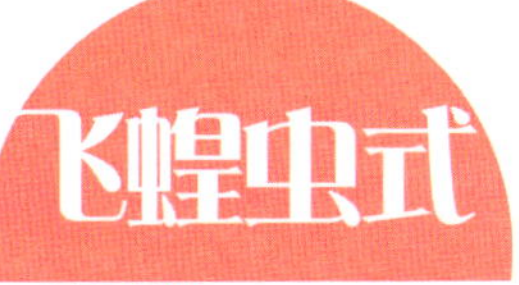

飞蝗虫式

难易指数：★★★★☆

功效

- 加速上半身血液循环，提高面部代谢速度，预防眼睛干涩。
- 刺激胃肠，提高肠道蠕动力，防治便秘。

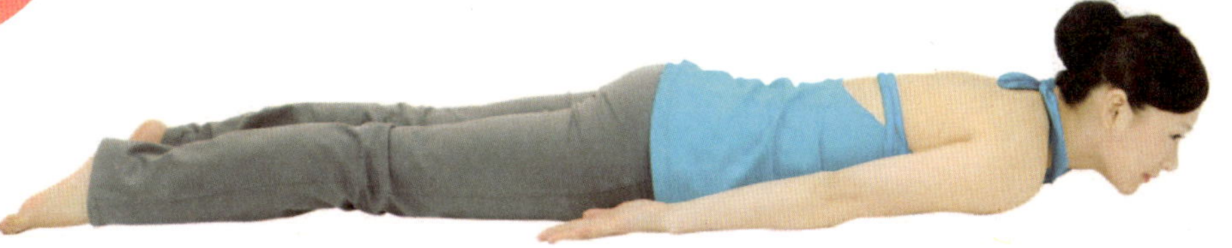

1 俯卧在垫面上，双腿伸直并拢，双臂自然地放在身体的两侧。

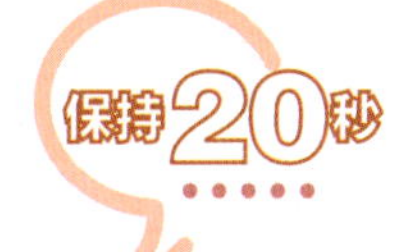

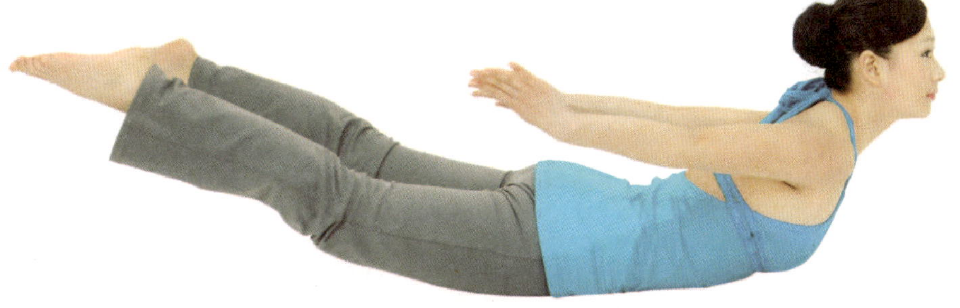

2 腰腹部用力，带动双臂及双腿用力抬高，带动头颈部及上胸部离开垫面，保持姿势20秒。

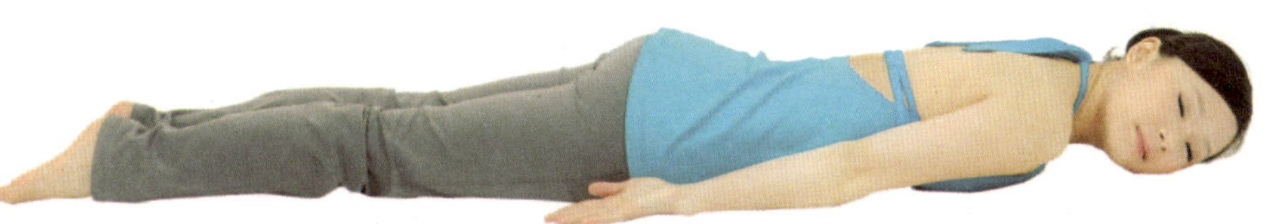

3 放下双臂和双腿，采取俯卧姿势，双臂放在身体两侧，放松休息。

贴心提示

练习这个动作需要腰背部有一定的柔韧性，如果觉得练习时有困难，可尝试先练习犁式，待腰背部柔韧性增加后再练习这个动作。

磨豆式

难易指数：★★★☆☆

功效

- 充分锻炼腰腹部，对腹腔脏器有按摩作用，提亮双眸。
- 促进骨盆区域血液循环，对缓解经期不适很有效，还能对月经不调有所改善。

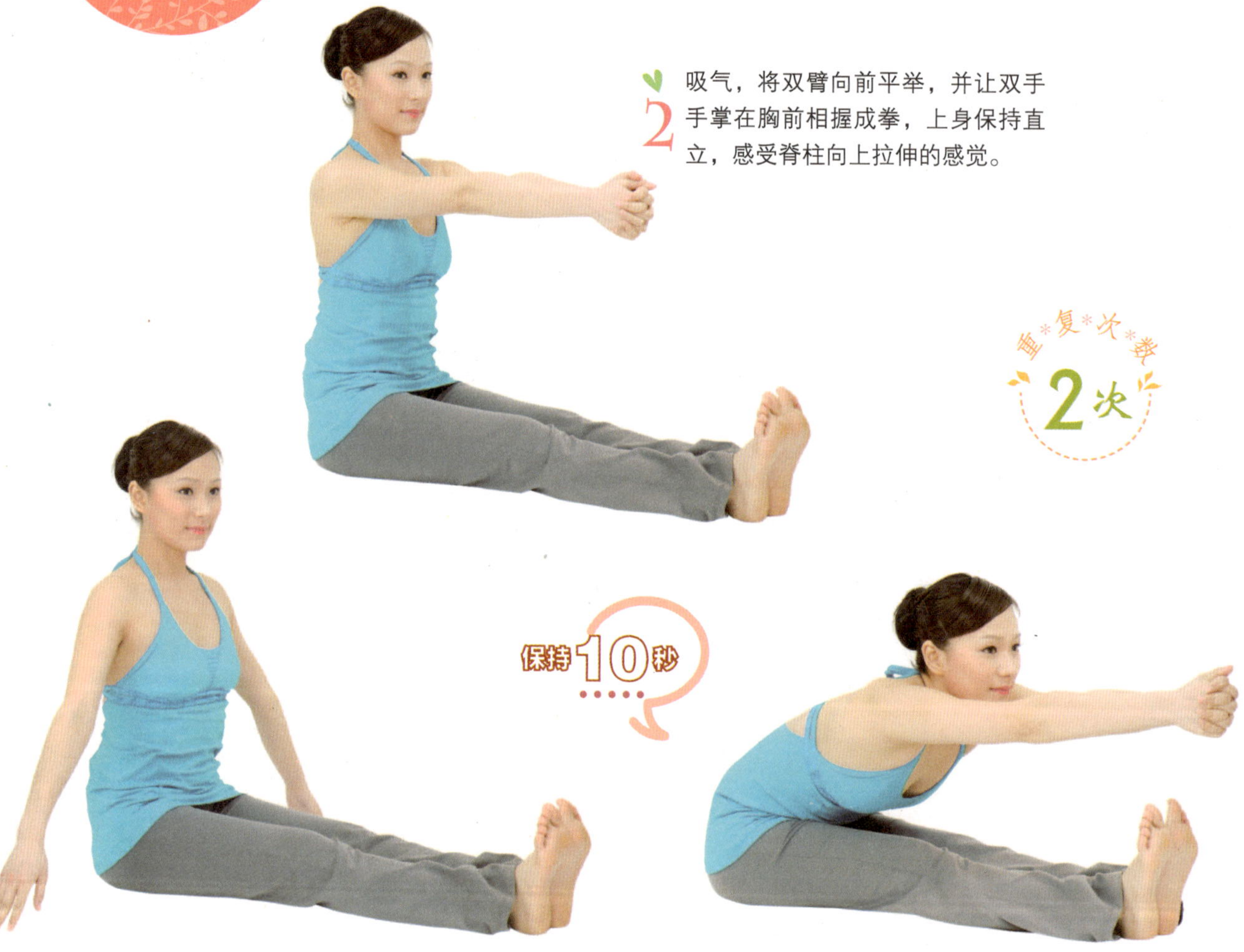

2 吸气，将双臂向前平举，并让双手手掌在胸前相握成拳，上身保持直立，感受脊柱向上拉伸的感觉。

1 取山式坐姿，双腿并拢伸直，双臂自然垂于体侧，调整呼吸。

3 深呼吸，以腰腹部为轴点，用双臂带动上半身向前推拉身体，保持姿势10秒。

4 让双臂带动上半身向右向前伸展，保持姿势10秒。

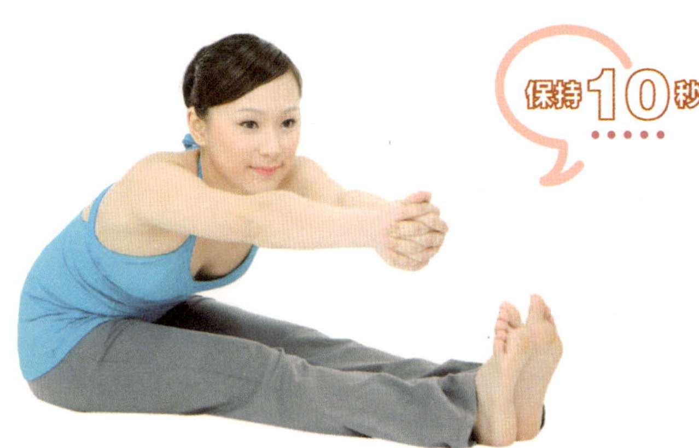

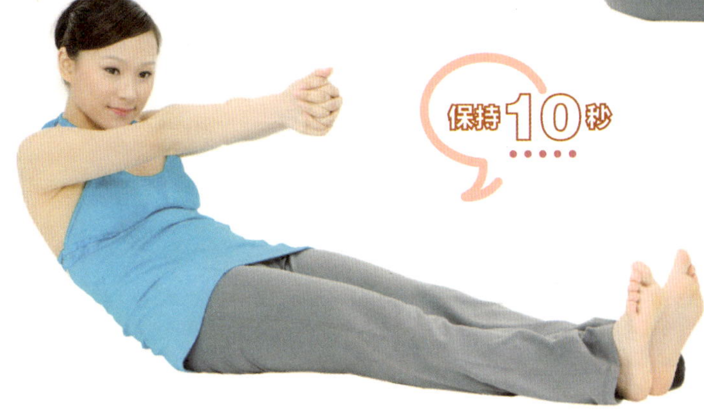

5 让双臂带动上半身向后伸展，注意向后伸展时背部不要贴地，保持姿势10秒。

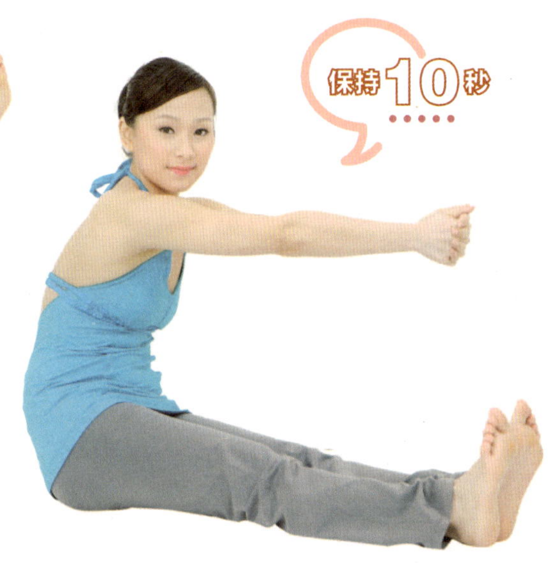

贴心提示

当身体前后左右扭动时，双腿应始终保持伸直贴地状态，不要向上抬高或弯曲。

6 让双臂带动上半身向左向前伸展，保持姿势10秒钟，至此完成一个顺时针旋转的磨豆运动。以顺时针方向至少转动3圈后，再逆时针转动3圈。

牵拉手臂式

难易指数：★★★☆☆

功效

* 促进上背部血液循环，扩展胸腔，增进体内氧气摄入量，清肝明目。
* 有效锻炼大臂内侧肌肉群，预防大臂处多余脂肪的堆积。

重复次数 2次

保持20秒

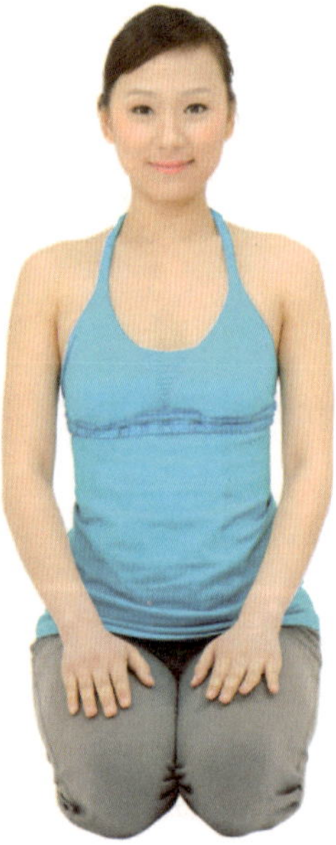

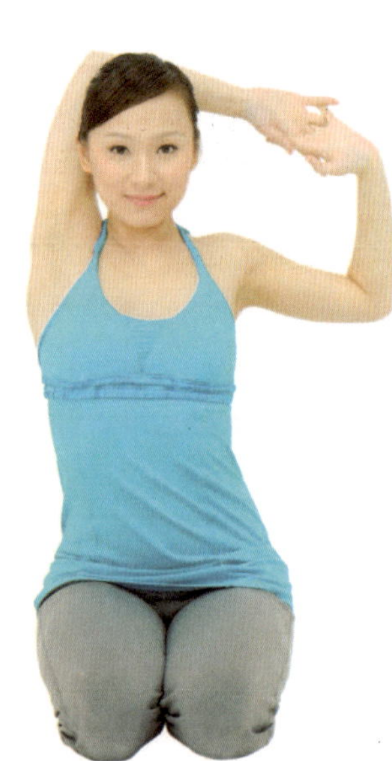

1 取雷电坐姿，双手自然垂于体侧，眼睛平视前方，调整呼吸。

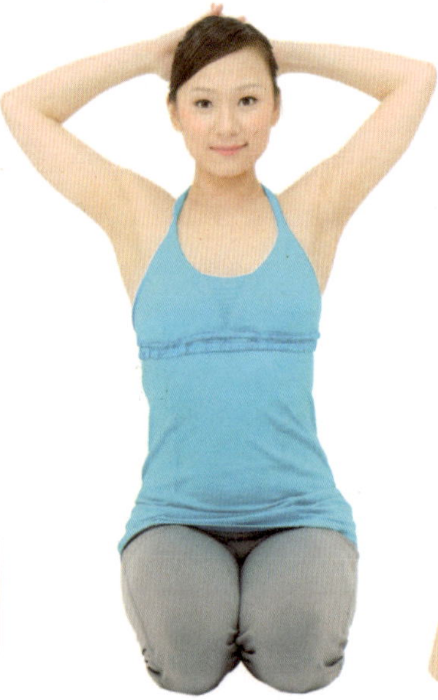

2 保持双腿姿势不动，将双臂抬高至头顶处，双手在后脑勺处交叉相握，掌心面对后脑。

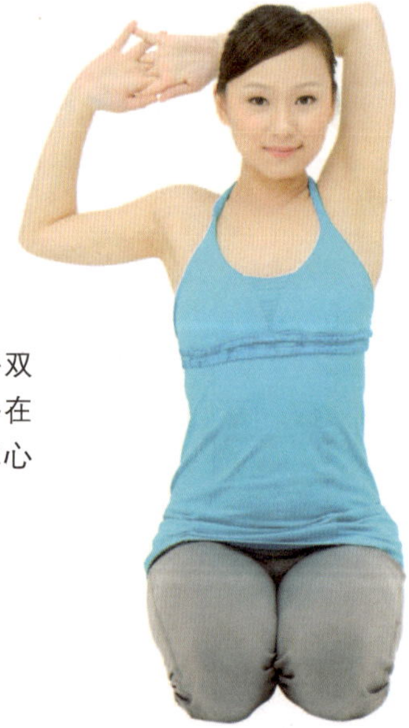

3 右手向右用力牵拉，带动左手向右用力，感受左手被拉伸的感觉，保持姿势20秒。

4 让双手回到正常位置后，休息片刻。让左手向左用力牵拉，带动右手向右用力，保持姿势20秒后，松开双手，揉捏手臂内侧休息。

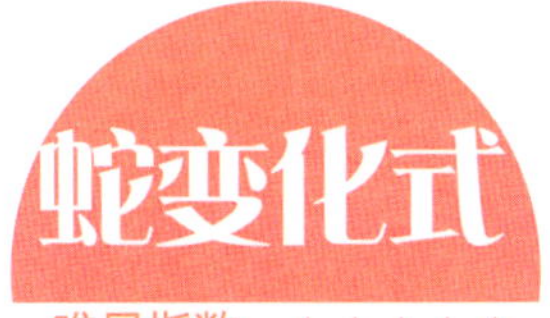

蛇变化式

难易指数：★★★★☆

功效

- 刺激及按摩腹腔内脏，加速体内新陈代谢，缓解视觉疲劳。
- 锻炼腰腹部肌肉群，美化腰腹部线条。

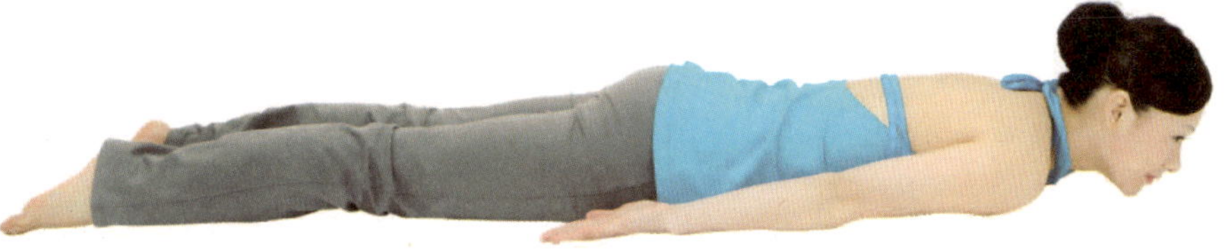

1 俯卧，双腿伸直并拢，双臂自然地放在身体的两侧，调整呼吸。

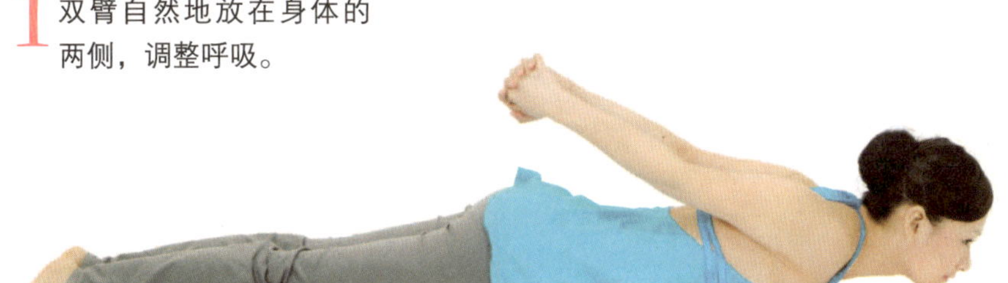

2 保持双腿姿势不变，让双臂在后背部伸直，双手握拳，感受胸部的扩展。

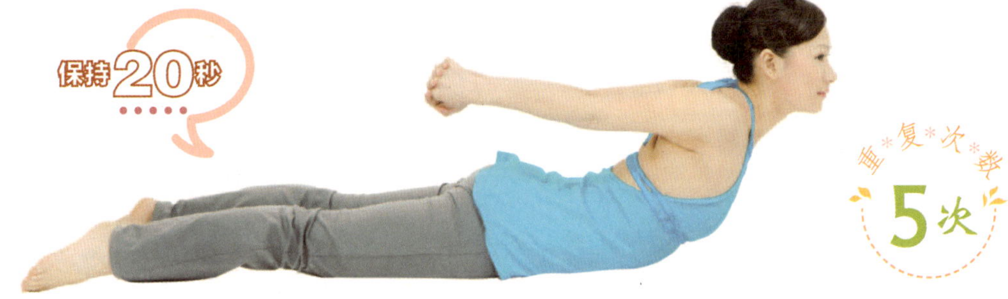

3 深呼吸，腰腹部及双臂用力，带动头颈部及胸部离开垫面，双臂尽量向后伸展。保持姿势20秒。之后慢慢将身体放回垫面，放松全身。

贴心提示

练习这个动作需要腰背部有一定的力量，初练时可以酌情减少保持姿势的时间。

伸臂后伸腿式

难易指数：★★★☆☆

功效

- 通过四肢的伸展，加速体内气血循环，缓解眼压升高带来的视觉疲劳。
- 增加四肢协调能力，提高身体的平衡性，从而美化体态。

重复次数 3次

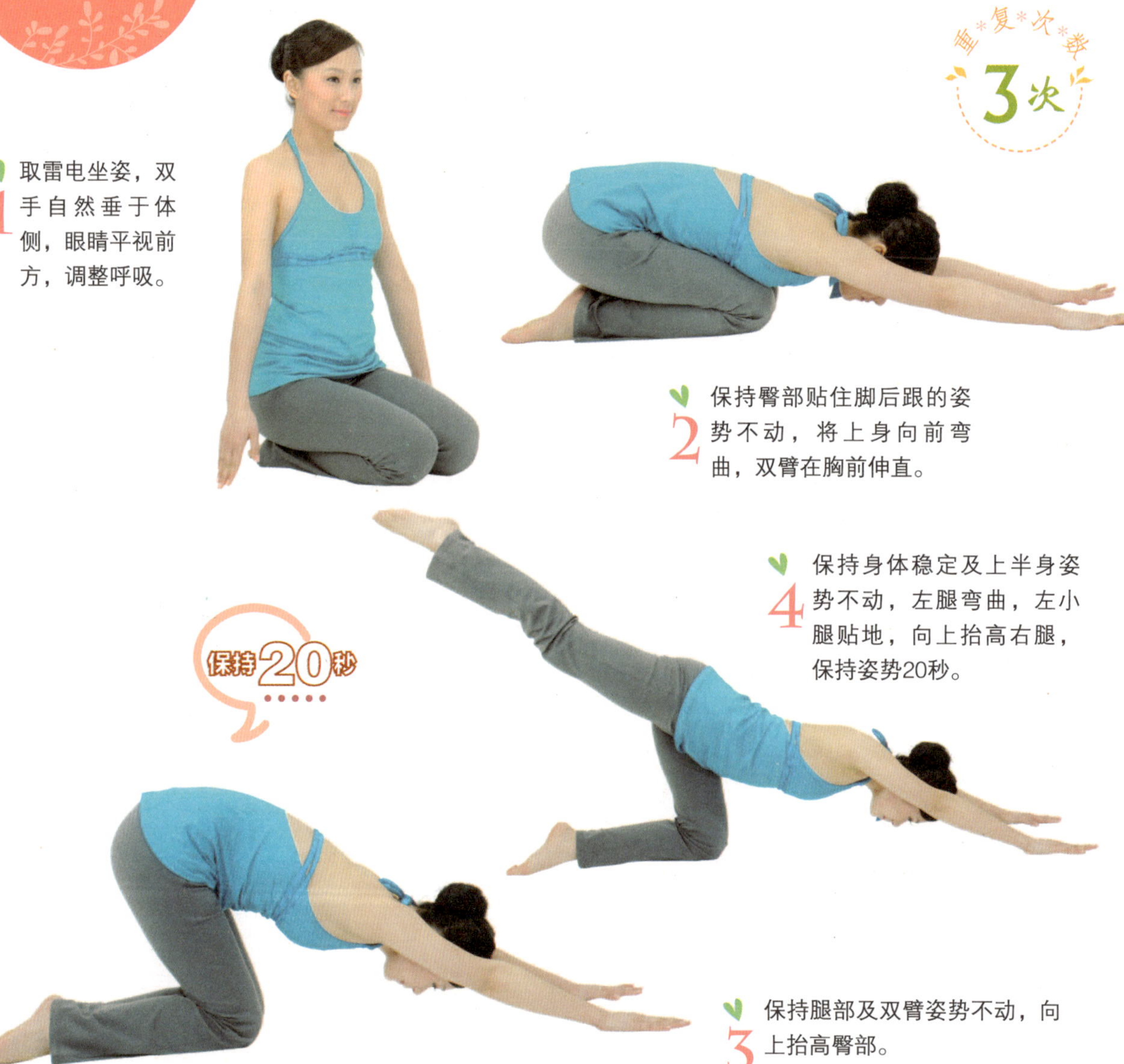

1 取雷电坐姿，双手自然垂于体侧，眼睛平视前方，调整呼吸。

2 保持臀部贴住脚后跟的姿势不动，将上身向前弯曲，双臂在胸前伸直。

3 保持腿部及双臂姿势不动，向上抬高臀部。

4 保持身体稳定及上半身姿势不动，左腿弯曲，左小腿贴地，向上抬高右腿，保持姿势20秒。

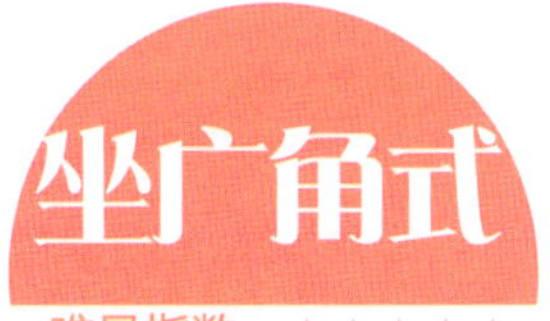

坐广角式

难易指数：★★★★★

功效

- 滋养脊柱，增加背部血液流量，加速体内新陈代谢，促进排毒。
- 有效拉伸大腿内侧肌肉，消除腿部多余脂肪，美化腿部线条。

重复次数 2次

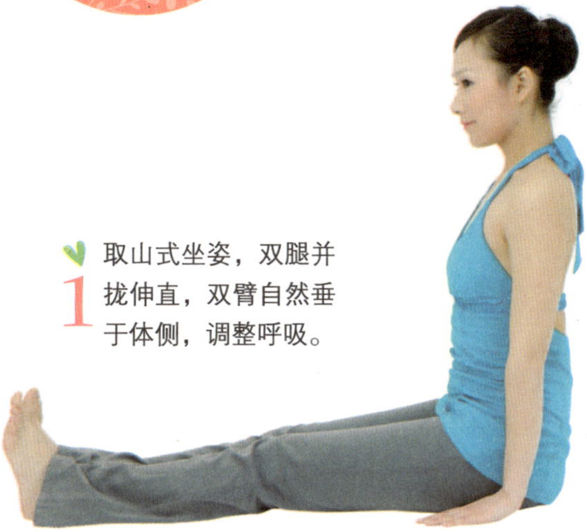

1 取山式坐姿，双腿并拢伸直，双臂自然垂于体侧，调整呼吸。

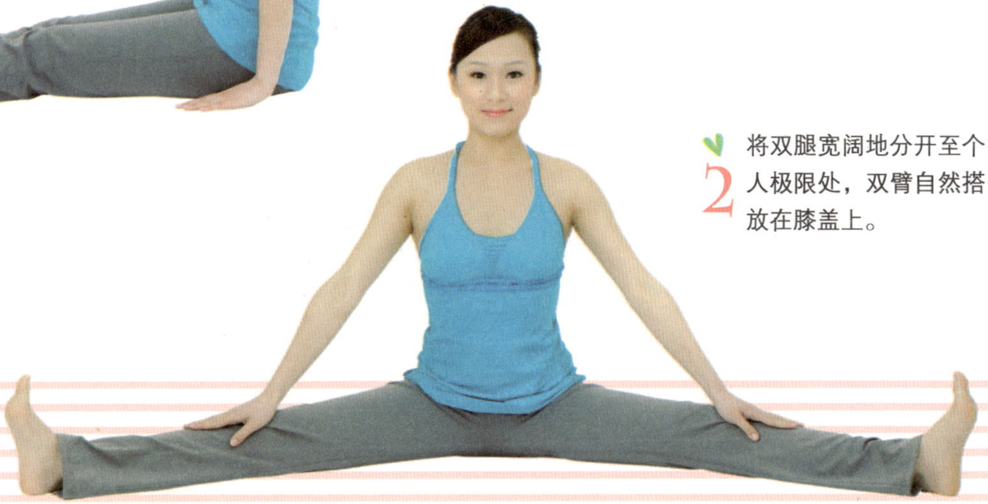

2 将双腿宽阔地分开至个人极限处，双臂自然搭放在膝盖上。

贴心提示

练习时应量力而行，此外，处于经期的女性最好不要练习此动作。

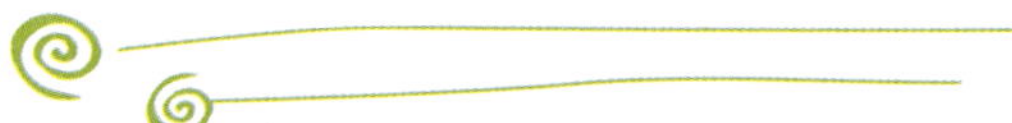

3 深呼吸，双手在胸前的垫面上贴地，双臂伸直，带动上半身微微向前弯曲。

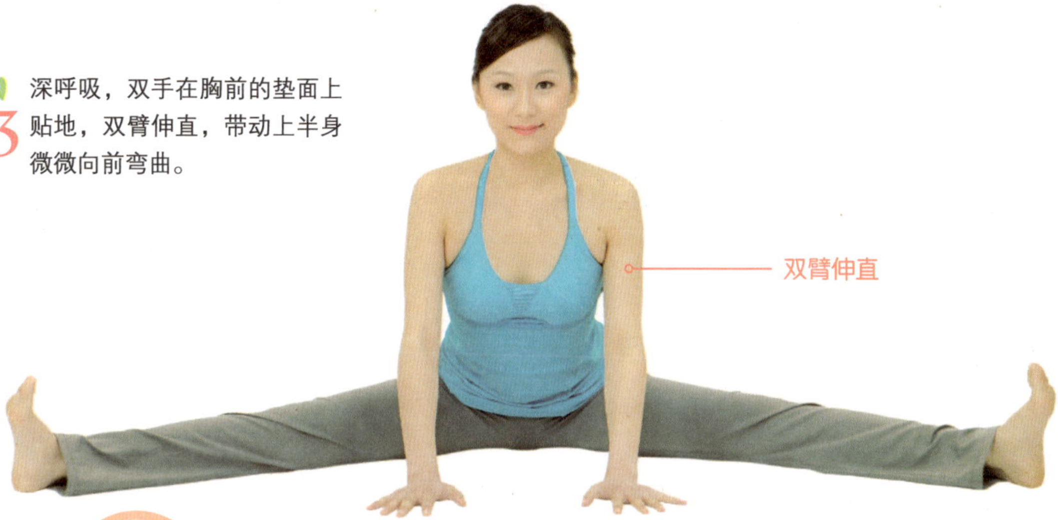

双臂伸直

保持20秒

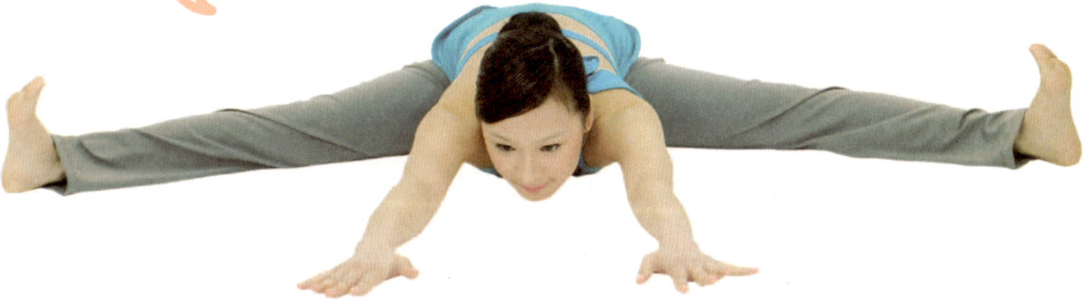

4 调整呼吸，继续向前向下弯曲身体，直至上身完全贴住垫面。双臂在头顶上方伸直，保持姿势20秒。

降低难度

如果做到最后一步觉得很困难，可以调整双手在胸前垫面上的位置，以降低背部拉伸的幅度。

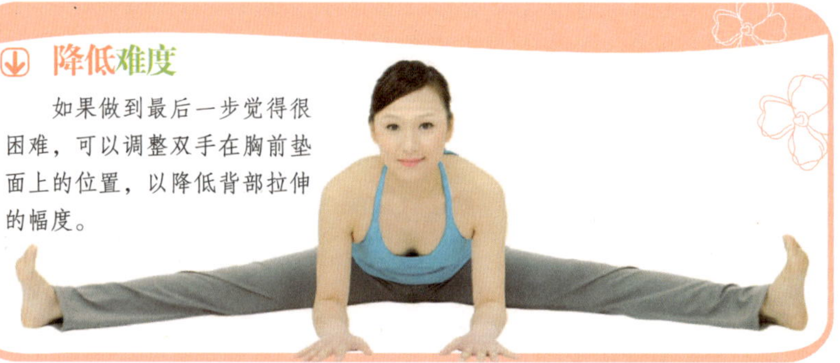

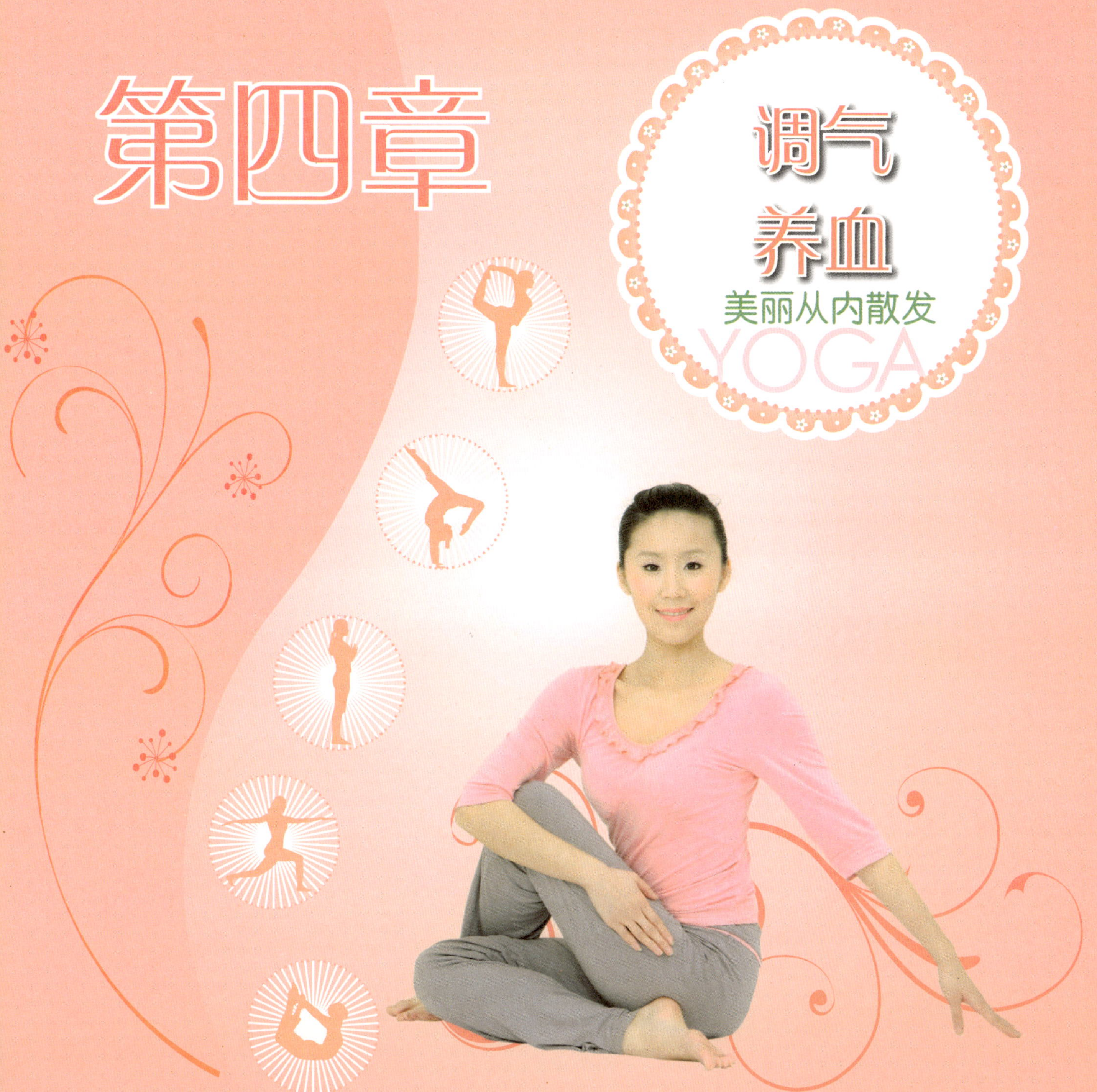
第四章
调气
养血
美丽从内散发
YOGA

提升气质——强化腹腔脏器

圣哲玛里琪第一式

难易指数：★★★★☆

功效

- 滋养腹腔内脏，促进身体排毒，令人神清气爽，更有朝气。
- 消除背部多余脂肪，矫正驼背，缓解腰酸背痛。

1 取山式坐姿，双腿伸直并拢，双臂自然垂于体侧，眼睛平视前方。

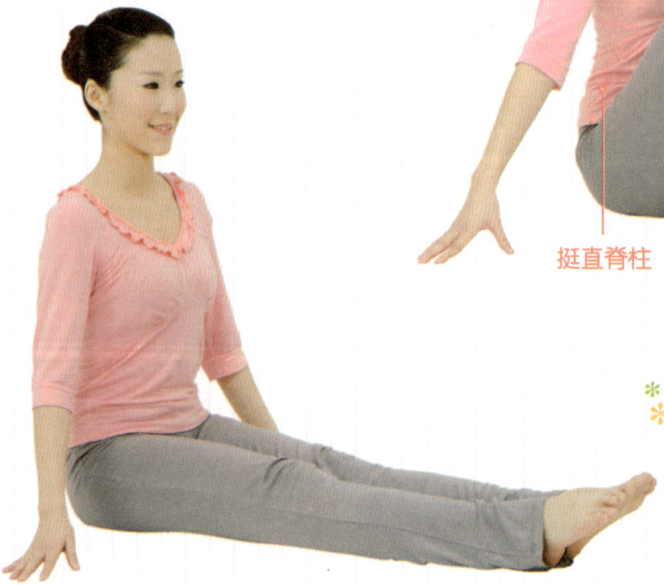

2 保持左腿伸直的姿势不动，将右腿向上弯曲，注意这个过程中，脊柱要保持挺直。

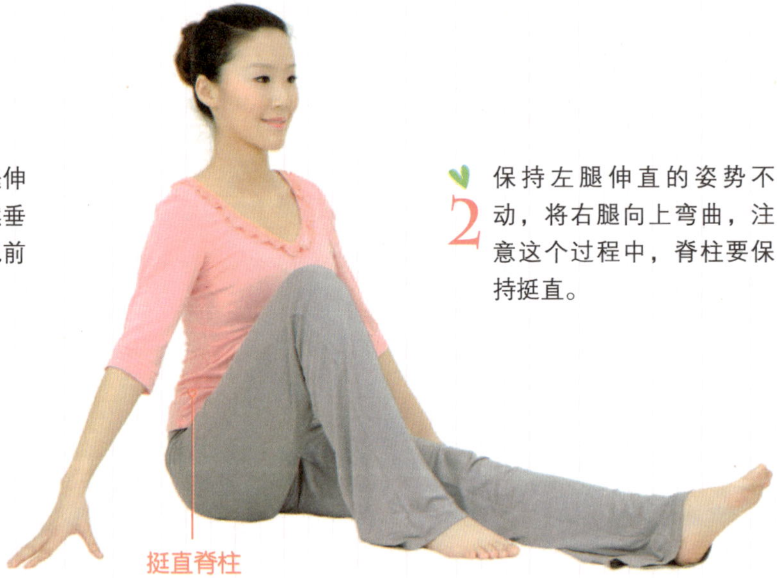

挺直脊柱

贴心提示

练习时腰背要保持挺直的状态，垫面上的腿尽量伸直。

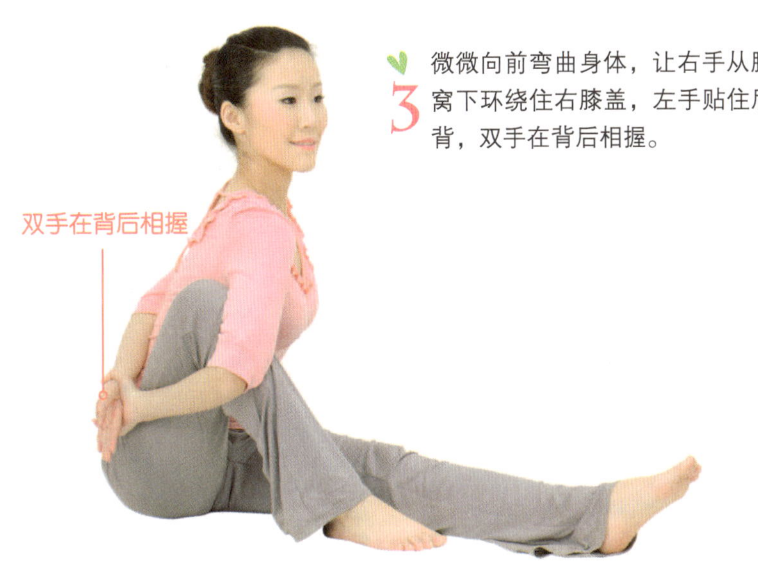

3 微微向前弯曲身体，让右手从腋窝下环绕住右膝盖，左手贴住后背，双手在背后相握。

4 吸气，以腰腹部为轴点，双手及双腿保持不动，将上半身向前弯曲至个人极限处，呼气，保持姿势20秒。

保持20秒

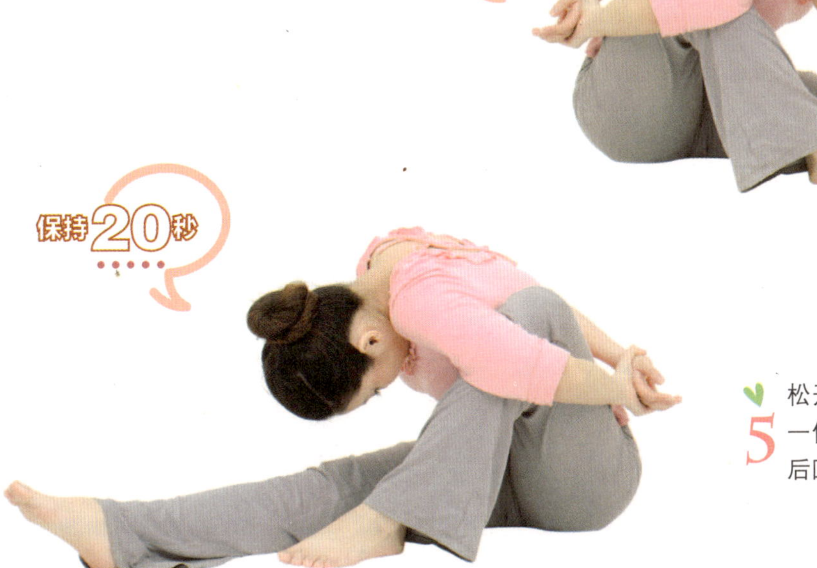

5 松开右腿及双手，休息片刻后换另一侧重新练习，保持姿势20秒。之后回到常规坐姿休息。

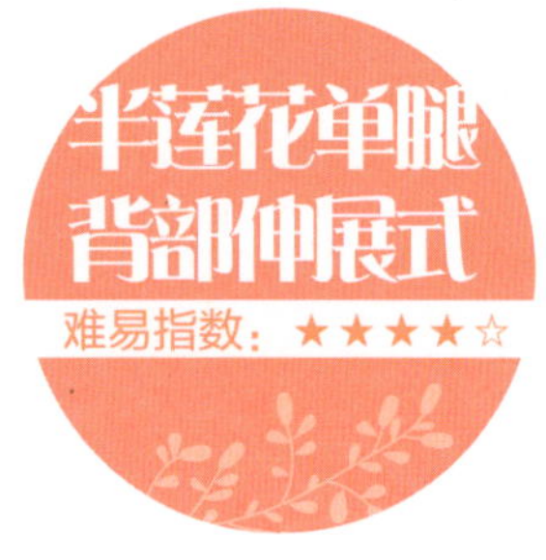

功效

- 加快腰部腹部血液循环，强化内脏功能，促进新陈代谢。
- 拉伸背部肌肉，美化身体曲线。

重复次数 5次

1 取山式坐姿，双腿伸直并拢，双臂自然垂于体侧，眼睛平视前方。

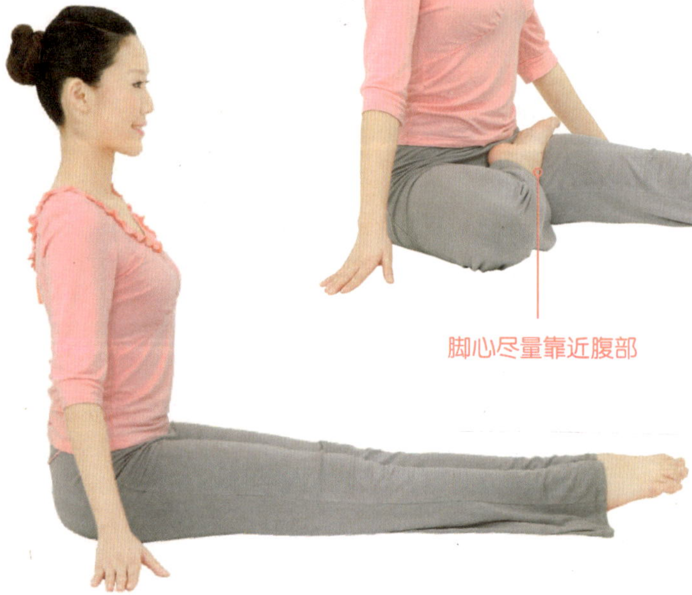

2 保持左腿伸直的姿势不变，右腿弯曲贴住垫面，将右脚脚心放在左大腿根部，脚掌心朝上，脚心尽量靠近腹部，双手保持不动。

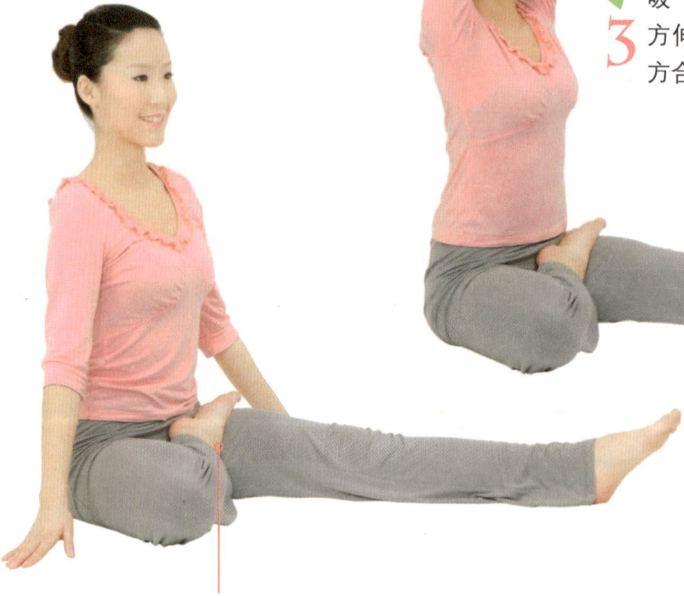

脚心尽量靠近腹部

3 吸气，将双臂向头顶上方伸展，双手在头顶上方合十，调整呼吸。

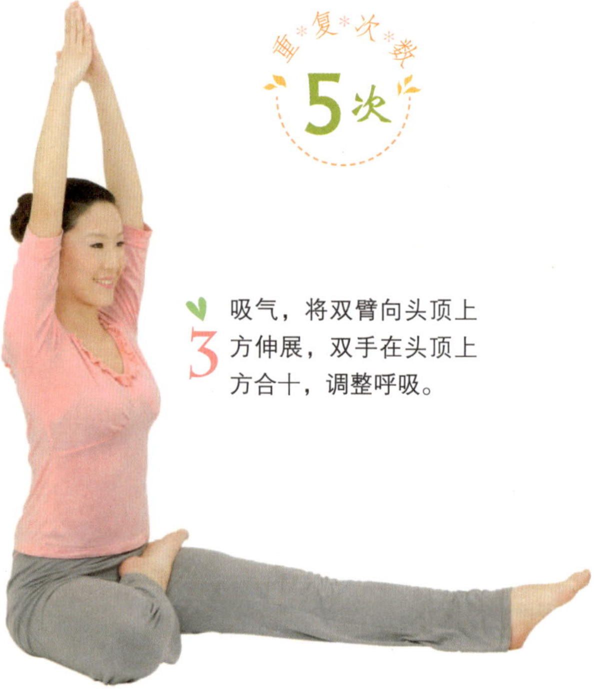

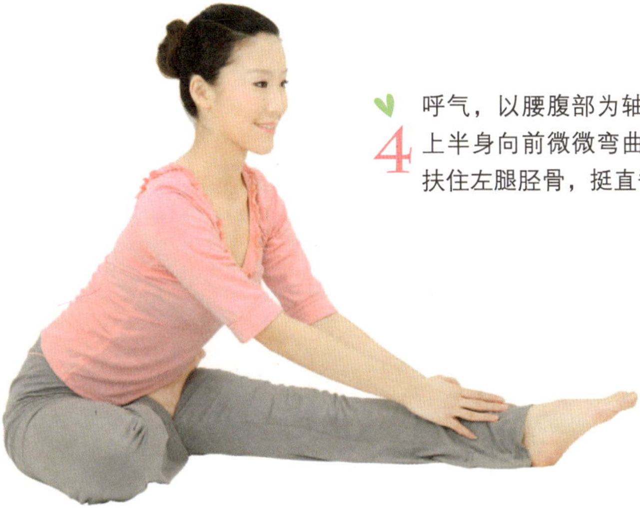

4 呼气，以腰腹部为轴点，将上半身向前微微弯曲，双手扶住左腿胫骨，挺直脊柱。

5 深呼吸，向上向前挺直脊柱，同时将上半身继续向前弯曲，直至完全贴住腿部为止，保持姿势30秒。

保持30秒

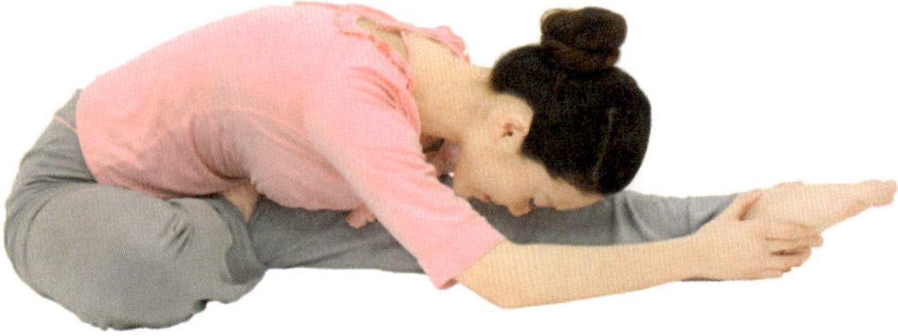

6 放松腿部及上半身，换另一条腿重复练习，保持姿势30秒，之后回到常规坐姿休息。

保持30秒

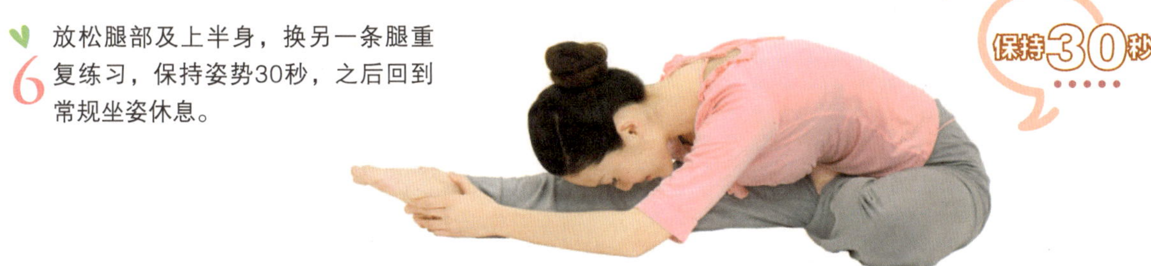

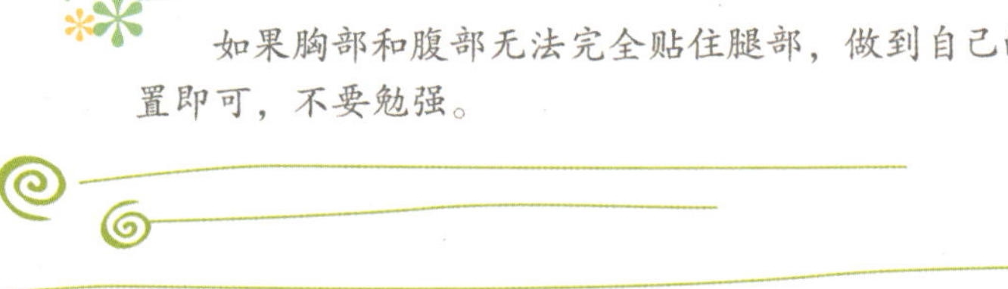

贴心提示

如果胸部和腹部无法完全贴住腿部，做到自己的极限位置即可，不要勉强。

双腿背部伸展式

难易指数：★★★★☆

功效

* 按摩腹腔内脏器官，增强肠胃及肾脏功能，改善便秘。
* 拉伸腿部及背部肌肉，消除腿部及背部多余脂肪，提升气质。

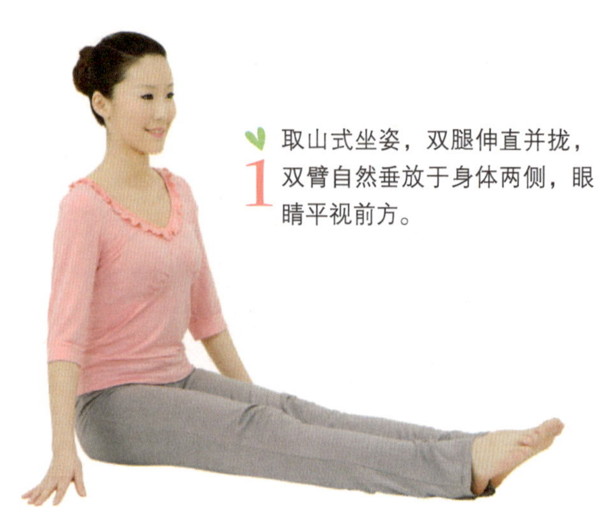

1 取山式坐姿，双腿伸直并拢，双臂自然垂放于身体两侧，眼睛平视前方。

2 吸气，将双臂向头顶上方伸展，双手合十，腰背挺直，带动脊柱提升。

重复次数 3次

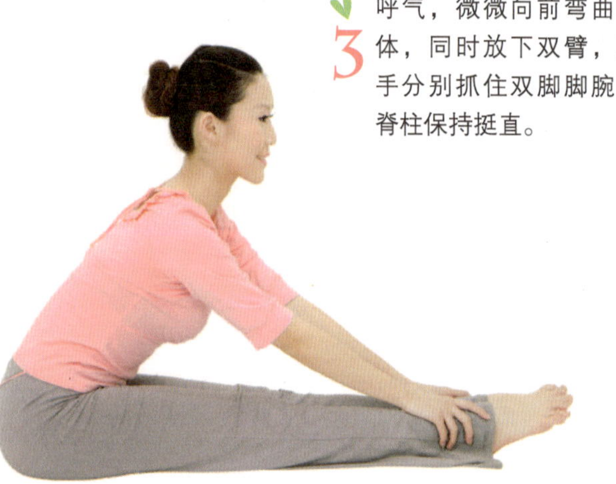

3 呼气，微微向前弯曲身体，同时放下双臂，双手分别抓住双脚脚腕，脊柱保持挺直。

4 吸气，继续向前弯曲上半身，弯曲双肘，直至上半身贴到腿部，脊柱仍然保持挺直状态，保持姿势30秒。之后缓慢抬起上半身，恢复到初始姿势，放松全身。

保持30秒

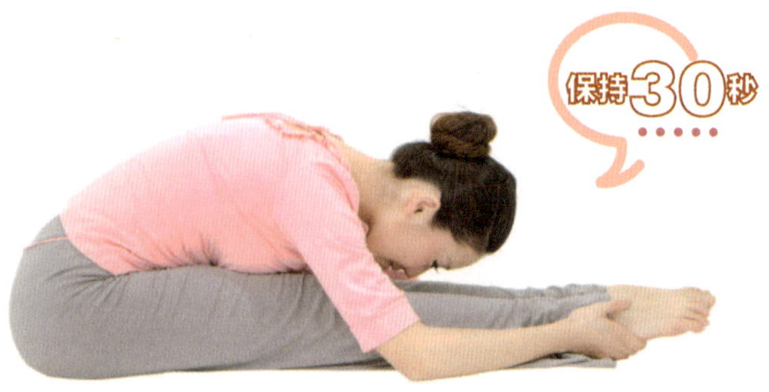

功效

* 加强侧腰处的肌肉伸展，滋养和按摩腹腔内脏。
* 增强四肢力量，令四肢更修长、纤细。

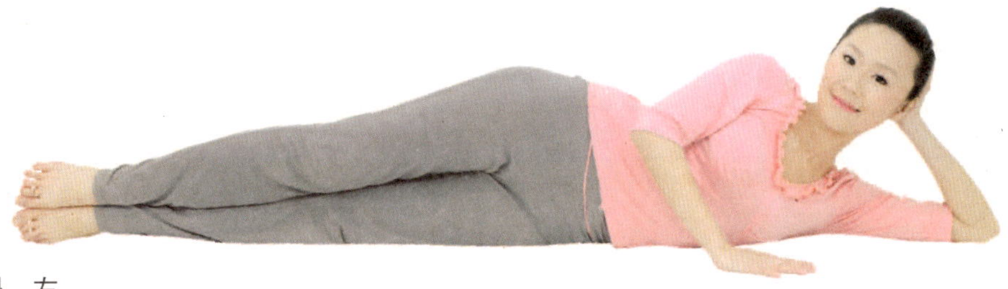

1 侧卧在垫面上，伸直双腿，左手撑住头部，右手置于胸前垫面上。

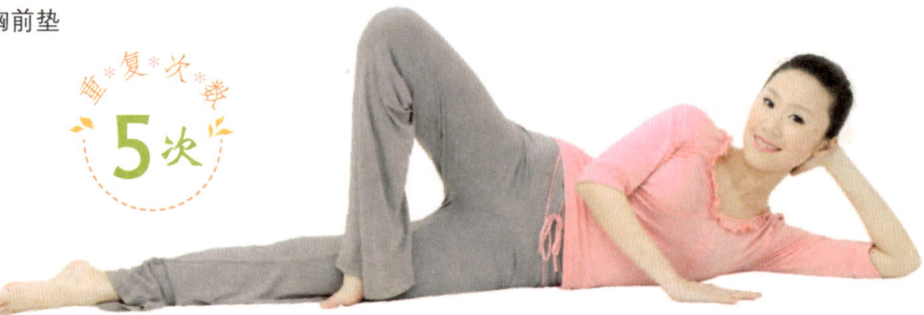

2 吸气，保持上半身姿势不动，弯曲右腿，将右腿放到左腿膝盖前方的垫面上，脚趾尖点地。

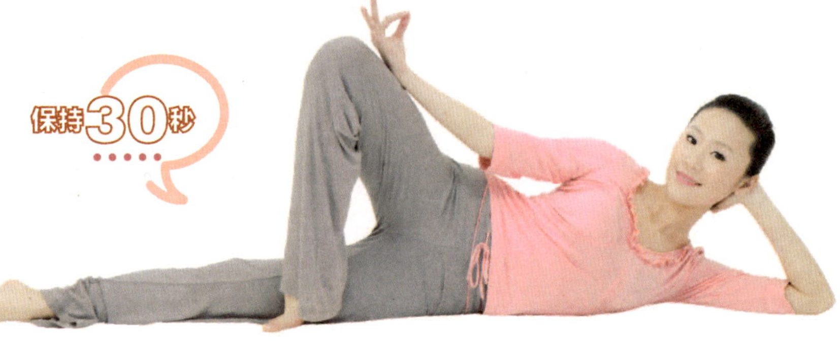

3 左手及头部、腿部保持不动，右手在右腿膝盖处打成莲花指，保持姿势30秒。

贴心提示

练习此动作时，要让身体始终保持在同一平面内，不要含胸驼背或弯曲腿部。

侧身敬礼式

难易指数：★★★☆☆

功效

- 有效锻炼全身肌肉群，塑造优美形体的同时刺激腹腔内脏，增强脏腑功能。
- 拉伸腿部，增加腿部肌肉力量，增强身体平衡感。

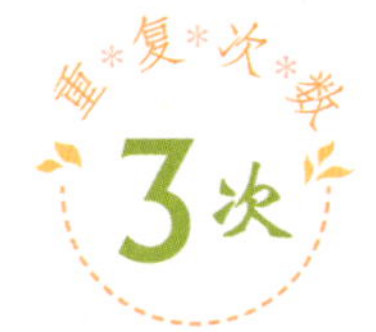

1 取雷电坐姿，双手放在大腿上，眼睛平视前方，调整呼吸。

2 吸气，右脚往前迈一大步，左腿向后方伸直，感受右大腿内侧及左大腿外侧肌肉的拉伸，且上半身始终保持挺直，双手在胸前合十，眼睛看向前方。

3 呼气，保持下半身姿势不动，将上半身向前、向右转动，直至左大臂的手肘能抵住右腿膝盖的外侧。保持姿势20秒。

保持20秒

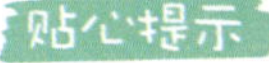

练习过程中，应时刻保持背部处于收紧和挺直状态，这样能增强身体平衡感，有效锻炼身体。

打造优雅体态——伸展脊柱

鸽王式

难易指数：★★★☆☆

功效

- 令腰椎更灵活，背部更挺拔，减少大腿肌肉。
- 充分挤压腹腔器官，锻炼腹部肌肉。

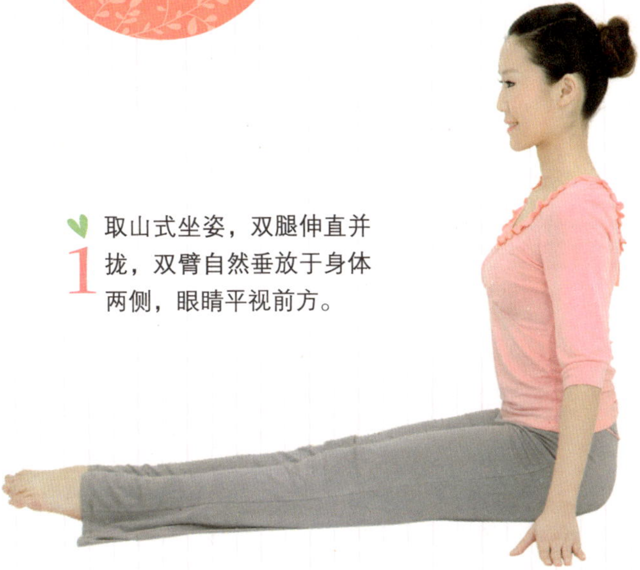

重复次数 3次

1 取山式坐姿，双腿伸直并拢，双臂自然垂放于身体两侧，眼睛平视前方。

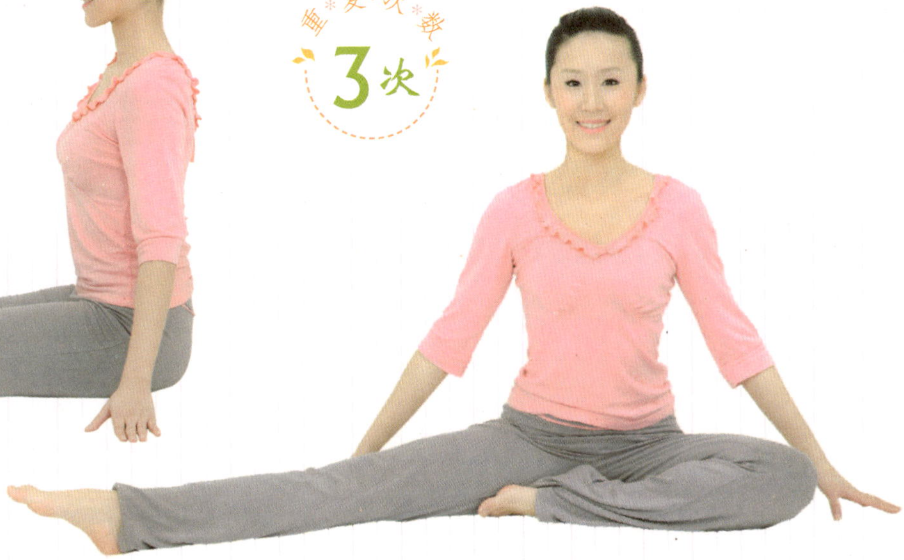

2 将右腿尽量向右边打开，左腿弯曲向内收，尽量让左脚靠近会阴处，双臂保持不动。

贴心提示

这个动作对腰部柔韧性有一定要求，腰部有过严重损伤的人最好不要练习此动作。

3 深呼吸，向上弯曲右腿，膝盖着地，脚尖朝向天空，右手手肘勾住右脚脚尖。

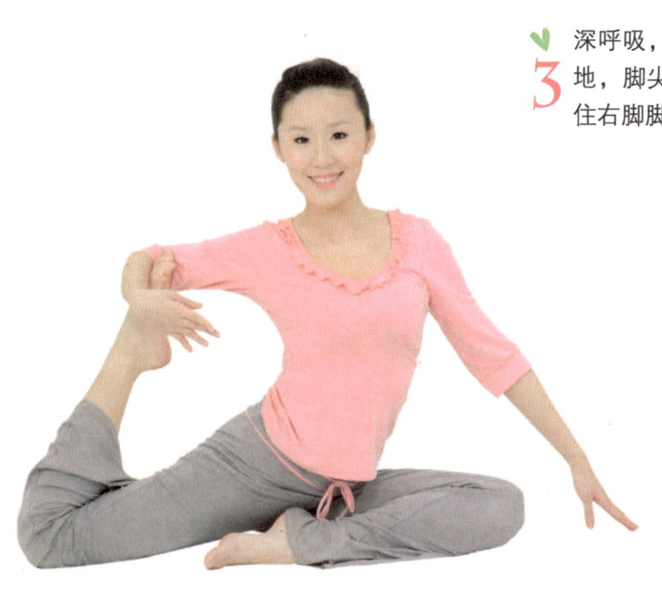

4 深呼吸，右手抓住右脚脚尖，上半身微微向左转动，抬头挺胸，左手尽量向上伸展，保持姿势30秒。

保持30秒

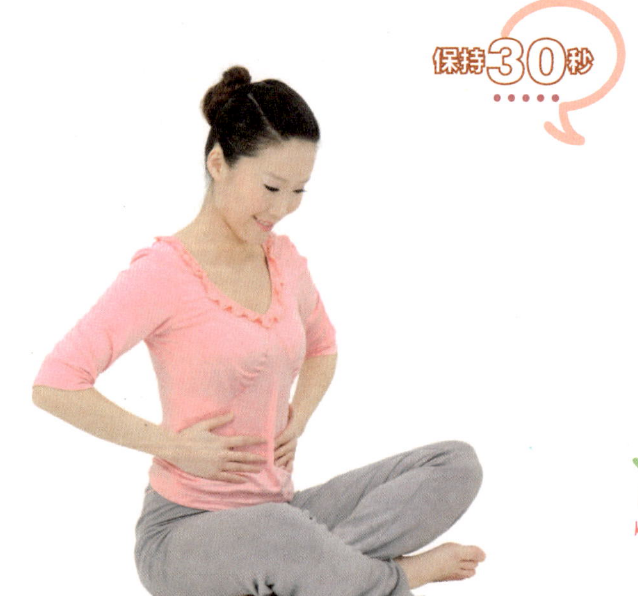

5 松开双手及双腿，换另一侧手臂及腿部重复练习，保持姿势30秒，之后回到常规坐姿休息。

祁阳式

难易指数：★★★★☆

功效

- 有效伸展及滋养脊柱，矫正弯腰驼背等不良现象，令人恢复精神和活力。
- 牵拉腰腹部肌肉群，按摩腹腔内脏，促进消化功能，改善便秘。

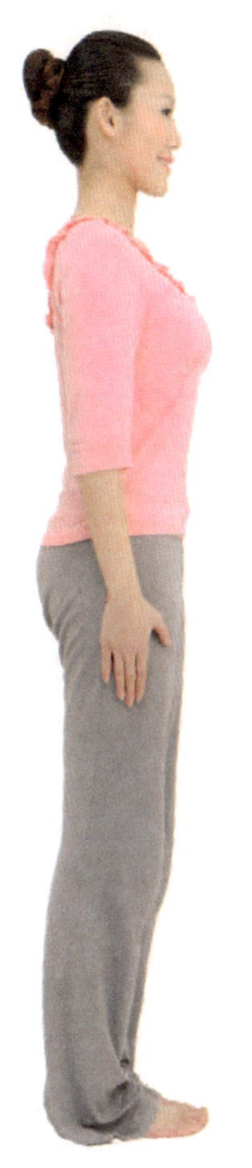

1 山式站立，挺直脊柱，双手自然垂于体侧，眼睛平视前方，调整呼吸。

2 将双臂向头顶伸直，双手在头顶保持合十状态。

3 深吸气，以腰腹部为轴点，双臂向后上方用力，带动上半身向后弯曲。呼气，保持姿势10秒。

保持10秒

重复次数 3次

贴心提示

如果双手向上伸展时出现身体不稳的情况，可改用双手扶住腰腹部，降低动作难度。

飞鸟式

难易指数：★★★☆☆

功效

- 舒展胸腔，扩展背部，有效预防含胸驼背。
- 增加腿部力量，消除腿部赘肉，美化腿部线条。

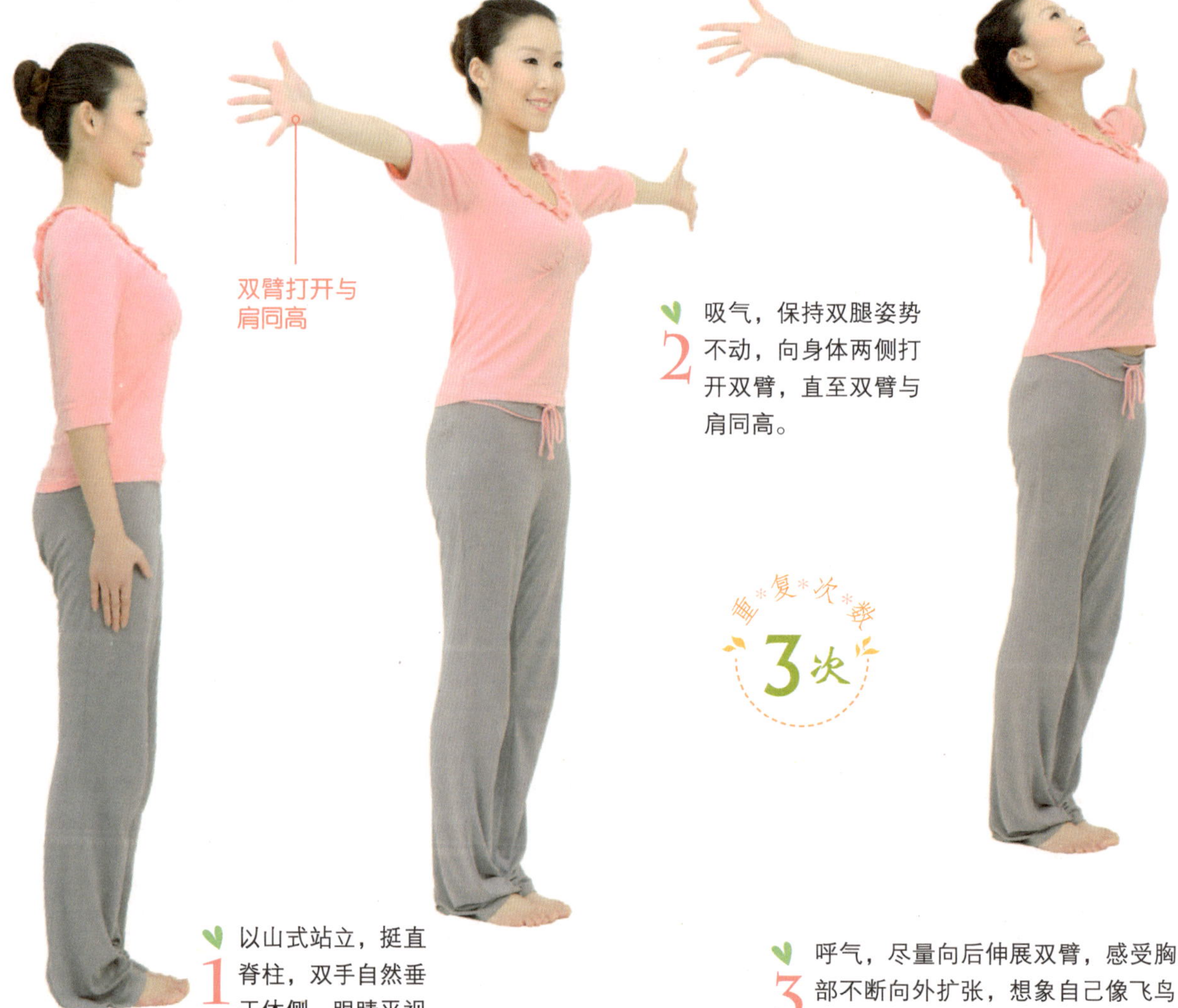

1 以山式站立，挺直脊柱，双手自然垂于体侧，眼睛平视前方，调整呼吸。

2 吸气，保持双腿姿势不动，向身体两侧打开双臂，直至双臂与肩同高。

3 呼气，尽量向后伸展双臂，感受胸部不断向外扩张，想象自己像飞鸟一样在翱翔，保持姿势30秒，之后回到常规站姿休息。

幻椅式

难易指数：★★★☆☆

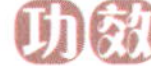

功效

- 增加下半身肌肉力量，令步伐更轻盈，体态更婀娜，增强身体稳定性。
- 全面锻炼腿部肌肉群，消除腿部浮肿及赘肉，美化腿部线条。

2 吸气，双臂从体侧向头顶方向伸展，双手合十，感觉整个身体在向上无限延展。

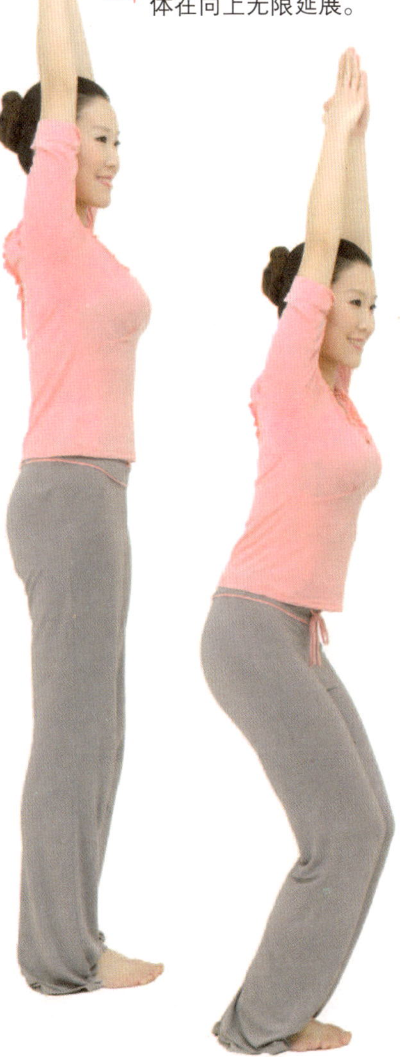

3 呼气，保持上半身姿势不变，将双腿微微向前弯曲，调整身体重心。

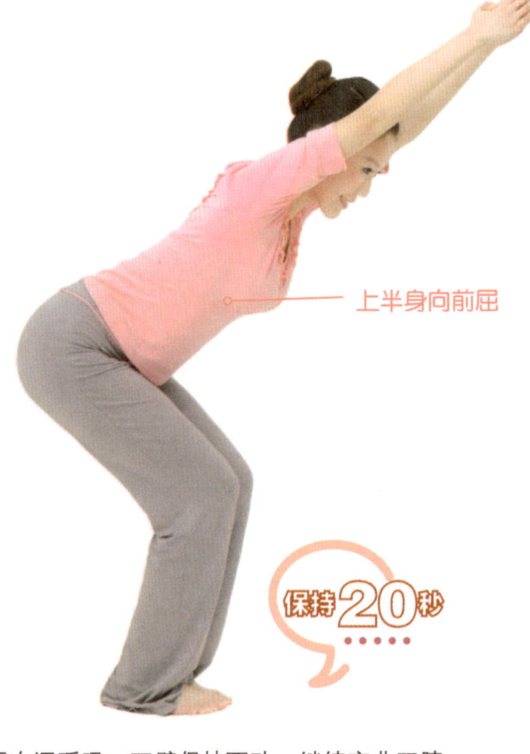

1 以山式站立，双手自然垂于体侧，眼睛平视前方，调整呼吸。

4 再次深呼吸，双臂保持不动，继续弯曲双膝，臀部向下移，保持身体稳定。

增加身体活力——舒展全身

躺姿脊柱扭转式

难易指数：★★★☆☆

功效

- 提高脊柱柔韧性，加速体内血液循环，令人思维更清晰。
- 令髋部更灵活，增强腰腹部脏器功能，加速排毒。

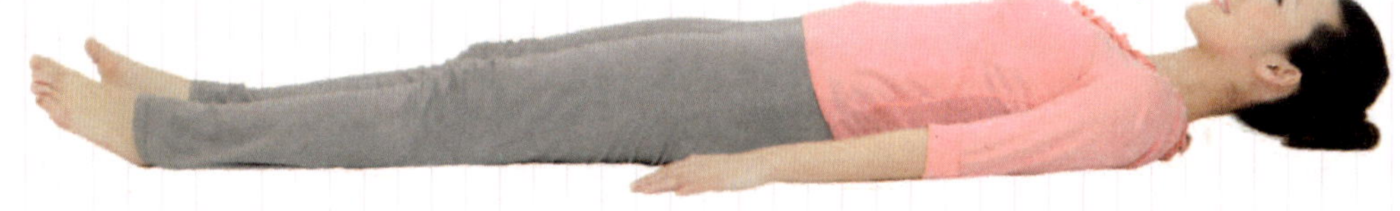

1 仰卧在垫面上，双腿并拢伸直，双臂自然放于体侧，调整呼吸。

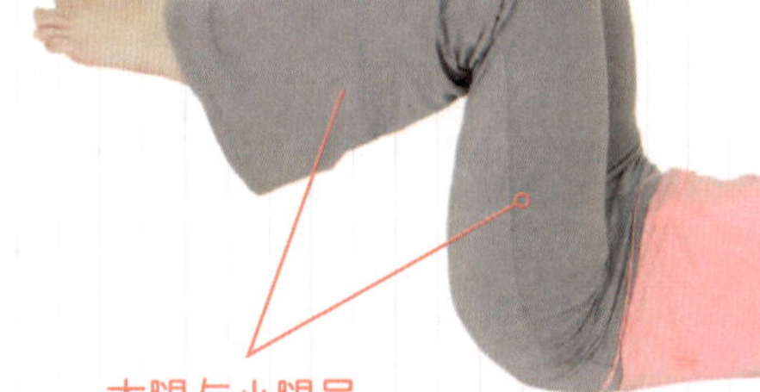

2 吸气，将双臂向两侧打开，抬高双腿，让大腿与小腿呈90° 夹角。呼气，保持姿势5秒。

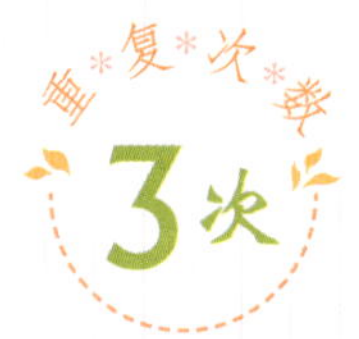

贴心提示

练习该体式时，要注意双腿和头部在向两侧转动时，始终保持手臂、肩部和背部贴地不动。

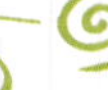

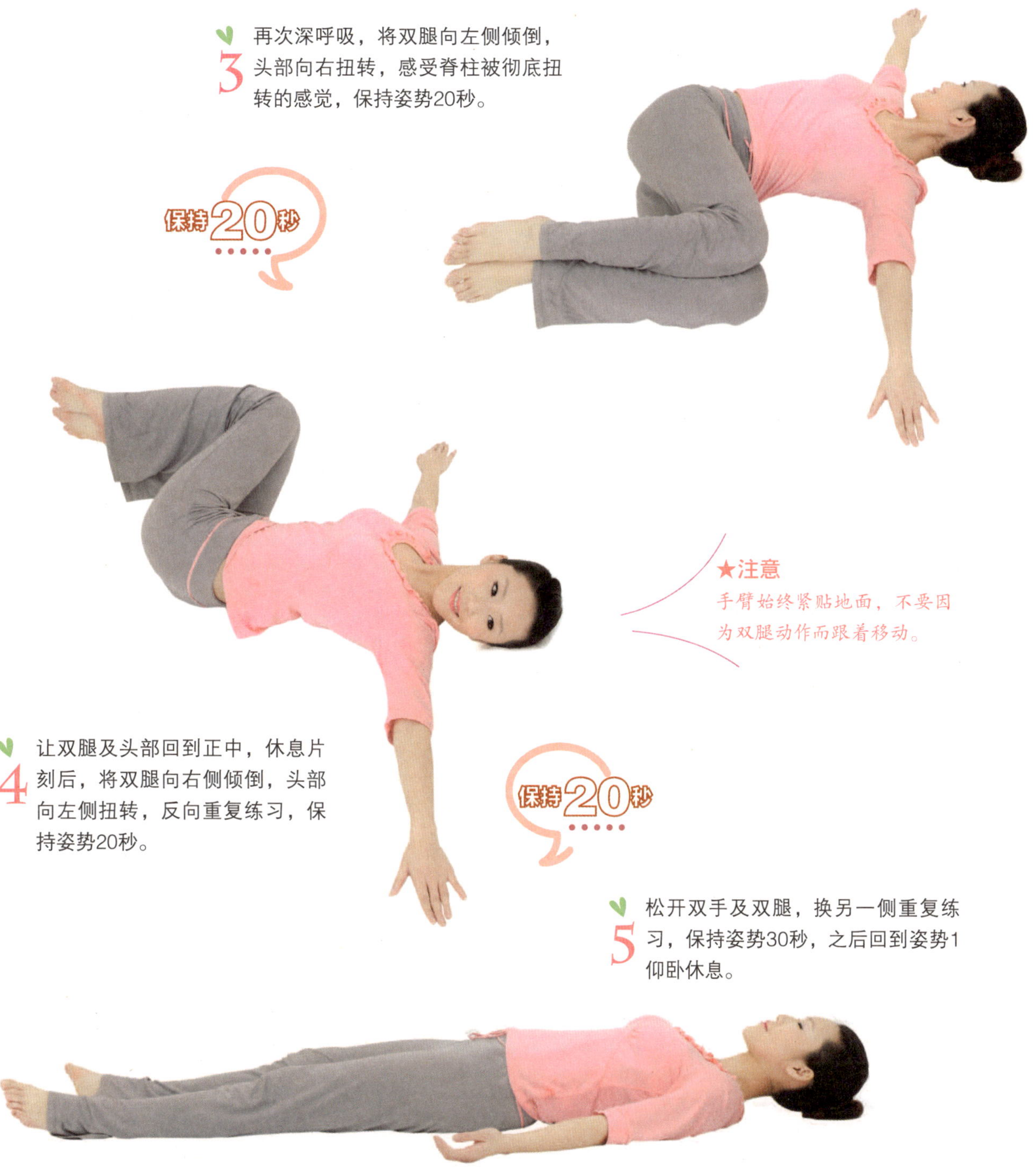

3 再次深呼吸，将双腿向左侧倾倒，头部向右扭转，感受脊柱被彻底扭转的感觉，保持姿势20秒。

★注意
手臂始终紧贴地面，不要因为双腿动作而跟着移动。

4 让双腿及头部回到正中，休息片刻后，将双腿向右侧倾倒，头部向左侧扭转，反向重复练习，保持姿势20秒。

5 松开双手及双腿，换另一侧重复练习，保持姿势30秒，之后回到姿势1仰卧休息。

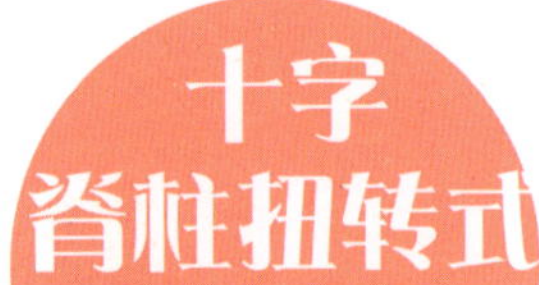

十字脊柱扭转式

难易指数：★★★★☆

功效

- 滋养脊柱，增加脊柱柔韧性和弹性，消除疲劳，缓解压力。
- 有效拉伸腿部韧带，紧实腿部肌肉，帮助塑造优美腿形。

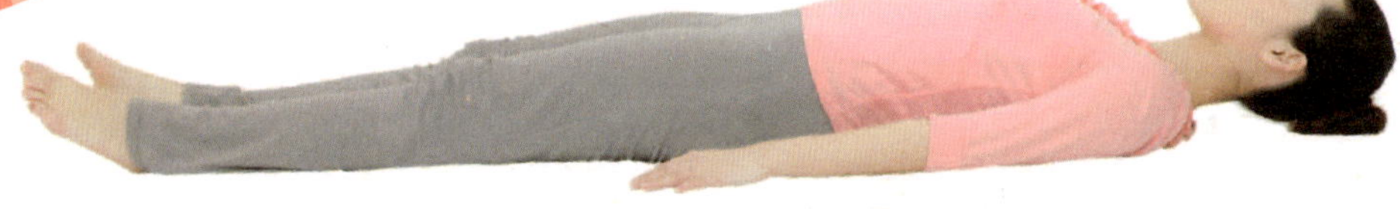

1 仰卧在垫面上，双腿并拢伸直，双臂自然垂放于体侧，调整呼吸。

2 保持左腿伸直不动，右腿向上弯曲并跨过左腿，将右脚脚掌放在左腿膝盖外侧，双臂向两侧打开。

保持20秒

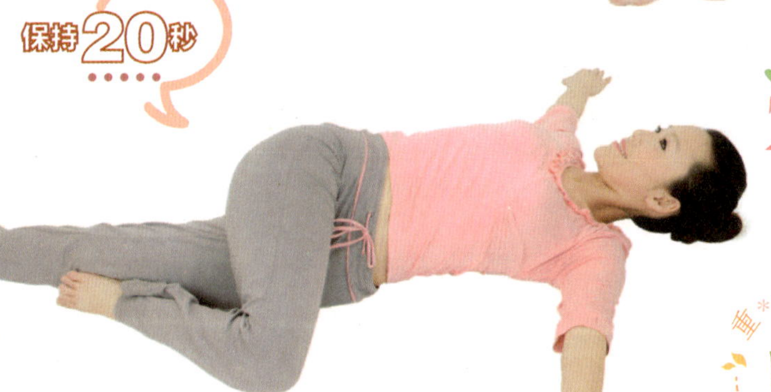

重复次数 5次

3 保持双臂及左腿不动，将右腿向左侧倾倒，让右膝盖尽量触碰垫面，注意感受脊柱的扭转。

4 让头部向右扭转，保持姿势20秒，换方向重复练习。保持姿势20秒后伸直双腿休息。

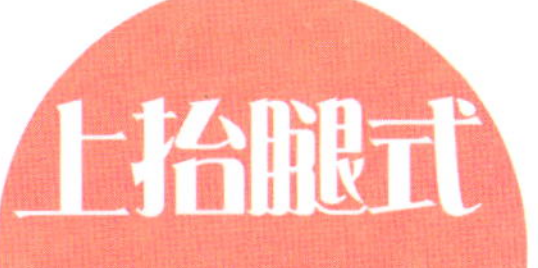

功效

* 伸展腿部，对消除腿部顽固脂肪特别有效，有利于促进下半身血液循环。
* 强健腹肌和腰肌，消除腰腹部赘肉，让腰腹部变得紧实健美。

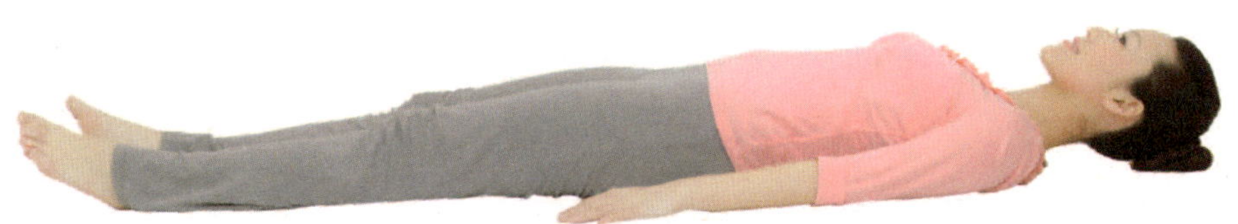

1 仰卧平躺在垫子上，双腿并拢伸直，双手放在身体两侧，掌心向下，眼睛看向天花板。

保持20秒

2 双臂向身体两侧打开，与肩部在一条直线上。双臂用力，收紧腹部，慢慢抬高双腿，脚尖绷直，让双腿与地面呈30° 角，保持姿势20秒。

重复次数 3次

3 手臂姿势不变，继续抬高双腿，与地面呈60° 角，保持姿势20秒。

保持20秒

4 再次抬高双腿，让双腿与地面垂直，保持姿势20秒。然后双腿按60°、30° 的角度依次放下，以仰卧姿势放松休息。

保持20秒

侧身脊柱扭转式

难易指数：★★★★★

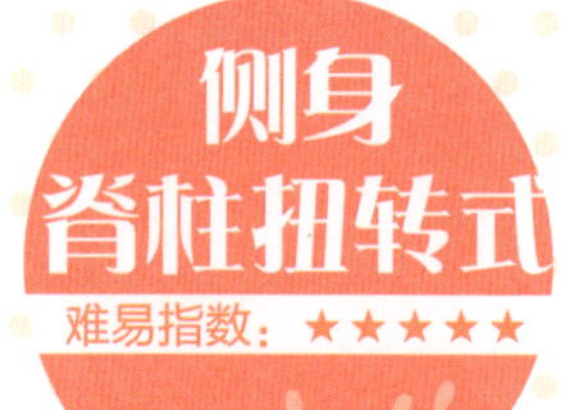

功效

- 滋养脊柱，增强身体活力，锻炼腰腹部肌肉群。
- 拉伸腿部，增强膝关节柔韧性，缓解压力和紧张的情绪，恢复精神和活力。

重复次数 3次

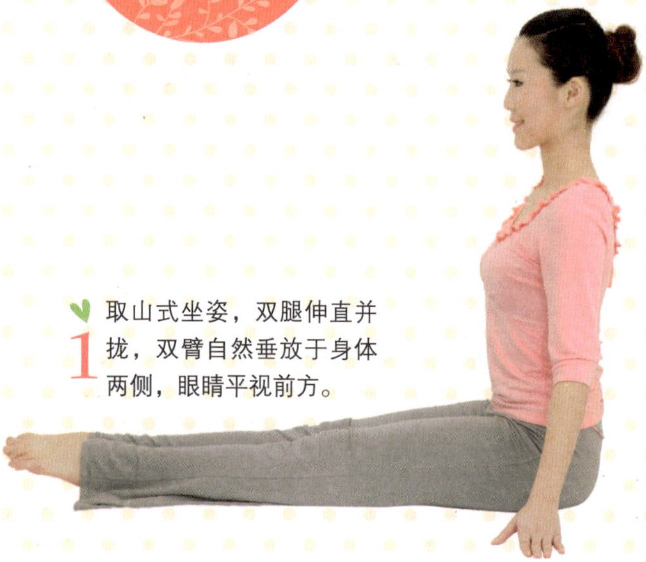

1 取山式坐姿，双腿伸直并拢，双臂自然垂放于身体两侧，眼睛平视前方。

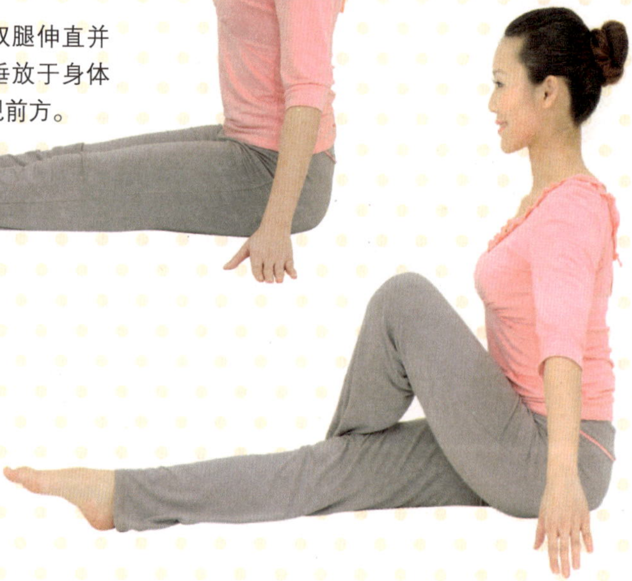

2 保持右腿伸直不动，将左腿朝上弯曲跨过右腿，同时让左脚落在右腿外侧的垫面上，挺直脊柱。

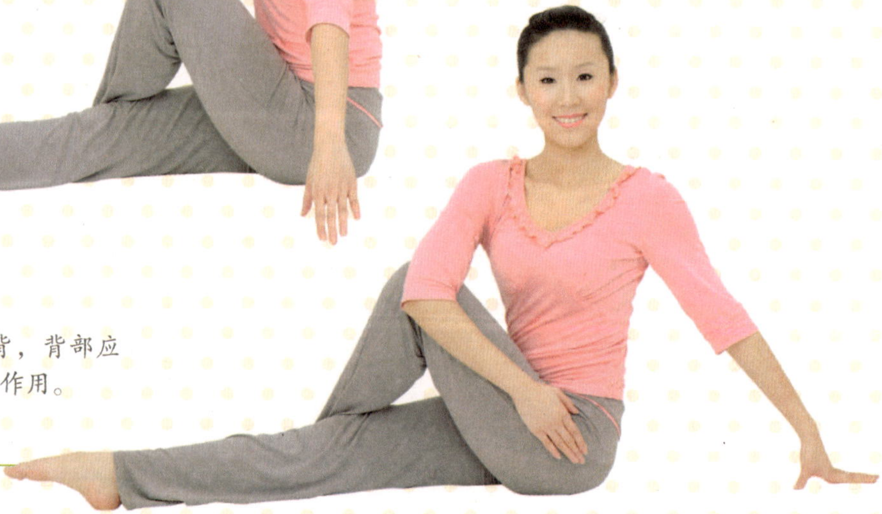

3 吸气，保持下半身姿势不动，将上半身微微向左侧转动，且让右手手肘抵住左腿膝盖，让左大腿尽量靠近腹部，同时左手撑住臀部后方的垫面。

贴心提示

练习该体式时，注意不要驼背，背部应该保持挺直，才能起到伸展肌肉的作用。

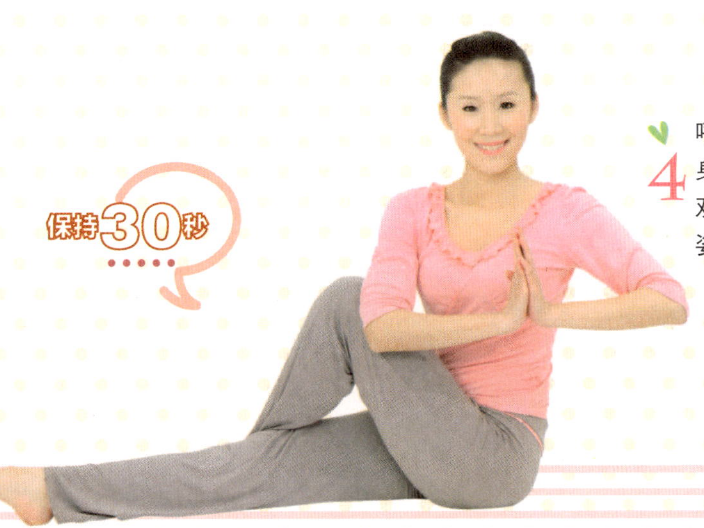

4 呼气，保持腿部及上半身扭转的姿势不动，让双手在胸前合十。保持姿势30秒。

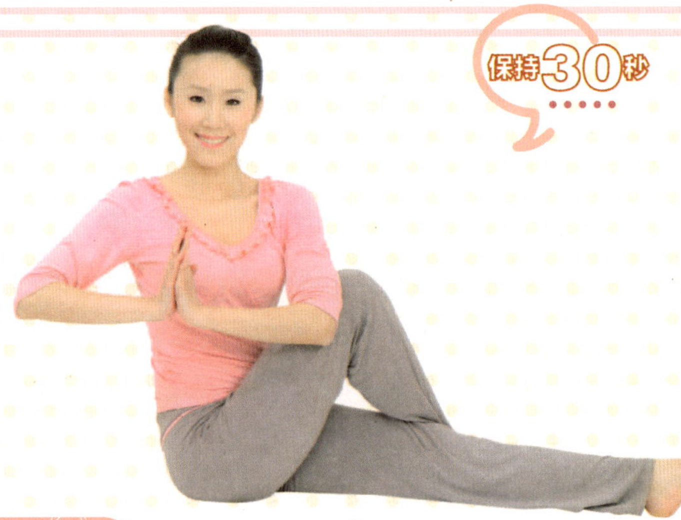

★注意

腰背挺直，不要弯腰驼背，更不要含胸。

5 松开双手及双腿，换另一侧手臂及腿部重复练习，保持姿势30秒，之后回到常规坐姿休息。

增加难度

如果能很轻松地完成这个动作，可将双腿弯曲练习此动作，以增加难度。

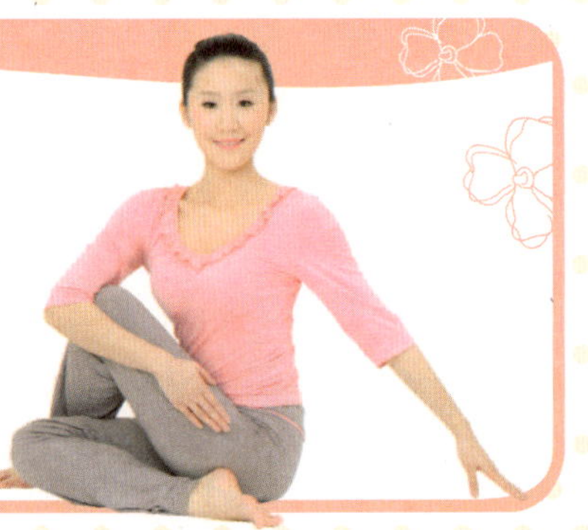

增强身体协调性——激活神经中枢

跪姿拉弓式

难易指数：★★★★★

功效

- 增强四肢力量，提高双手和双腿的协调能力，美化身形。
- 促进血液循环，矫正含胸驼背，缓解腰酸背痛。

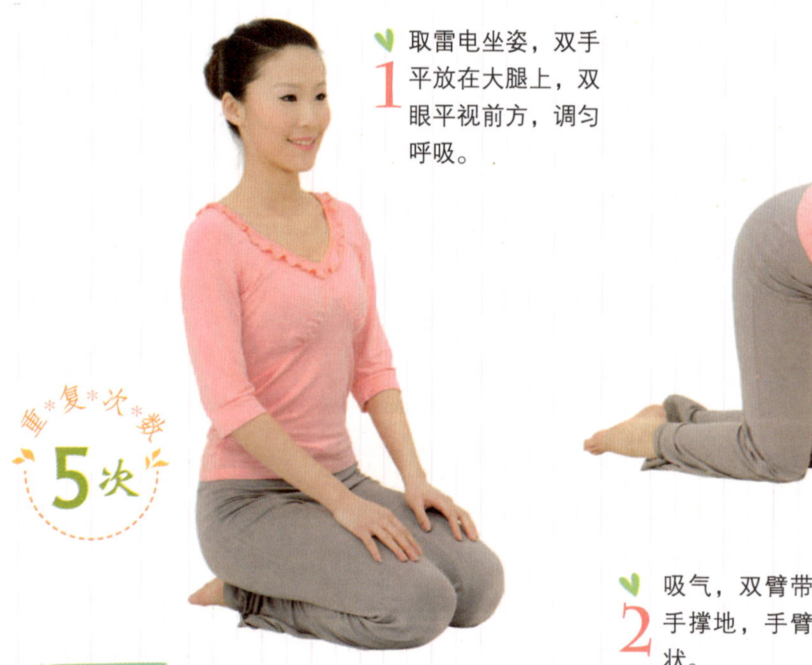

1 取雷电坐姿，双手平放在大腿上，双眼平视前方，调匀呼吸。

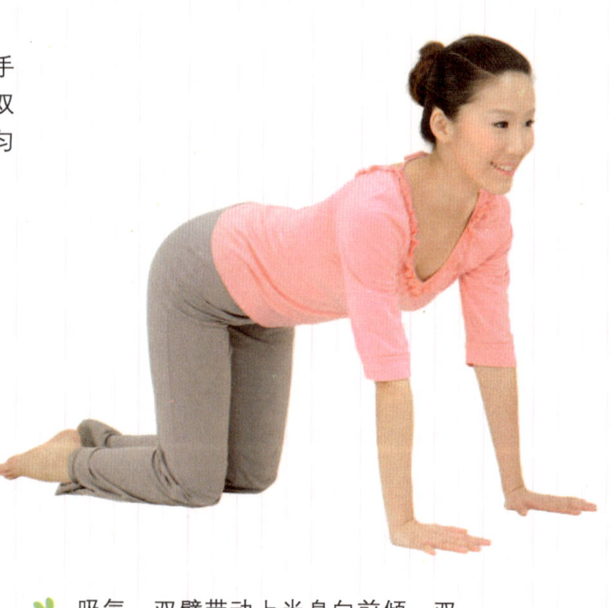

2 吸气，双臂带动上半身向前倾，双手撑地，手臂伸直，让身体呈四角状。

重复次数 5次

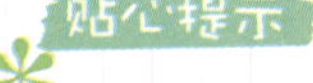

贴心提示

处于经期的女性及腰部有过损伤的人，不适合练习此动作。

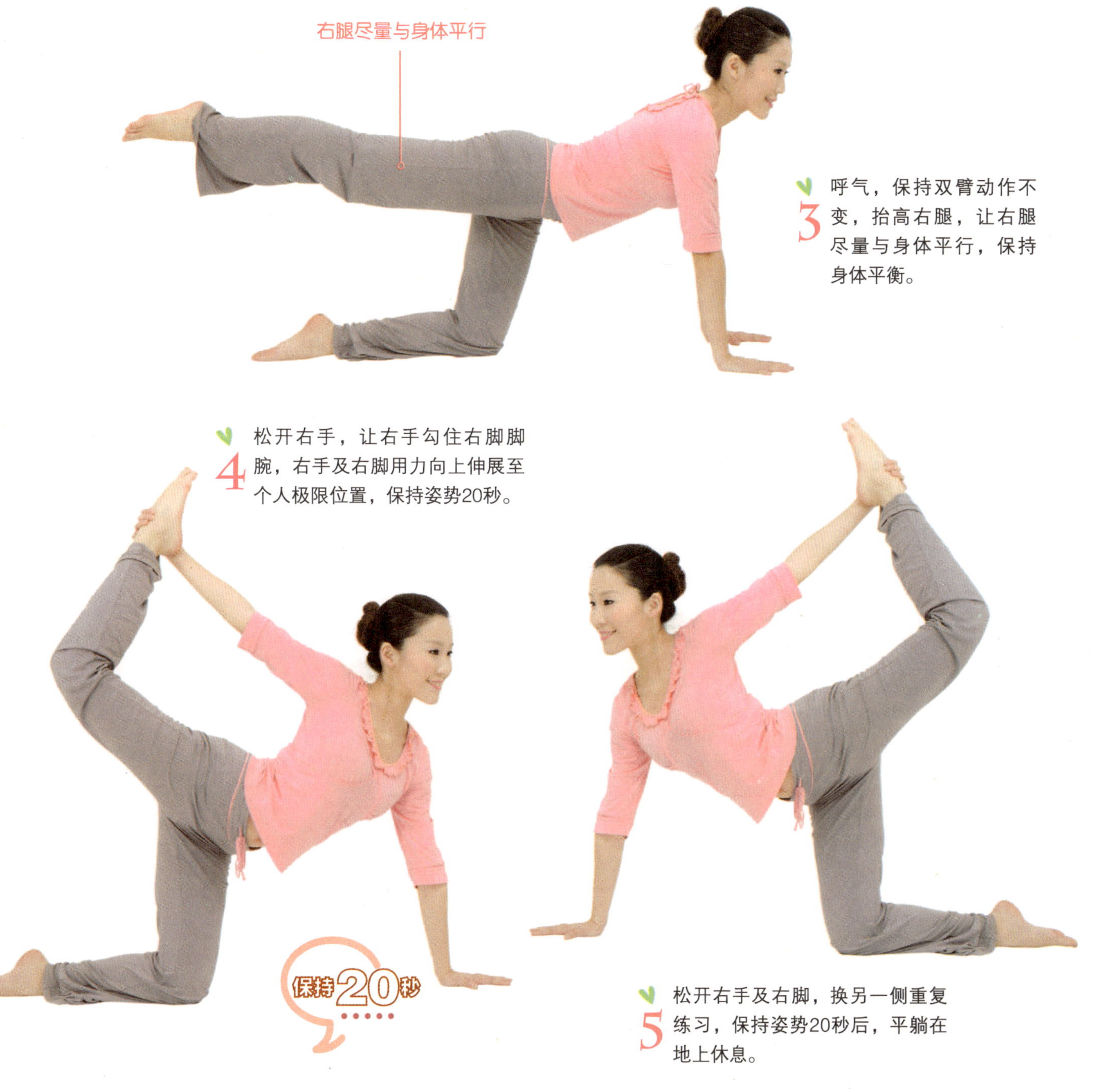

3 呼气，保持双臂动作不变，抬高右腿，让右腿尽量与身体平行，保持身体平衡。

4 松开右手，让右手勾住右脚脚腕，右手及右脚用力向上伸展至个人极限位置，保持姿势20秒。

5 松开右手及右脚，换另一侧重复练习，保持姿势20秒后，平躺在地上休息。

坐姿侧弯式

难易指数：★★★☆☆

功效

* 通过侧弯动作，能滋养及按摩腹腔内脏，加速体血液循环。
* 拉伸腿部肌肉群，增强膝关节的柔韧性，缓解疲劳。

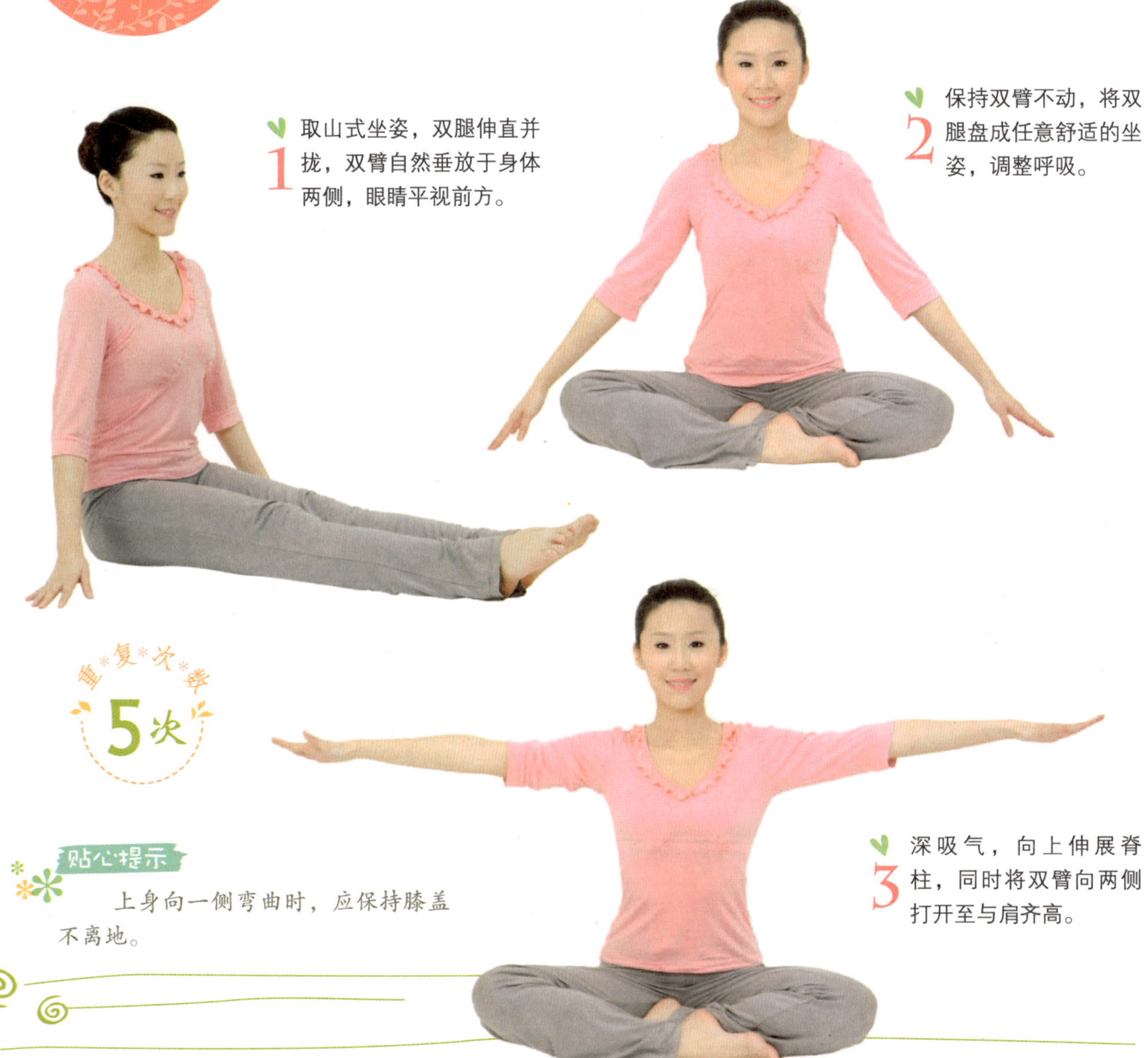

1 取山式坐姿，双腿伸直并拢，双臂自然垂放于身体两侧，眼睛平视前方。

2 保持双臂不动，将双腿盘成任意舒适的坐姿，调整呼吸。

3 深吸气，向上伸展脊柱，同时将双臂向两侧打开至与肩齐高。

重复次数 5次

贴心提示

上身向一侧弯曲时，应保持膝盖不离地。

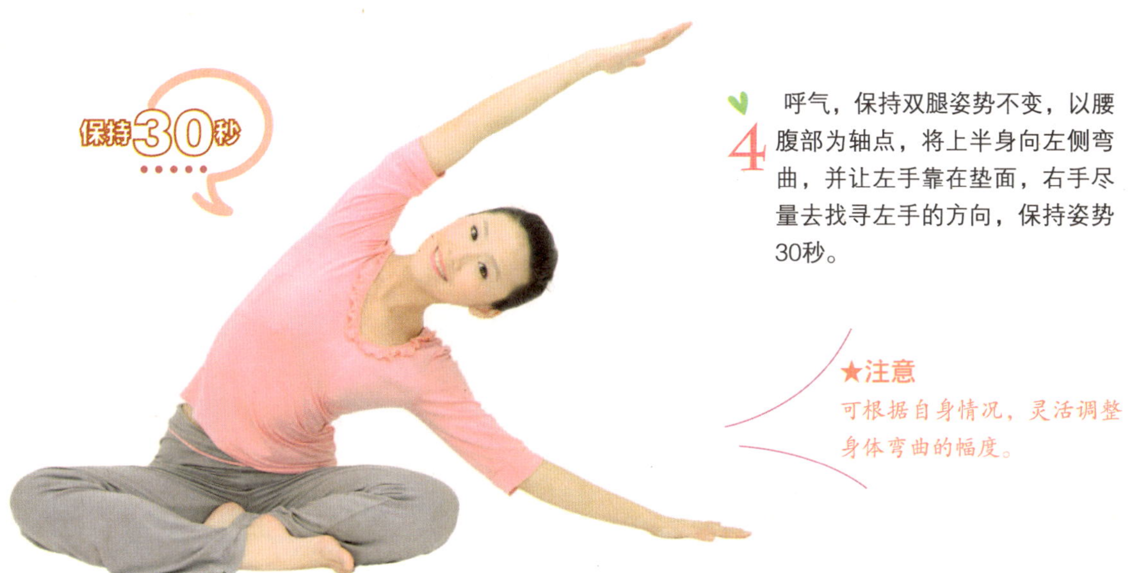

4 呼气，保持双腿姿势不变，以腰腹部为轴点，将上半身向左侧弯曲，并让左手靠在垫面，右手尽量去找寻左手的方向，保持姿势30秒。

★注意

可根据自身情况，灵活调整身体弯曲的幅度。

增加难度

如果觉得练习比较轻松，可以适当增加难度，将双腿盘成莲花座，然后再练习。

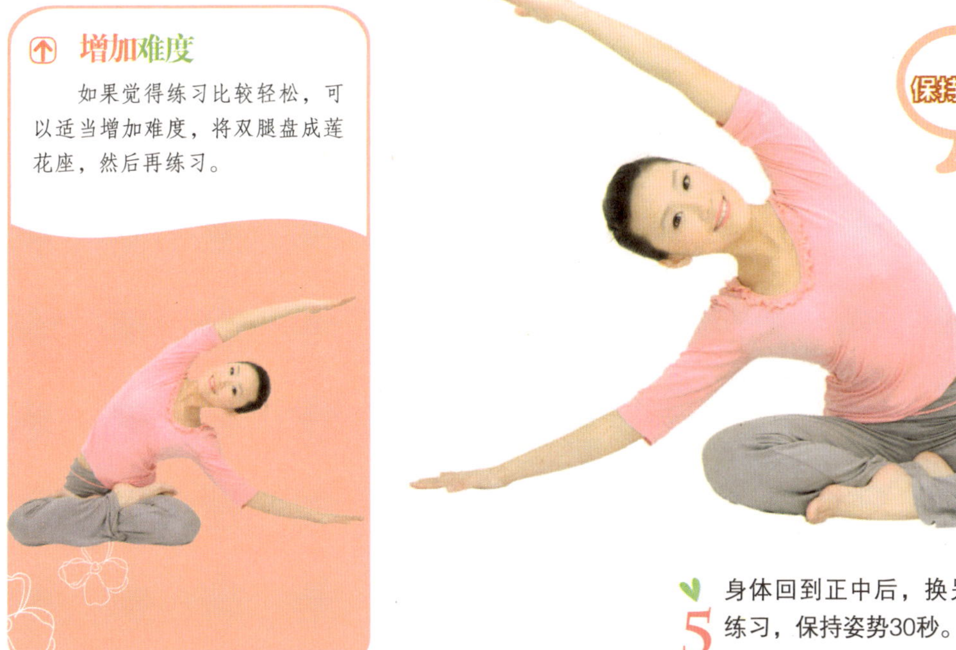

5 身体回到正中后，换另一侧重复练习，保持姿势30秒。

风吹树式

难易指数：★★★☆☆

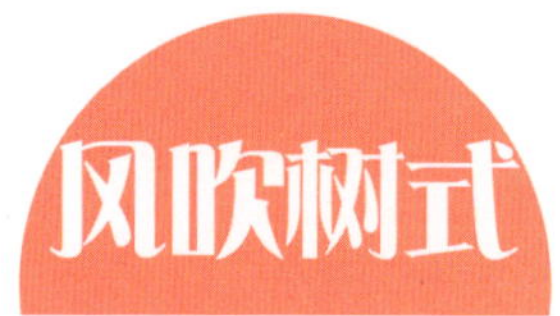

功效

- 增加下半身力量，提高身体平衡能力，消除腰腹部及腿部多余脂肪。
- 有效牵拉手臂，增加手臂关节的柔韧性，美化手臂线条。

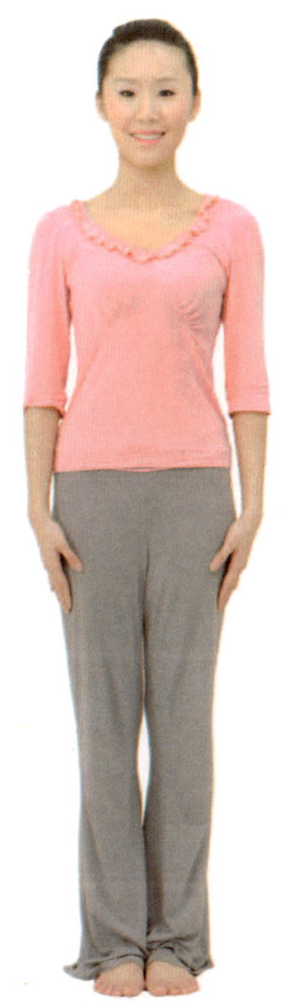

1 山式站立，挺直腰背，双臂自然垂放于身体两侧，眼睛平视前方。

2 吸气，左臂及腿部保持不动，向头顶上方伸直右臂，手指指向天空，感受脊柱被提拉。

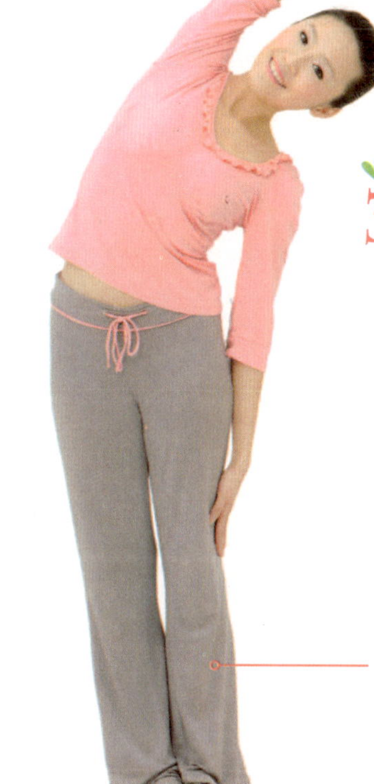

3 呼气，以腰腹部为轴，让右手臂带动上半身慢慢向左侧倾倒，双腿保持静止不动，感受侧腰肌肉的拉伸，保持姿势20秒。

重复次数 5次

保持20秒

贴心提示

当身体向两侧倾斜时，双腿要始终保持静止不动，脊背保持挺直。

4 放下右手，稍稍放松，换左臂向上伸展，保持姿势20秒。

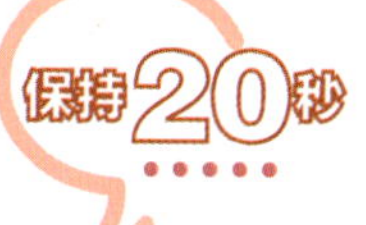

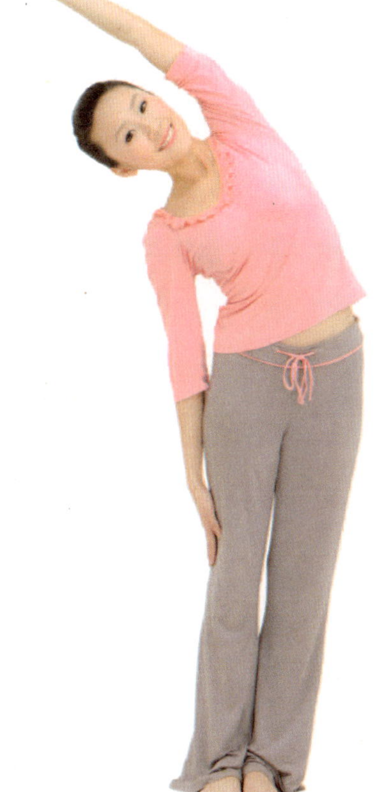

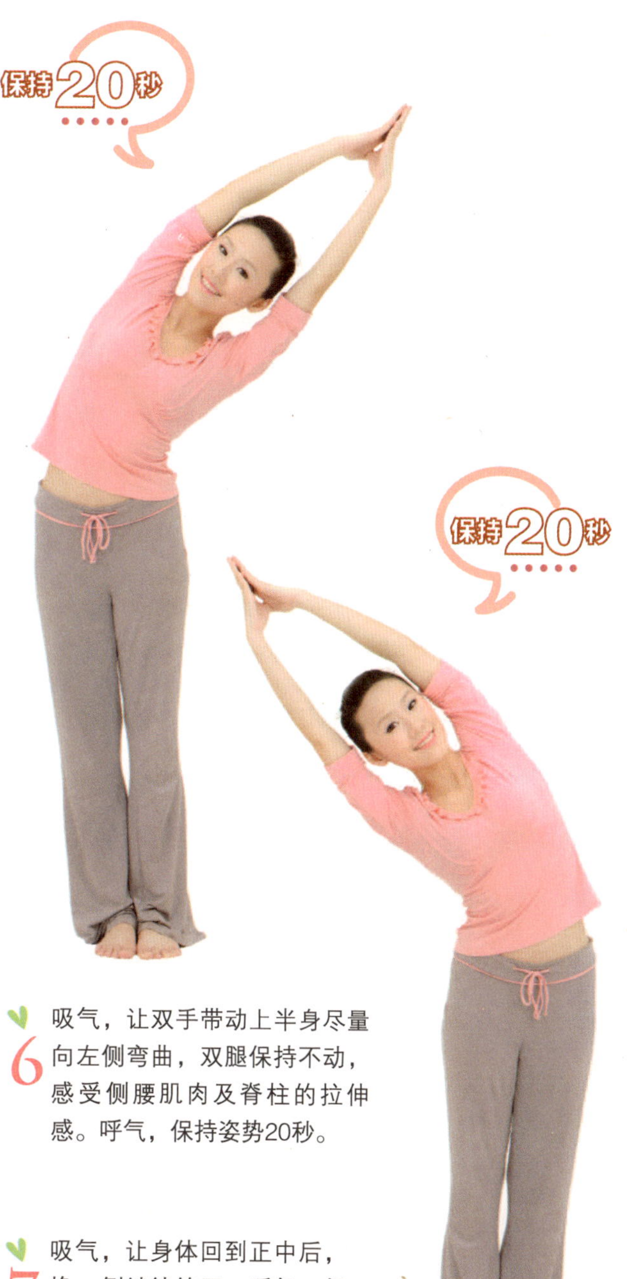

5 放下左手，休息片刻后，将双手同时向头顶上方伸展，感受脊柱被提拉。

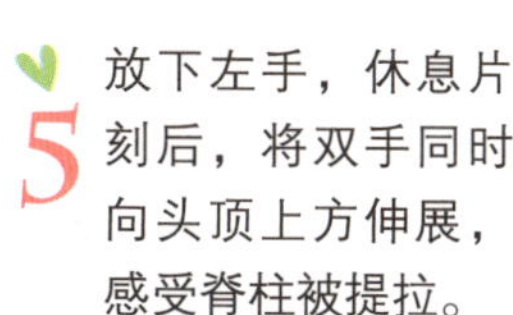

6 吸气，让双手带动上半身尽量向左侧弯曲，双腿保持不动，感受侧腰肌肉及脊柱的拉伸感。呼气，保持姿势20秒。

7 吸气，让身体回到正中后，换一侧继续练习。呼气，保持姿势20秒后回到山式站姿休息。

功效

- 有效锻炼腿部，增强腿部柔韧性，提高身体平衡感。
- 按摩腹腔内脏，强化腹腔脏器的消化吸收功能，消除便秘。

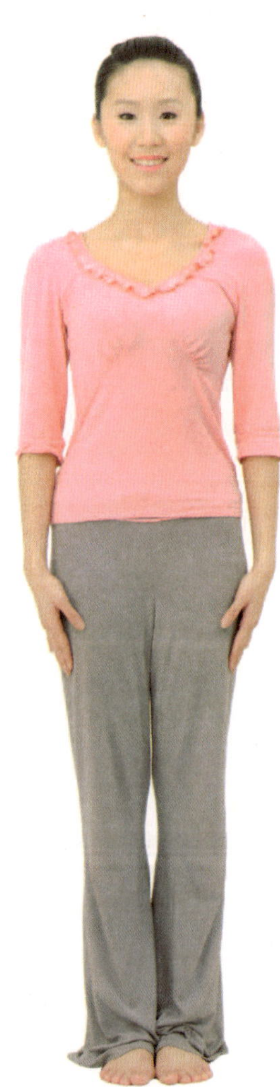

1 山式站立，挺直腰背，双臂自然垂放于身体两侧，眼睛平视前方。

2 然后将双腿微微分开站立，抬起双手手臂，向身体两侧缓缓打开，至与肩齐高，调整呼吸，保持腰背挺直。

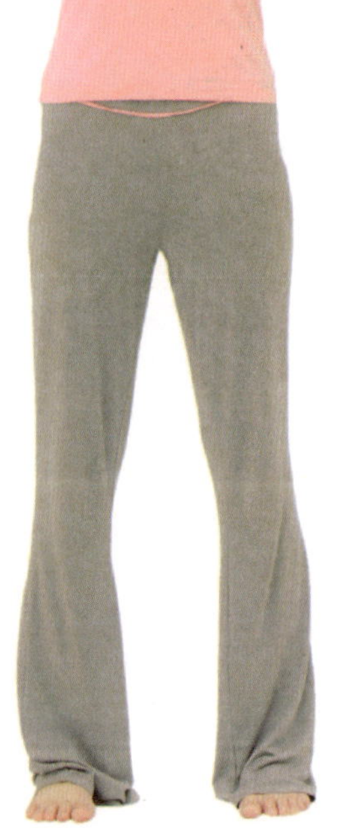

重复次数 8次

贴心提示

练习双升龙体式时，要注意保持腰背挺直，不要含胸驼背。此外，两手向身体两侧打开时，要保持在一条线上。

4 吸气，保持双腿不动，以腰腹部为轴点，将上半身向左侧扭转，带动双臂同时随身体转动方向伸展，头部转向左侧，感受脊柱的拉伸，保持姿势30秒。

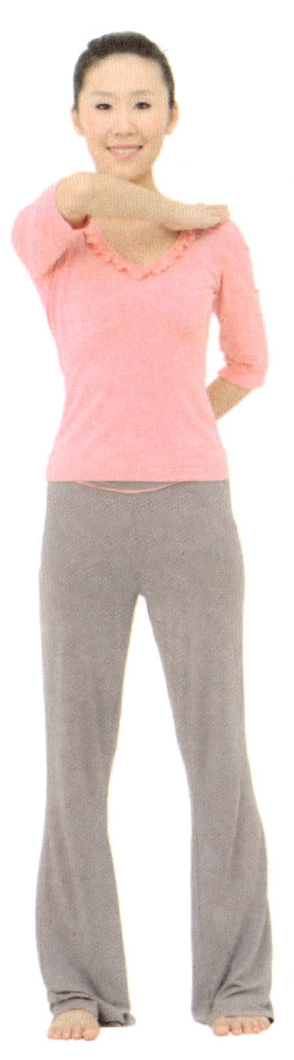

3 吸气，保持双腿姿势不动，弯曲双臂，将右臂向前弯曲，右手扶住左肩，左臂向后弯曲贴住后腰。

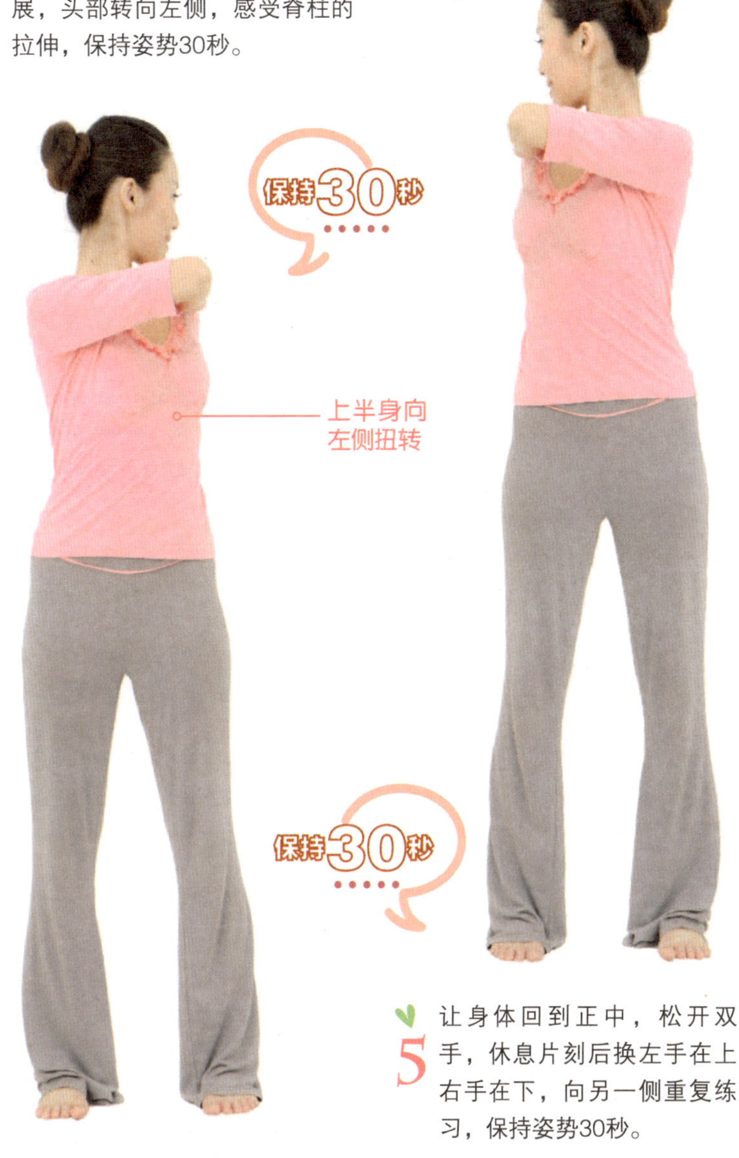

5 让身体回到正中，松开双手，休息片刻后换左手在上右手在下，向另一侧重复练习，保持姿势30秒。

增强身体平衡力——控制肌肉

交叉平衡式

难易指数：★★★★★

功效

- 加速腹部血液循环，促进体内毒素排出，提高专注力，缓解疲劳。
- 有效锻炼手臂及大腿外侧肌肉群，预防局部脂肪堆积，令四肢更纤细。

重复次数 3次

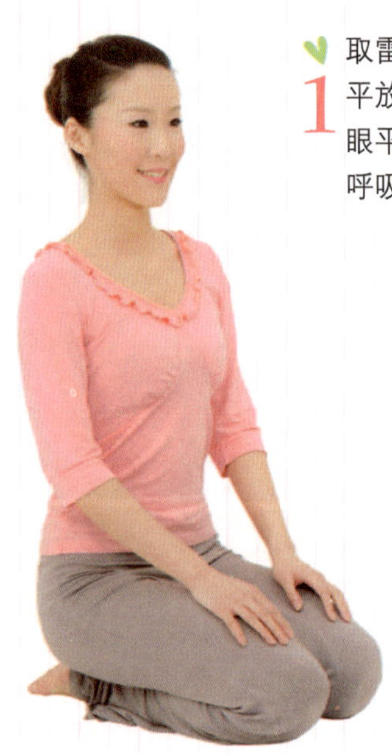

1 取雷电坐姿，双手平放在双腿上，双眼平视前方，调匀呼吸。

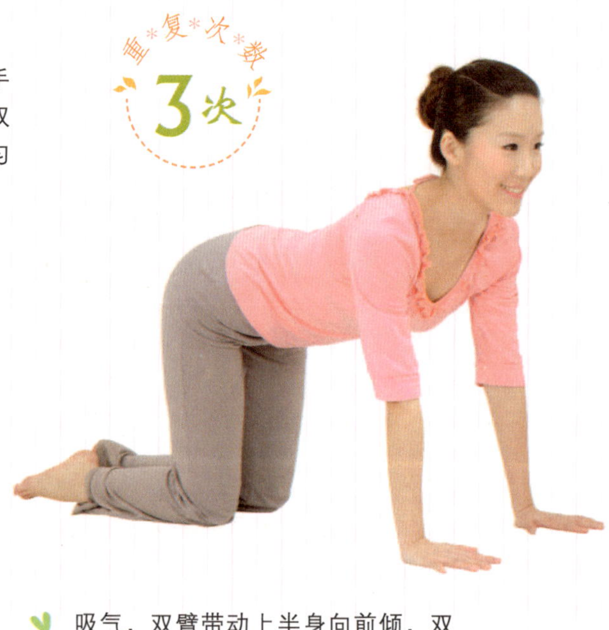

2 吸气，双臂带动上半身向前倾，双手撑地，手臂伸直，让整个身体呈四角状。

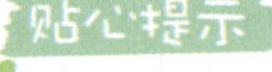

贴心提示

练习时腰背要挺直，伸出的手臂和腿要与腰背始终在一条直线上。

保持10秒

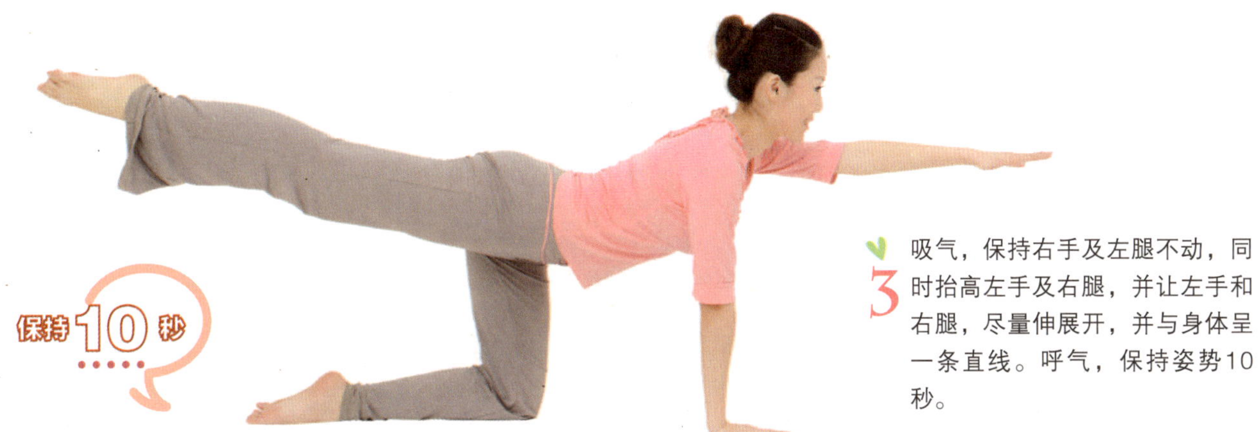

3 吸气，保持右手及左腿不动，同时抬高左手及右腿，并让左手和右腿，尽量伸展开，并与身体呈一条直线。呼气，保持姿势10秒。

保持30秒

4 向上弯曲右腿，让左手去寻找右脚的脚背，抓牢，努力向上牵拉右腿，保持姿势30秒。

保持30秒

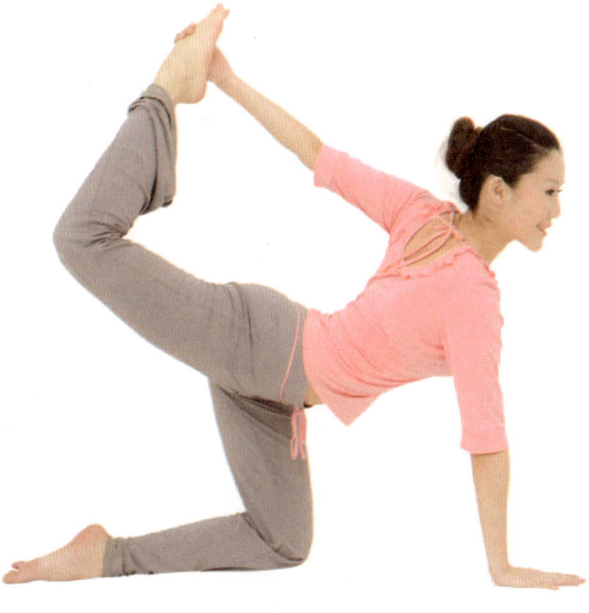

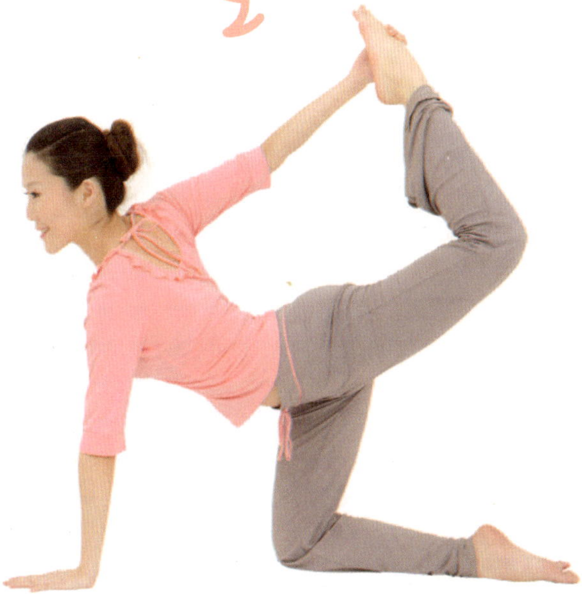

5 放下左手及右脚，休息片刻后，换左腿重复动作，保持姿势30秒。

半月式

难易指数：★★★☆☆

功效

- 提高身体平衡力，刺激肾上腺激素分泌，使人恢复活力，消除身体疲劳感。
- 拉伸腿部、腰腹部及手臂处肌肉群，美化身体曲线。

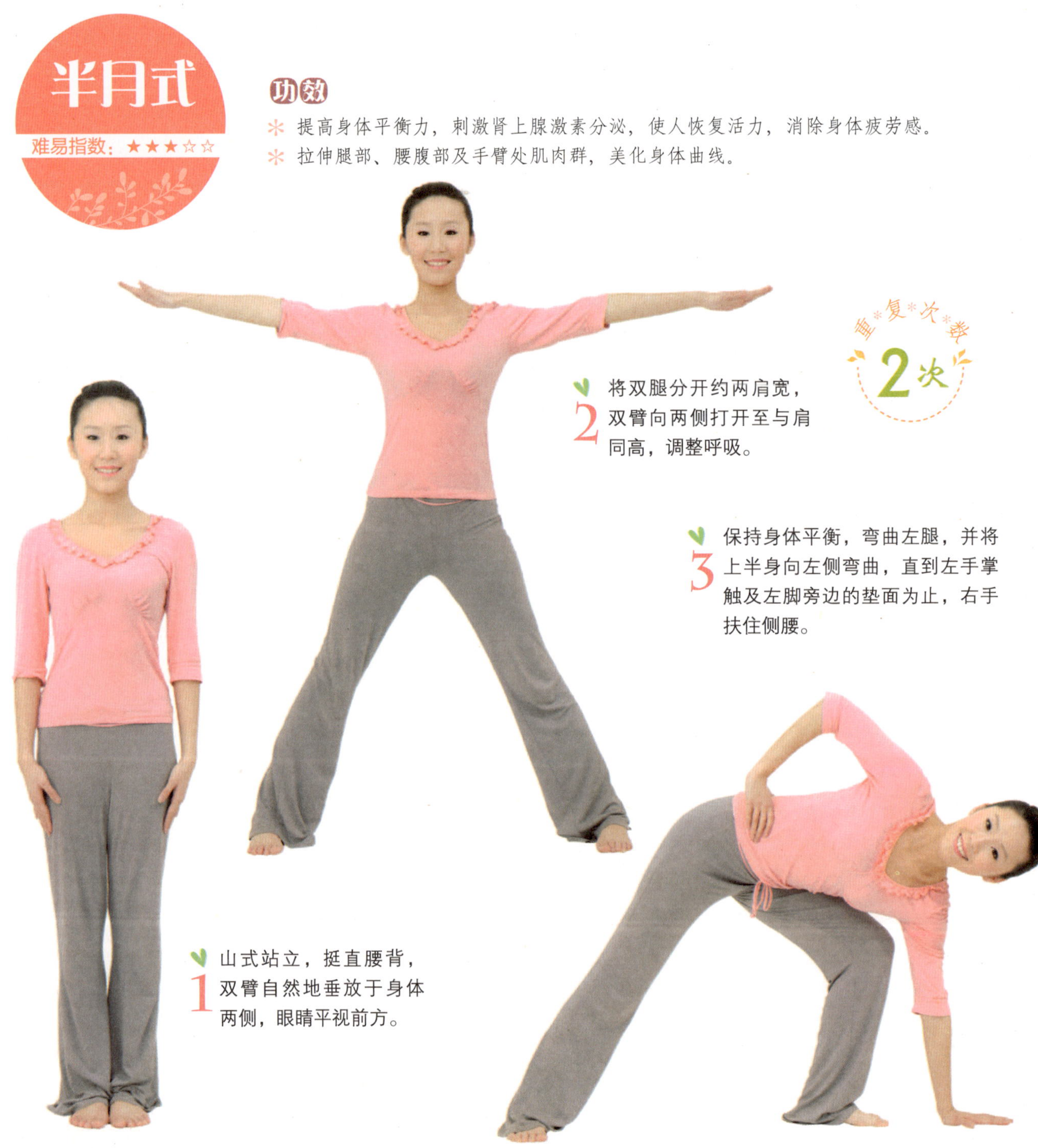

重复次数 2次

1 山式站立，挺直腰背，双臂自然地垂放于身体两侧，眼睛平视前方。

2 将双腿分开约两肩宽，双臂向两侧打开至与肩同高，调整呼吸。

3 保持身体平衡，弯曲左腿，并将上半身向左侧弯曲，直到左手掌触及左脚旁边的垫面为止，右手扶住侧腰。

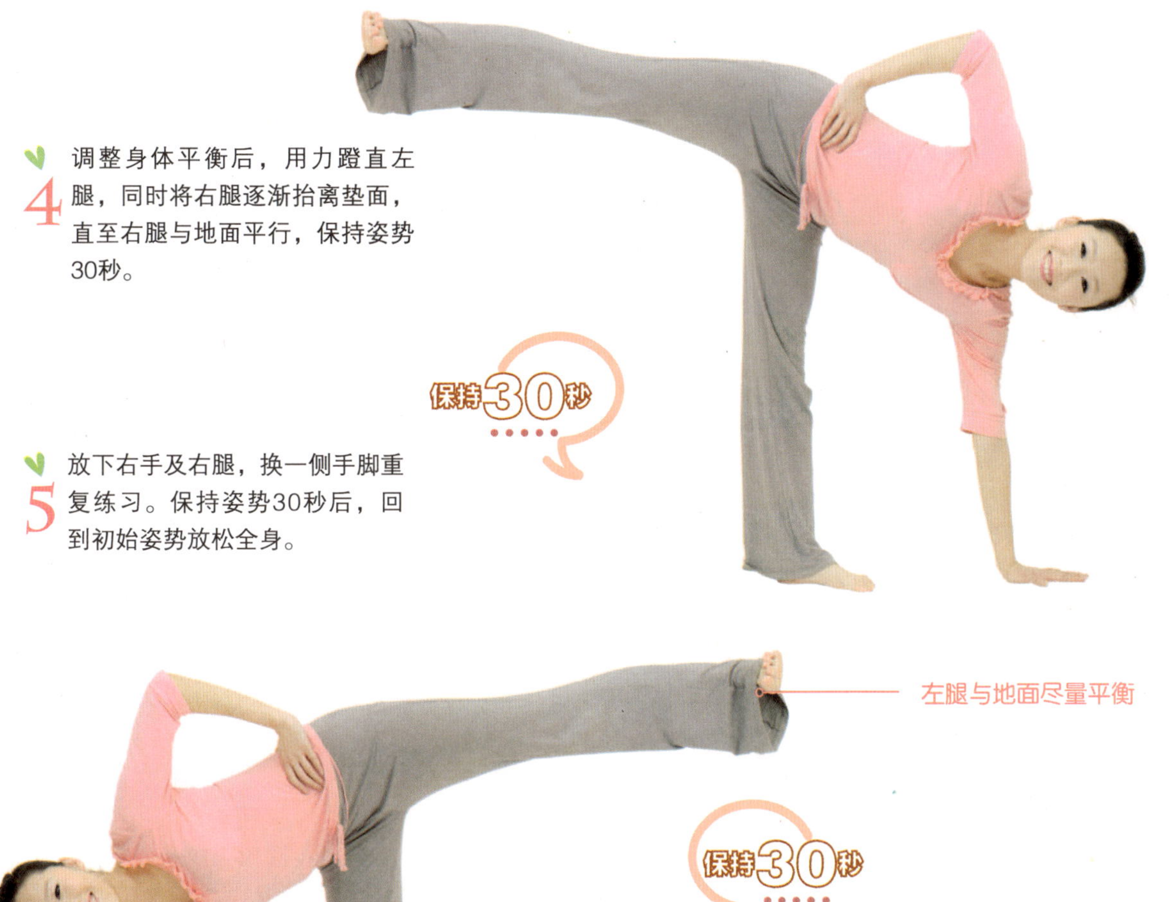

4 调整身体平衡后，用力蹬直左腿，同时将右腿逐渐抬离垫面，直至右腿与地面平行，保持姿势30秒。

5 放下右手及右腿，换一侧手脚重复练习。保持姿势30秒后，回到初始姿势放松全身。

降低难度

如果让右手撑垫面很难将身体保持平衡，可在右手下边垫放一块瑜伽砖，以降低身体运动的幅度。

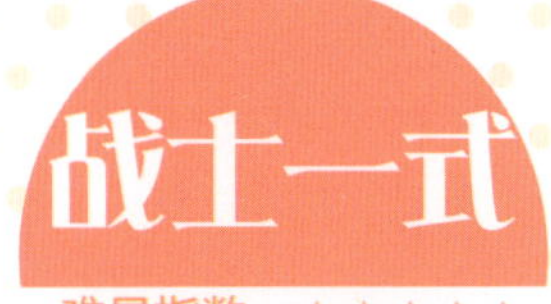

战士一式

难易指数：★★★☆☆

功效

* 增加双腿力量，提高身体平衡性，同时削减腿部多余脂肪，美化腿部线条。
* 促进腹腔区域血液循环，促进肠道蠕动能力，缓解便秘症状。

1 山式站立，挺直腰背，双臂自然地垂放于身体两侧，眼睛平视前方。

2 吸气，双腿分开约两肩宽，双臂向两侧打开至与肩同高，调整呼吸。

3 呼气，右脚微微向外旋转，左脚稍稍内收，双手及上身向右侧转动，眼睛看向正右前方。

重复次数 5次

左脚稍稍内收

4 深呼吸，向前弯曲右腿，让右大腿与右小腿尽量垂直，双臂向头顶上方伸展，双手合十，保持姿势30秒。

5 直起双腿，换左腿弯曲，身体向左侧转动，保持姿势30秒后，恢复到初始姿势，放松全身。

保持30秒
保持30秒
左大腿与左小腿尽量垂直

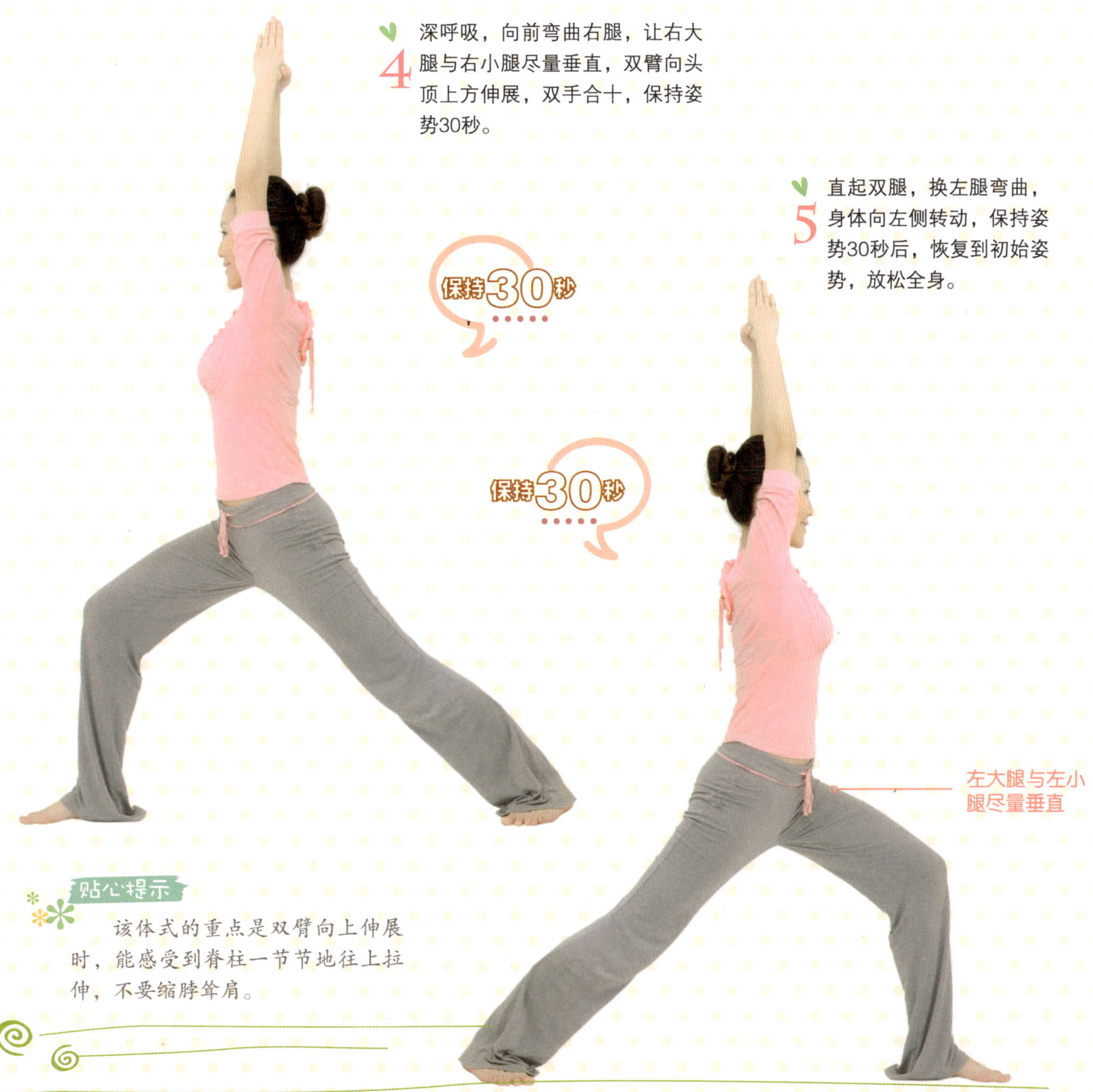

贴心提示

该体式的重点是双臂向上伸展时，能感受到脊柱一节节地往上拉伸，不要缩脖耸肩。

战士二式

难易指数：★★★☆☆

功效

- 促进全身气血循环，增强下半身力量，增加身体平衡性，滋养神经。
- 拉伸大腿后侧肌肉群，有效预防腿部浮肿，消除腿部多余脂肪。

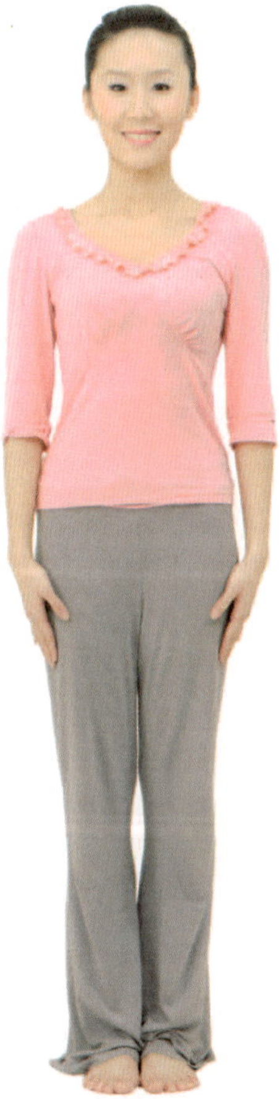

1 山式站立，挺直腰背，双臂自然地垂放于身体两侧，眼睛平视前方。

2 然后吸气，双腿分开大约两肩宽，再抬起双手手臂，将双臂向身体两侧打开至与肩同高，调整呼吸。

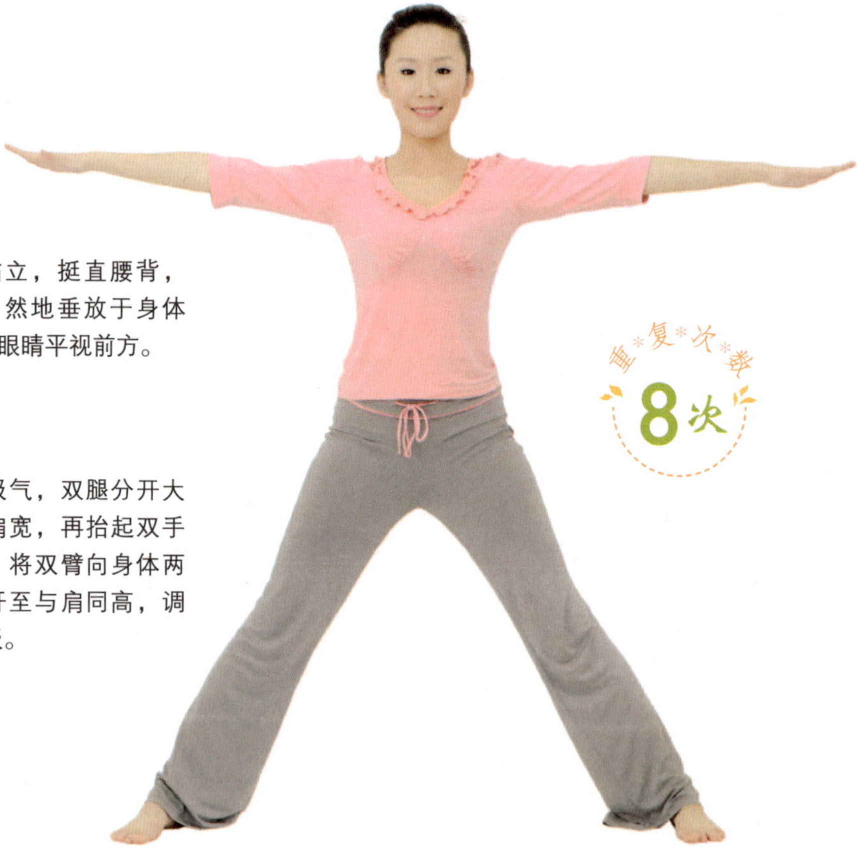

重复次数 8次

贴心提示

练习时要让平举的双臂始终在一条直线上，腰背挺直，向后伸展的腿保持直立，膝盖不要弯曲，这样才能收到最佳效果。

3 保持双臂姿势不动，将右脚微微向外转动，左脚稍稍内收，吸气，弯曲右膝至个人极限处，同时将头部转向右边，让眼睛看向右手的方向，呼气，保持姿势30秒。

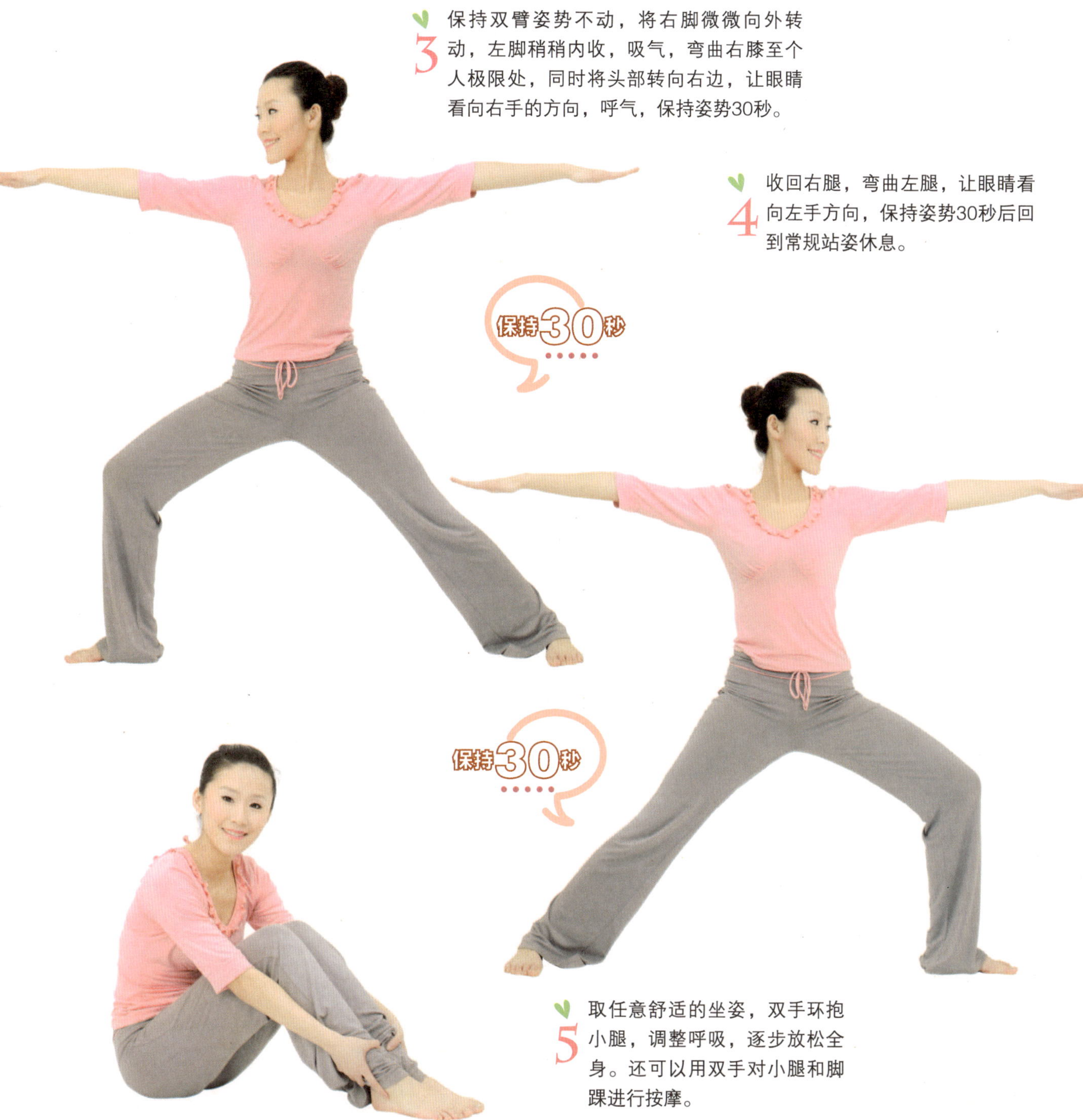

4 收回右腿，弯曲左腿，让眼睛看向左手方向，保持姿势30秒后回到常规站姿休息。

5 取任意舒适的坐姿，双手环抱小腿，调整呼吸，逐步放松全身。还可以用双手对小腿和脚踝进行按摩。

战士三式

难易指数：★★★★★

功效

- 提高身体平衡能力，有助于集中意识、平复心绪，塑造良好性格。
- 充分锻炼腿部和腰腹部，消除腰腹部及腿部多余脂肪。

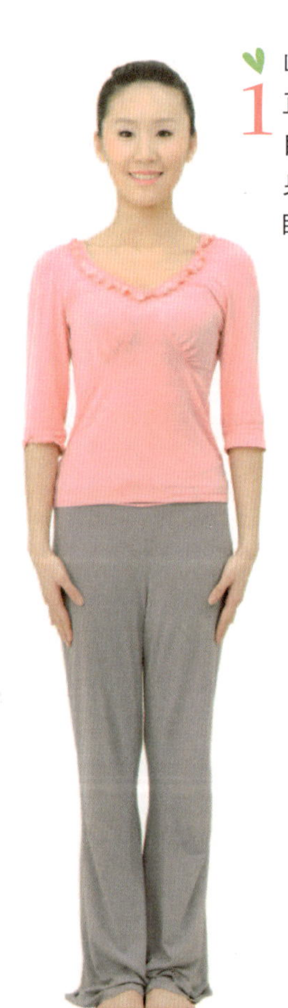

1 山式站立，挺直腰背，双臂自然地垂放于身体两侧，眼睛平视前方。

2 吸气，双腿分开约两肩宽，双臂向两侧打开至与肩同高，调整呼吸。

重复次数 3次

3 呼气，右脚微微向外转，左脚稍稍内收，双手及上身向右侧转动，眼睛看向右方。

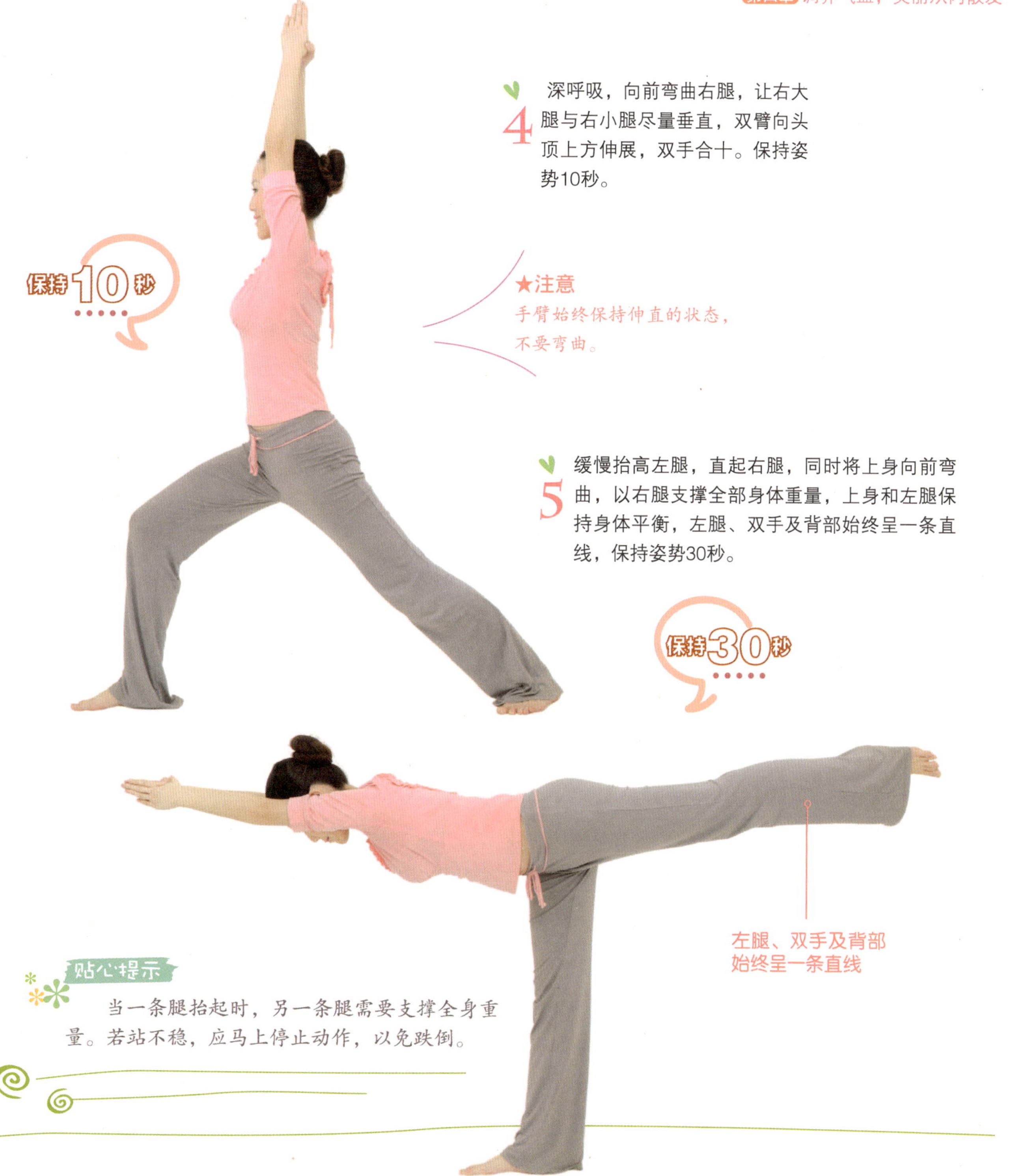

4 深呼吸，向前弯曲右腿，让右大腿与右小腿尽量垂直，双臂向头顶上方伸展，双手合十。保持姿势10秒。

★注意

手臂始终保持伸直的状态，不要弯曲。

5 缓慢抬高左腿，直起右腿，同时将上身向前弯曲，以右腿支撑全部身体重量，上身和左腿保持身体平衡，左腿、双手及背部始终呈一条直线，保持姿势30秒。

贴心提示

当一条腿抬起时，另一条腿需要支撑全身重量。若站不稳，应马上停止动作，以免跌倒。

延缓衰老——增加头部供氧量

轮式

难易指数：★★★★★

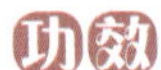

功效

- 加速血液回流至脑部，令人思维清晰。
- 增加手腕柔韧性，增强手臂及双腿力量，让人身体更灵活。

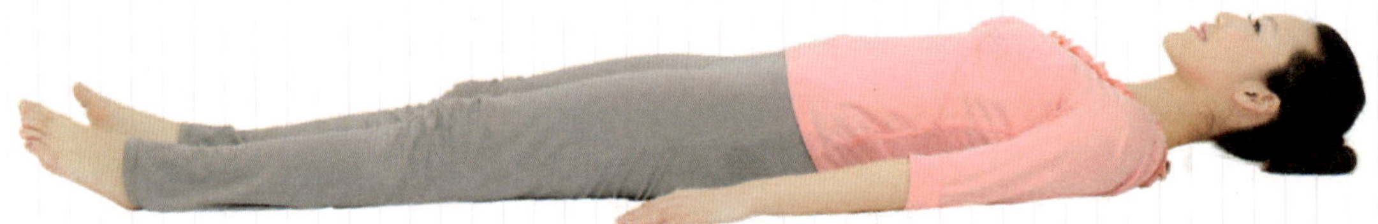

1 仰卧在垫面上，双腿伸直并拢，双臂自然放在身体的两侧，调整呼吸。

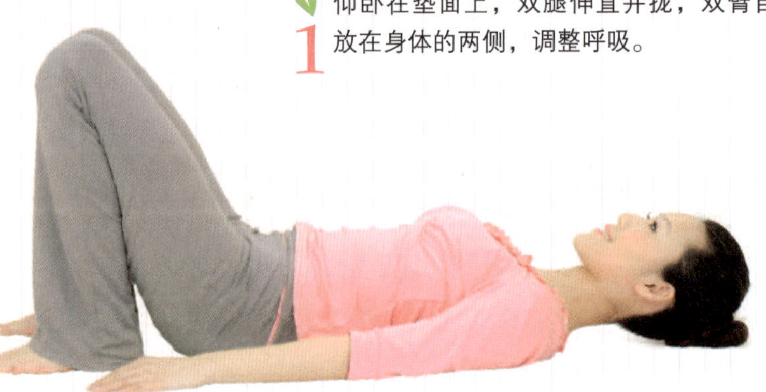

2 吸气，弯曲双膝，尽量让双脚脚后跟靠近臀部。

重复次数 3次

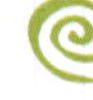

贴心提示

本体式对腰部力量要求较高，患有颈椎病、高血压、眩晕症的人最好不要练习此体式。

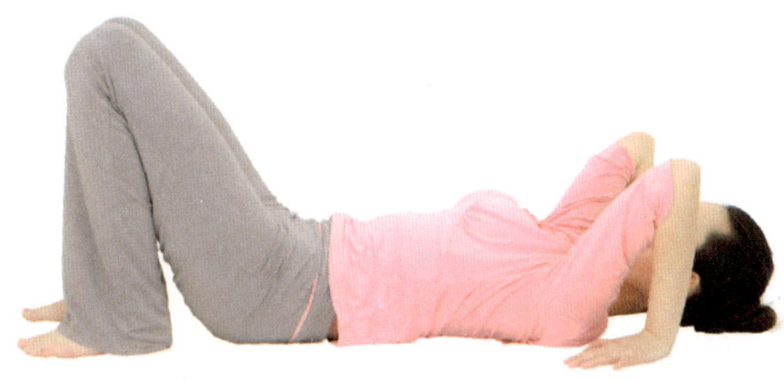

3 呼气，向头顶方向弯曲双手手肘，并将双手手掌放在肩胛骨的下方，手指指向双脚的方向，手肘指向天空。

4 吸气，腹部及臀部收紧，用力抬高臀部和腰背部，然后双臂伸直，将腹部抬至个人极限处。头顶指向垫面，眼睛望向地面，保持姿势10秒。

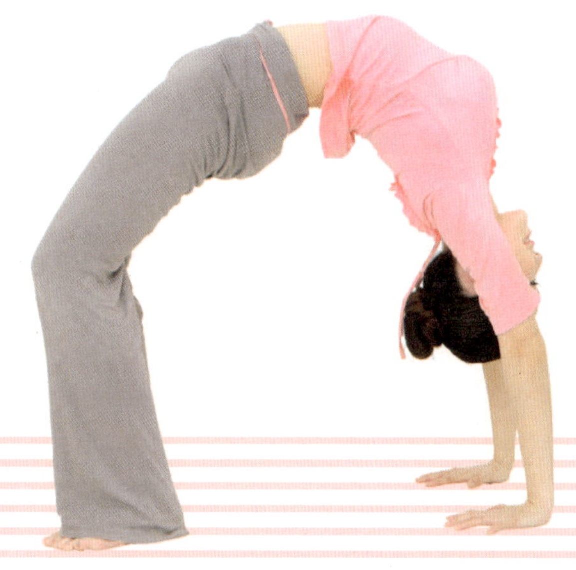

5 之后身体落回地面，闭上双眼，轻轻按摩腰腹部，放松全身。

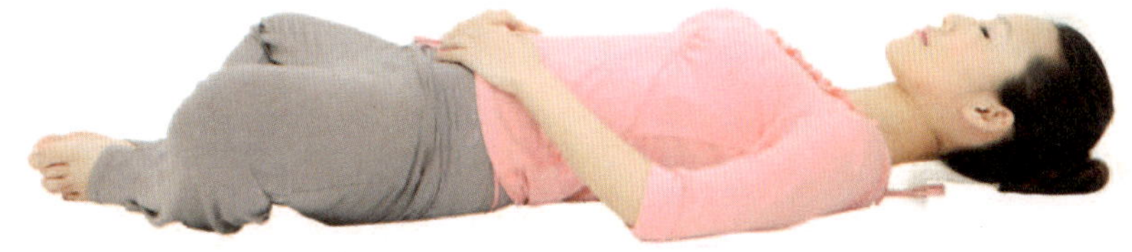

半莲花单腿
站立前屈式
难易指数：★★★★☆

功效

- 头部向下的动作能加速血液回流，增加脑部含氧量，从而滋养面部，延缓衰老。
- 增加腿部力量，消除腿部及腹部多余脂肪，提高人体平衡力。

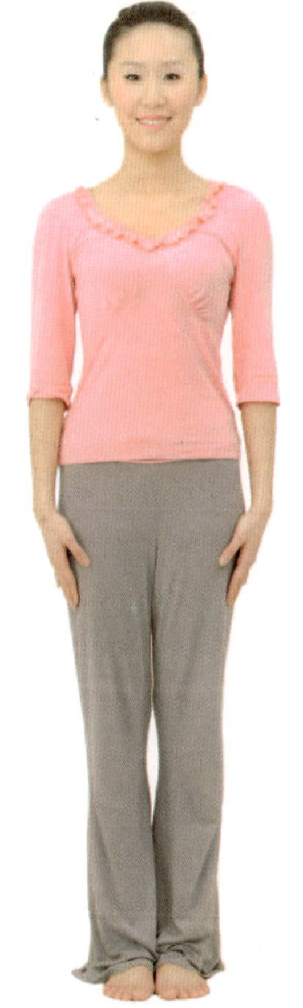

1 山式站立，双腿伸直，挺直腰背，双手自然垂于身体的两侧。

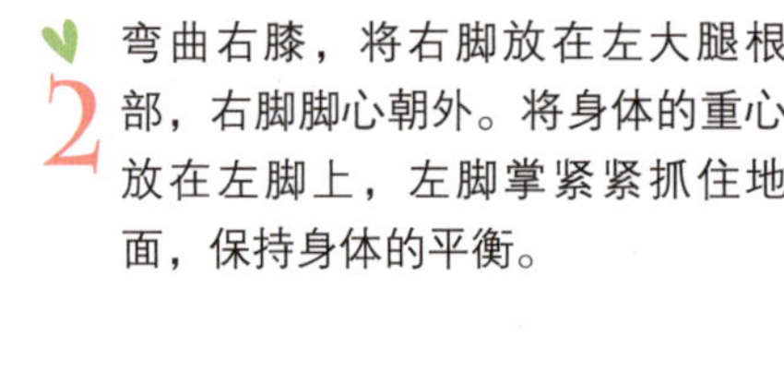

2 弯曲右膝，将右脚放在左大腿根部，右脚脚心朝外。将身体的重心放在左脚上，左脚掌紧紧抓住地面，保持身体的平衡。

重复次数
3次

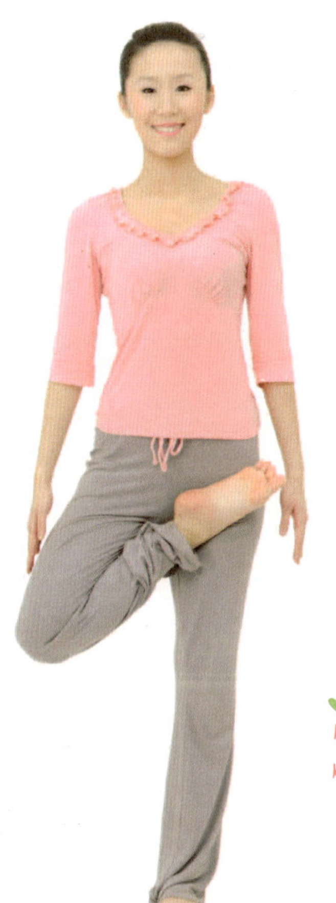

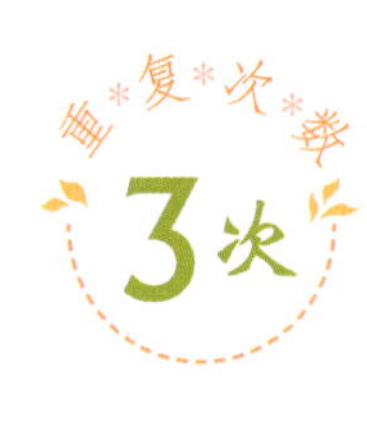

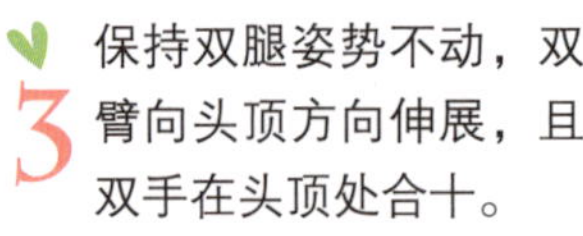

3 保持双腿姿势不动，双臂向头顶方向伸展，且双手在头顶处合十。

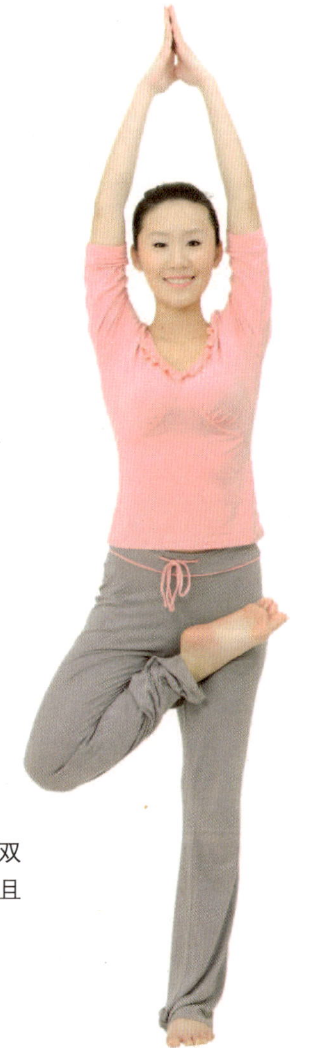

6 再次抬起上半身，放松双脚，双手放在腰上，轻轻按摩腰间肌肉，调整呼吸，轻松休息片刻。

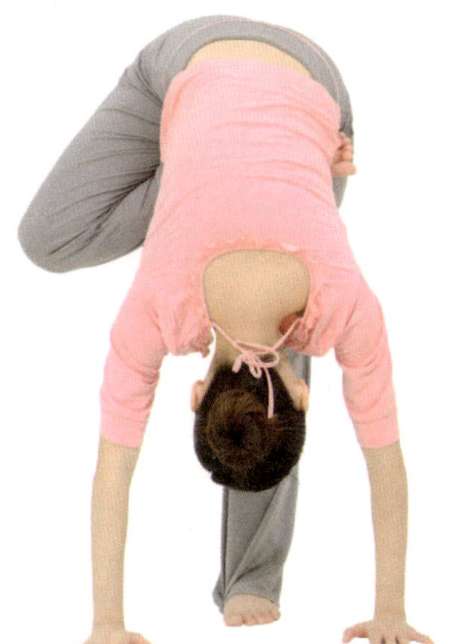

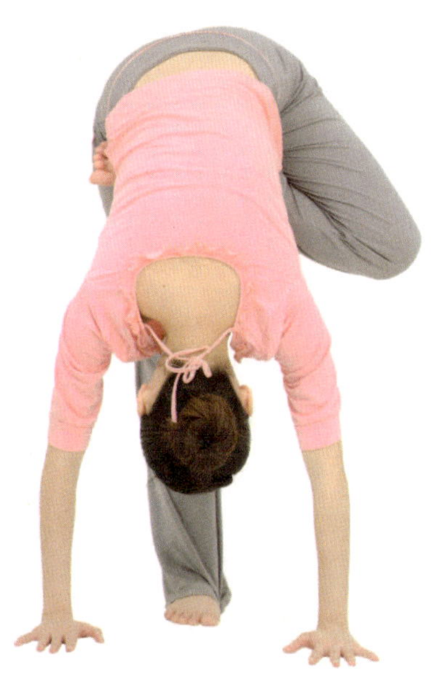

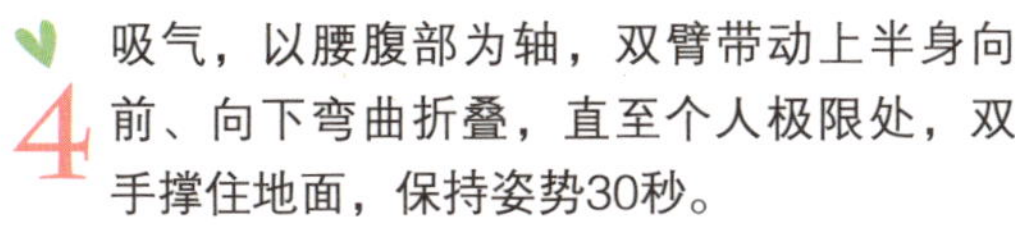

4 吸气，以腰腹部为轴，双臂带动上半身向前、向下弯曲折叠，直至个人极限处，双手撑住地面，保持姿势30秒。

5 缓慢抬起上半身，松开右脚休息片刻，然后再换另一侧练习，保持姿势30秒。

贴心提示

练习此动作时，要将身体的重心均衡转移到站立的那条腿上，身体俯身向下折叠时，动作要缓慢有节奏，保持好身体的平衡。

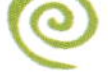

铲斗式

难易指数：★★★☆☆

功效

- 加速血液回流回到头部，增加脑部的供氧量，加快面部代谢，消除面部浮肿。
- 扩展肩背部，滋养脊柱神经，刺激腹内器官，使人保持活力。

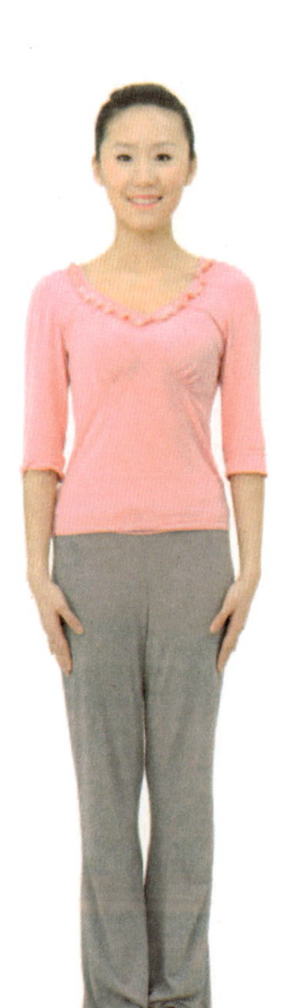

1 山式站立，双臂自然垂于体侧，调整呼吸。

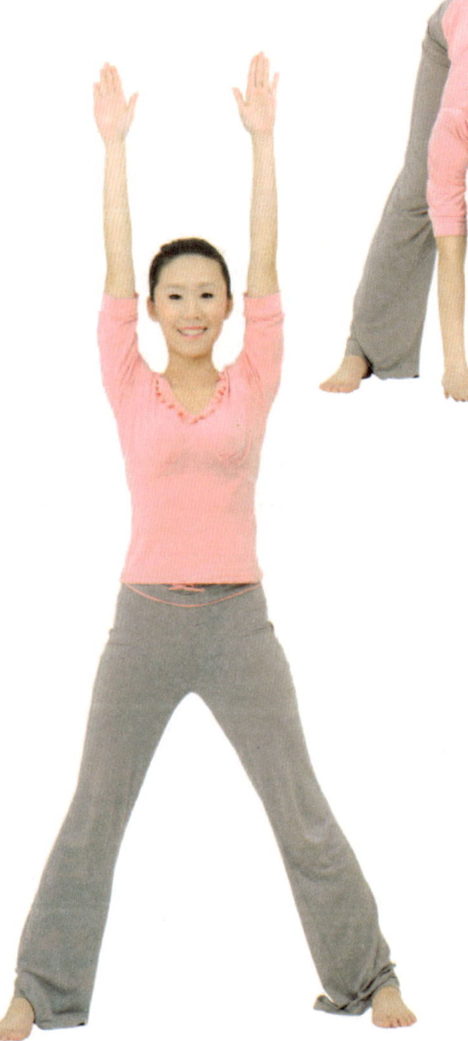

2 双脚分开约两肩宽，双臂向上伸直，挺直脊柱。

3 吸气，以腰部为轴，让上半身迅速地向前向下弯曲，然后让双臂带动上半身在两腿间像铲斗车掘土一样前后摆动，至少摆动10次。

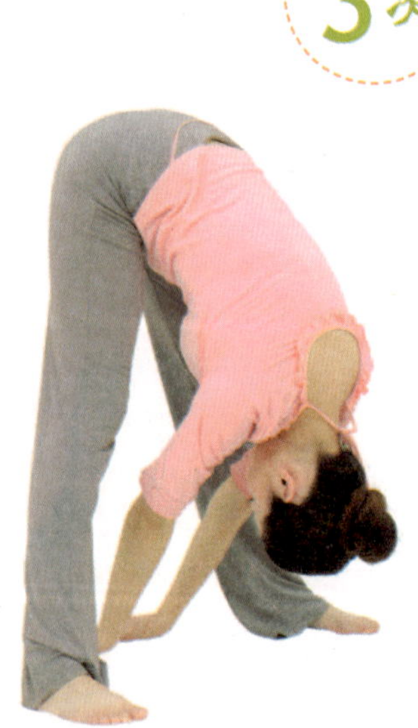

4 呼气，注意手臂摆动时一定要带动上半身运动，之后将下背部、中背部、上背部、颈部和头部依次向上抬起。

重复次数 3次

提亮气色——全身排毒

束角式

难易指数：★★★☆☆

功效

- 有效刺激和按摩腹部，提高腹腔脏器的工作效率，促进全身气血循环，加速排毒。
- 增加腿部关节的韧性，拉伸大腿内侧的肌肉，提高双腿的灵活性。

重复次数 3次

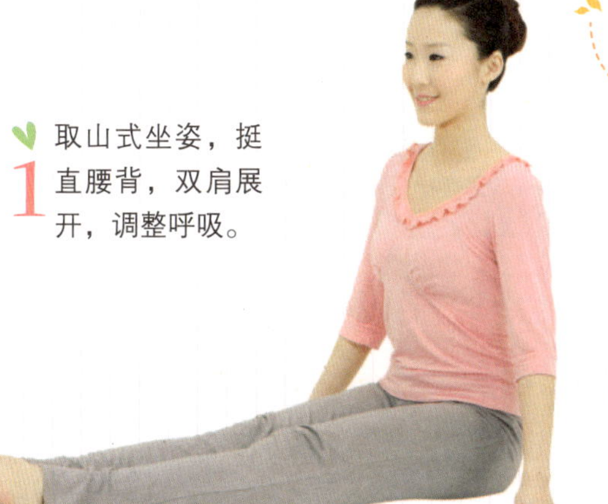

1 取山式坐姿，挺直腰背，双肩展开，调整呼吸。

2 弯曲双膝，使双脚脚心相对，双手握住脚尖，将双脚尽量拉向会阴处。

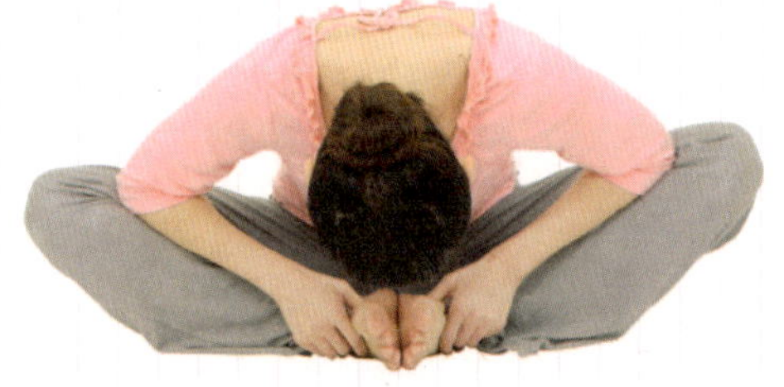

3 吸气，向上伸展脊柱。呼气，上半身向前倾，直到上半身与腿部贴合，并将双手手肘打开，将双腿膝盖尽量压向地面。保持姿势30秒。之后按摩双腿内侧休息。

降低难度

如果将双脚拉至会阴处感觉有困难，不妨用瑜伽伸展带套住双脚脚尖，将其固定在后腰处。

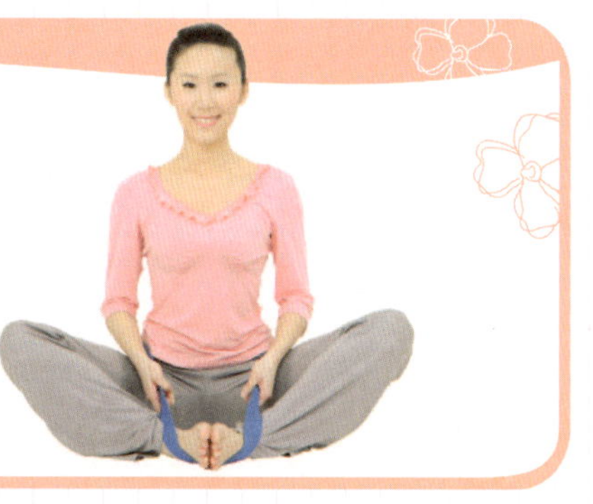

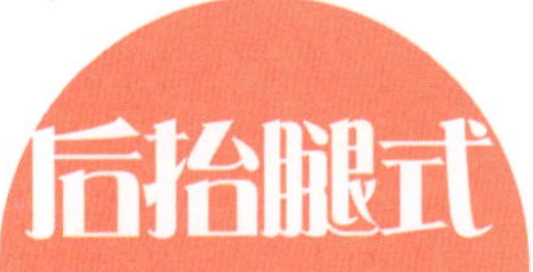

后抬腿式

难易指数：★★★☆☆

功效

* 加速血液回流，帮助排出体内毒素，滋养肌肤，美化身体曲线。
* 锻炼腿部及臀部肌肉群，美化下半身线条。

1 俯卧，双腿并拢伸直，下巴点地，双臂弯曲，双手置于胸部两侧的垫面上，调整呼吸。

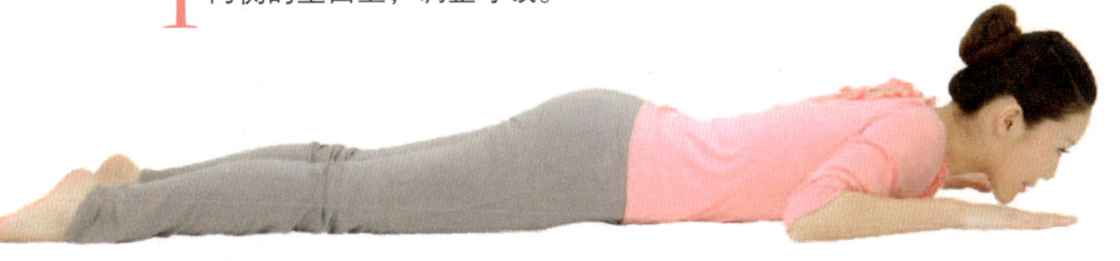

2 吸气，头颈部用力，带动头部及肩膀微微向上抬起，同时抬高右腿至个人极限处，右脚尖绷直。

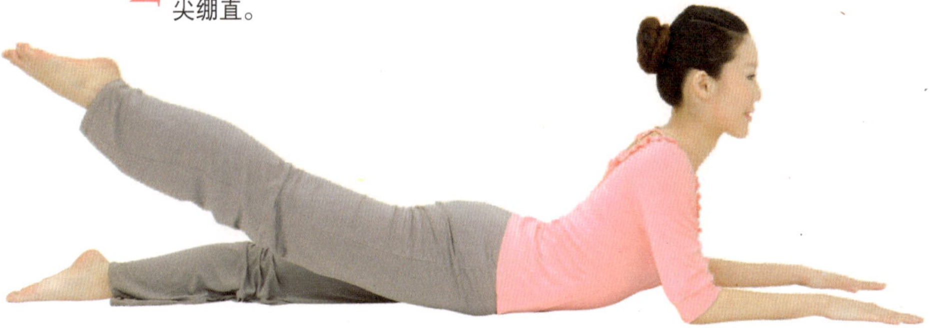

重复次数 5次

保持20秒

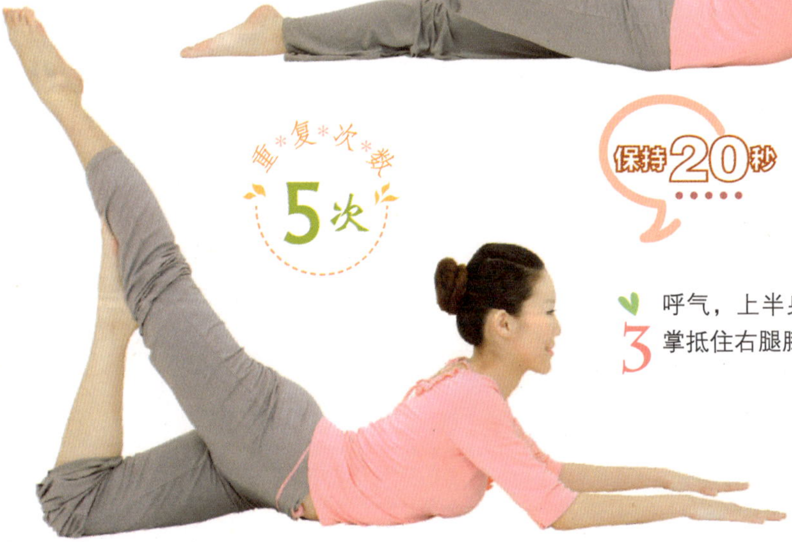

3 呼气，上半身保持不动，向上弯曲左膝，让左脚脚掌抵住右腿膝盖，保持姿势20秒。

蛙式

难易指数：★★★★☆

功效

- 加速体内气血循环，帮助排出体内毒素。
- 有效锻炼全身肌肉群，削减大腿区域多余脂肪，灵活腰腹部。

1 仰卧在垫面上，双腿并拢伸直，双臂置于下巴处的垫面上，调整呼吸。

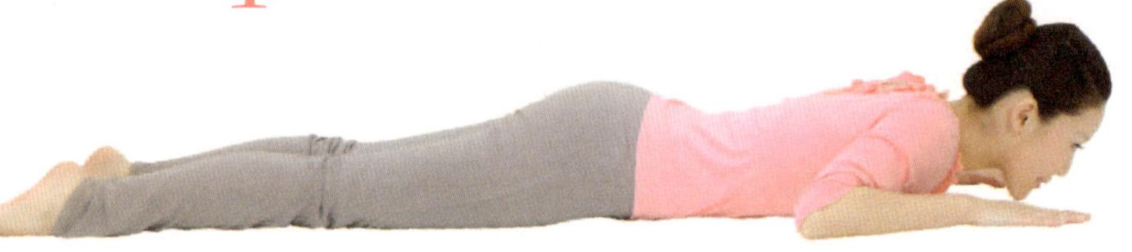

2 吸气，向上弯曲双腿，让双脚脚跟尽量靠近臀部，双手抓住双脚尖，头部保持不动，保持身体平衡。

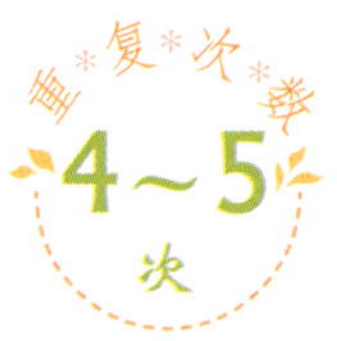

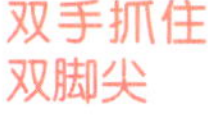

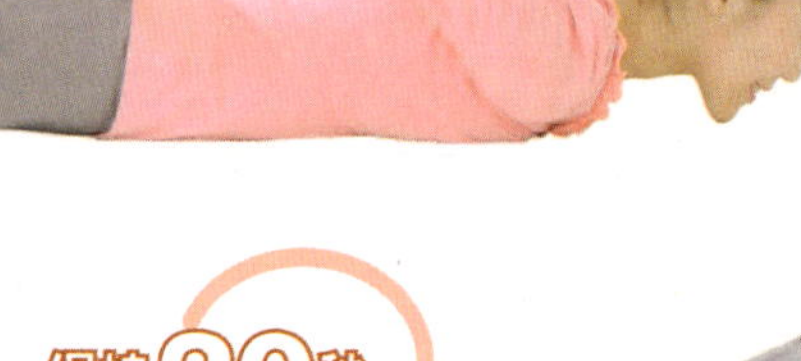

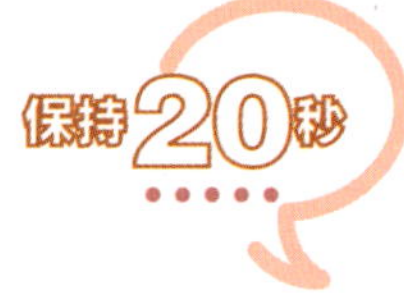

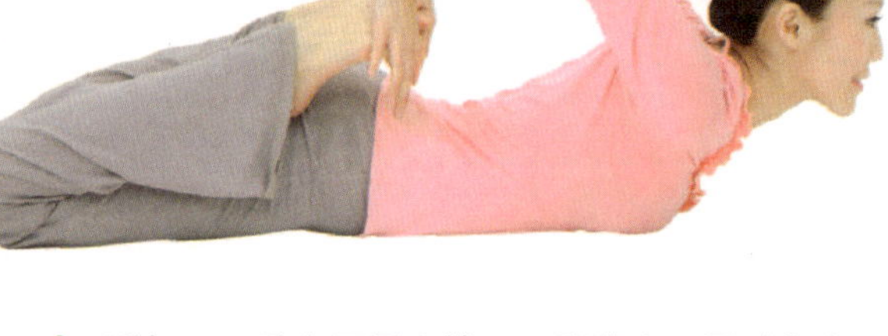

3 呼气，双臂向下用力按压双脚脚尖，同时向上抬高头颈部，感受上背部、腿部及腰腹部的挤压，保持姿势20秒后，摊平身体，放松全身休息。

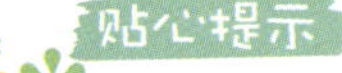

双手按压双脚尖时，双膝要始终不离开地面。

鸽子式

难易指数：★★★☆☆

功效

* 促进全身气血循环，加强新陈代谢，有助于缓解身体疲劳，恢复精神。
* 充分锻炼全身肌肉群，滋养脊柱，使身姿更挺拔。

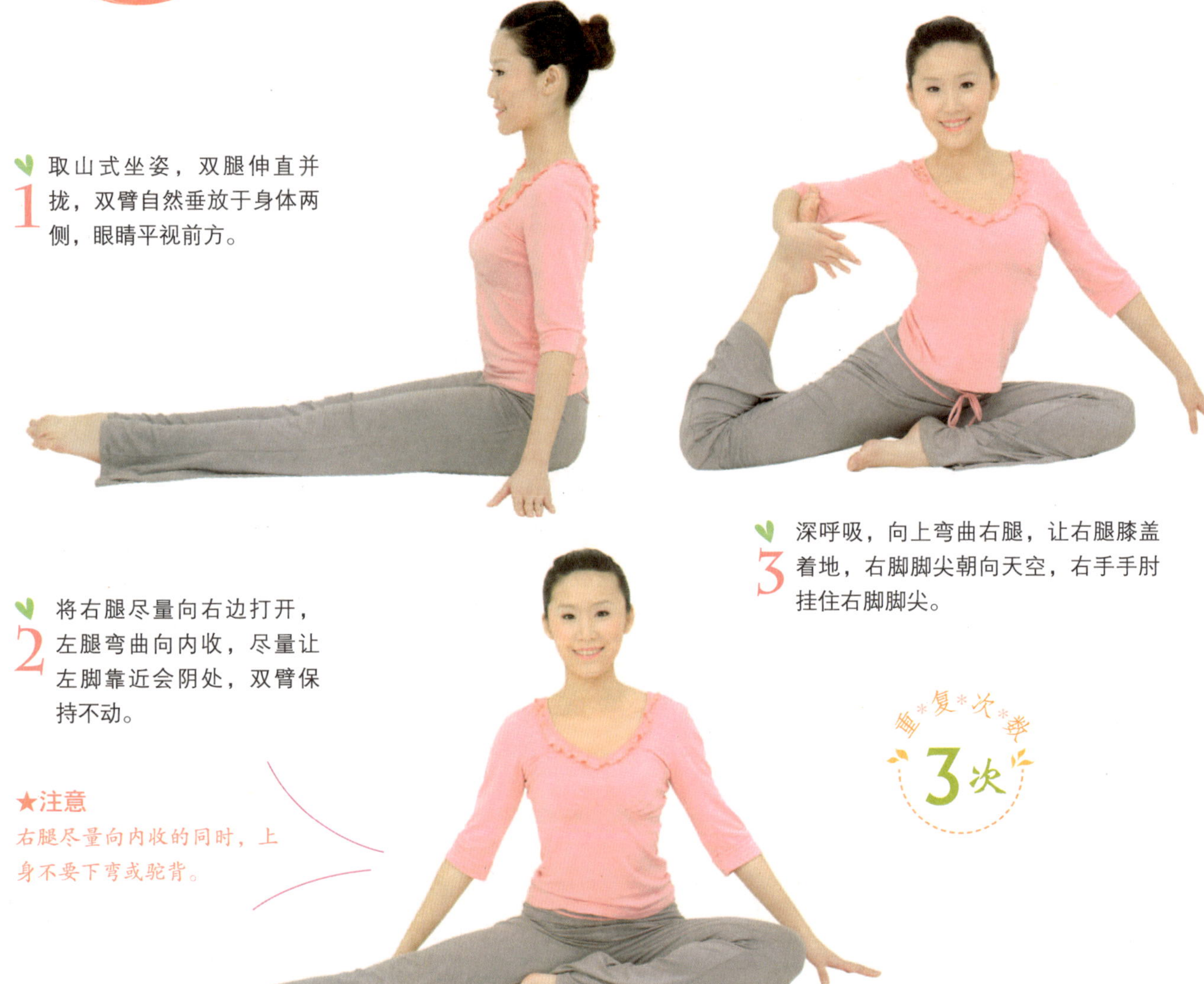

1 取山式坐姿，双腿伸直并拢，双臂自然垂放于身体两侧，眼睛平视前方。

2 将右腿尽量向右边打开，左腿弯曲向内收，尽量让左脚靠近会阴处，双臂保持不动。

3 深呼吸，向上弯曲右腿，让右腿膝盖着地，右脚脚尖朝向天空，右手手肘挂住右脚脚尖。

重复次数 3次

★注意

右腿尽量向内收的同时，上身不要下弯或驼背。

4 吸气，将左手抬高至胸前位置，端平双臂，尽量体会侧腰的拉伸感。呼气，保持姿势10秒。

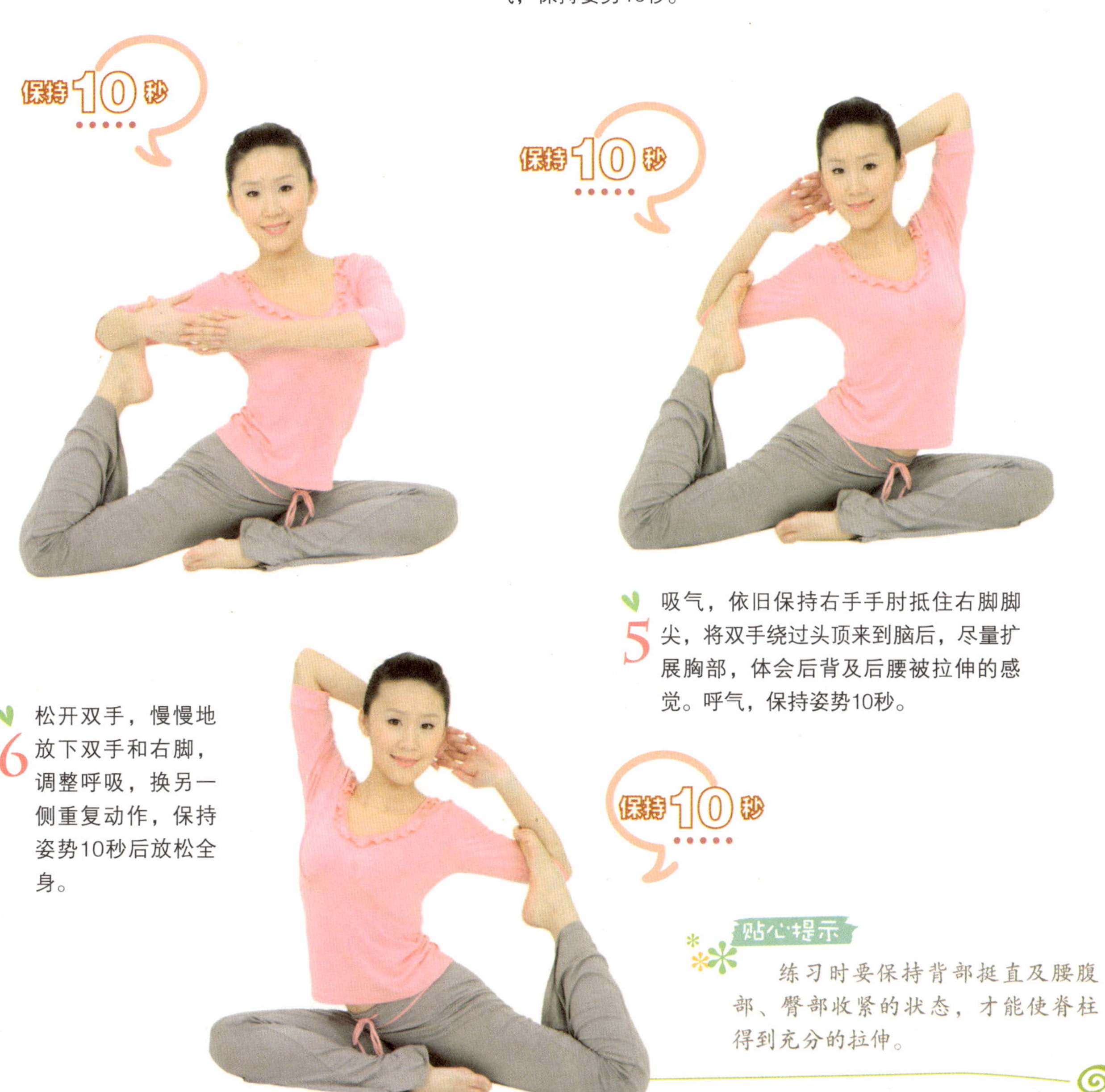

5 吸气，依旧保持右手手肘抵住右脚脚尖，将双手绕过头顶来到脑后，尽量扩展胸部，体会后背及后腰被拉伸的感觉。呼气，保持姿势10秒。

6 松开双手，慢慢地放下双手和右脚，调整呼吸，换另一侧重复动作，保持姿势10秒后放松全身。

贴心提示

练习时要保持背部挺直及腰腹部、臀部收紧的状态，才能使脊柱得到充分的拉伸。

舞王式

难易指数：★★★☆☆

功效

- 充分调动全身肌肉群的积极性，加速体内气血循环，提高身体平衡力和柔韧性。
- 有效拉伸大腿后侧的肌肉，改善臀部和腿部的线条。

重复次数 3次

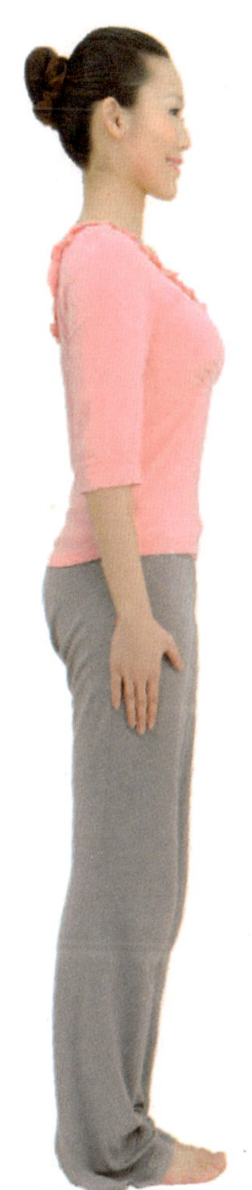

1 山式站立，双腿伸直并拢，双手自然地垂放于身体的两侧，眼睛平视前方。

2 保持上半身姿势不动，向后伸直右腿，然后让右脚脚尖点地。

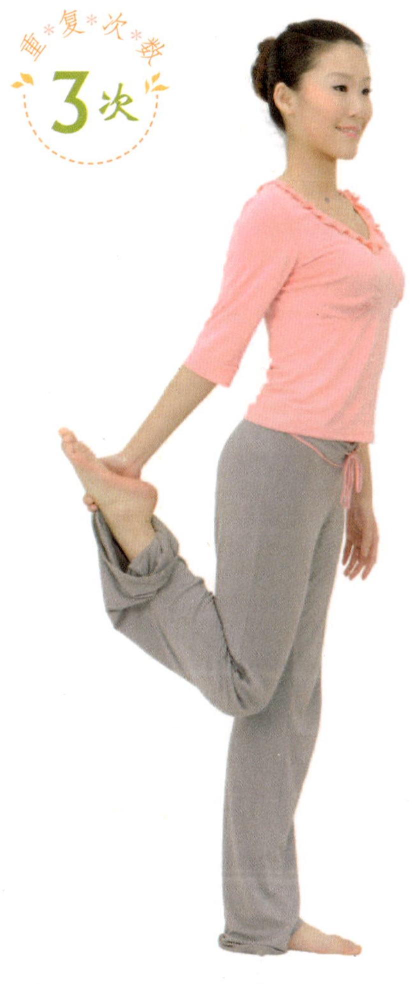

3 吸气，向上抬高右腿，同时用右手抓住右脚脚背，右膝盖垂直指向地面。

4 呼气，向上抬起左臂，身体向上伸展，使左腿、脊柱、头部和左臂形成一条直线。保持姿势30秒。

5 右手向上用力，将右腿拉至个人最高点，同时将上半身微微向前倾，左手始终向前伸直，保持姿势30秒。

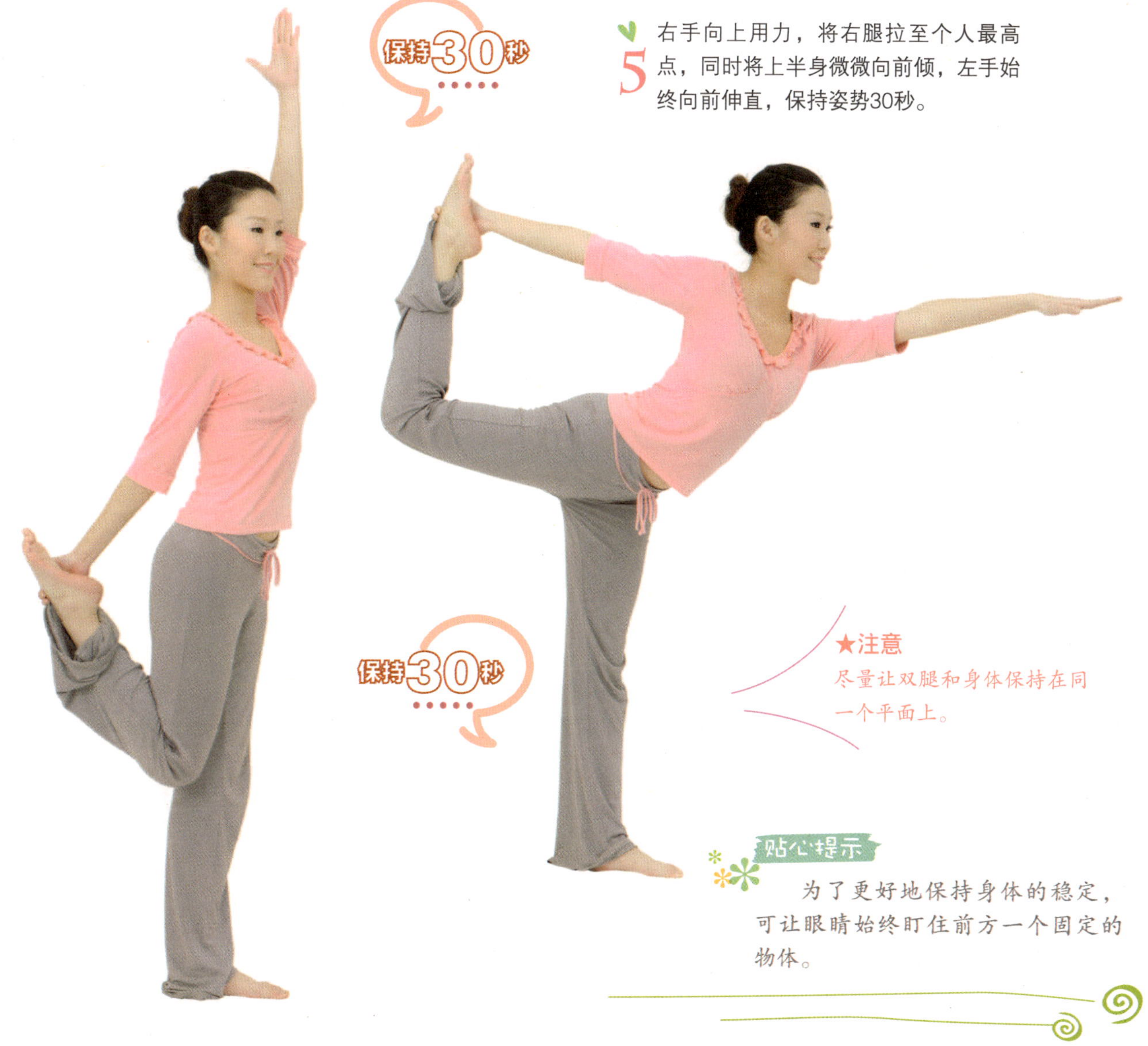

★注意

尽量让双腿和身体保持在同一个平面上。

贴心提示

为了更好地保持身体的稳定，可让眼睛始终盯住前方一个固定的物体。

啄地式

难易指数：★★★★☆

功效

* 扩展胸腔，促进全身气血循环，令脊柱更柔韧，增加身体各关节的灵活性。
* 滋养及按摩腹腔脏器，消除腹部多余脂肪，增强消化系统功能。

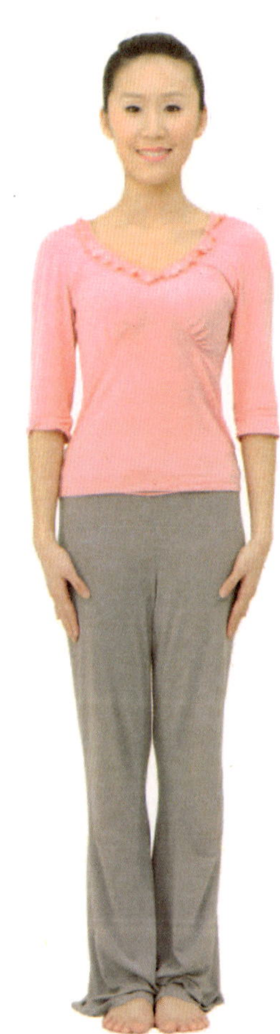

1 山式站立，双臂自然垂于体侧，调整呼吸。

2 将双脚分开到大约两肩宽的位置，腰背挺直站立，缓缓向两侧抬起双手，平举至与肩同高，眼睛要保持平视前方。

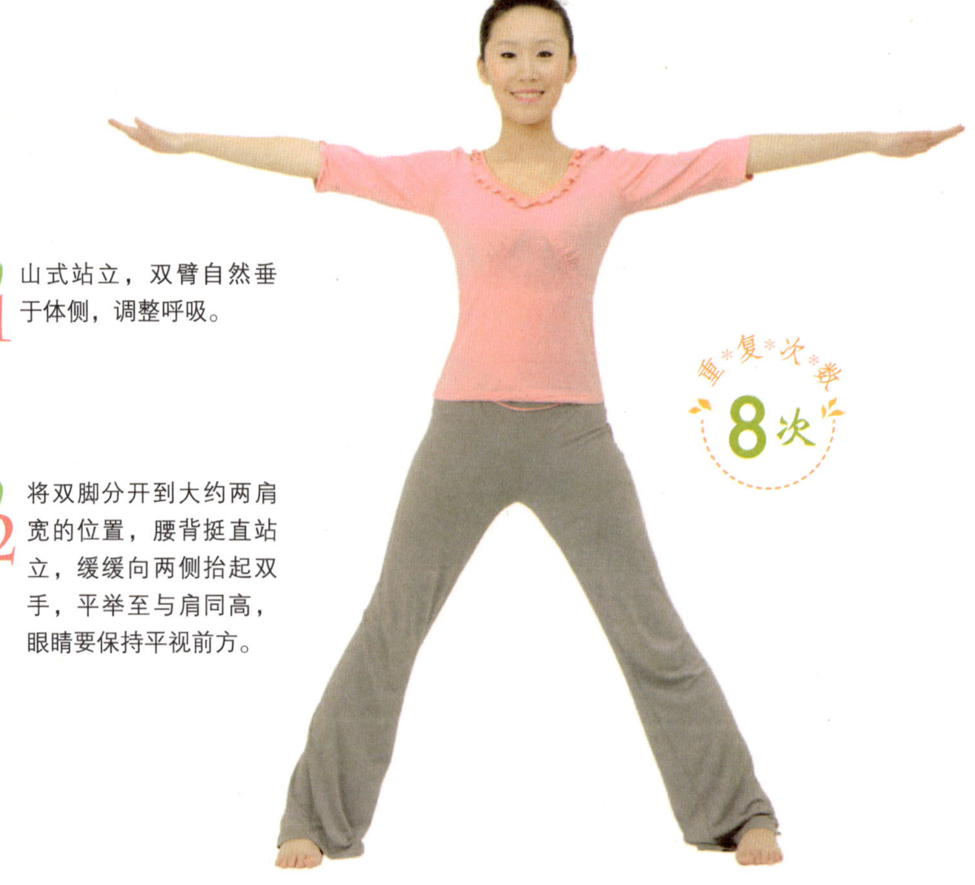

重复次数 8次

贴心提示

无论是山式站立还是俯身伸展，背部都要保持挺直的状态，尤其在做步骤4时，不要为了俯身而驼背，同时手肘不要弯曲。

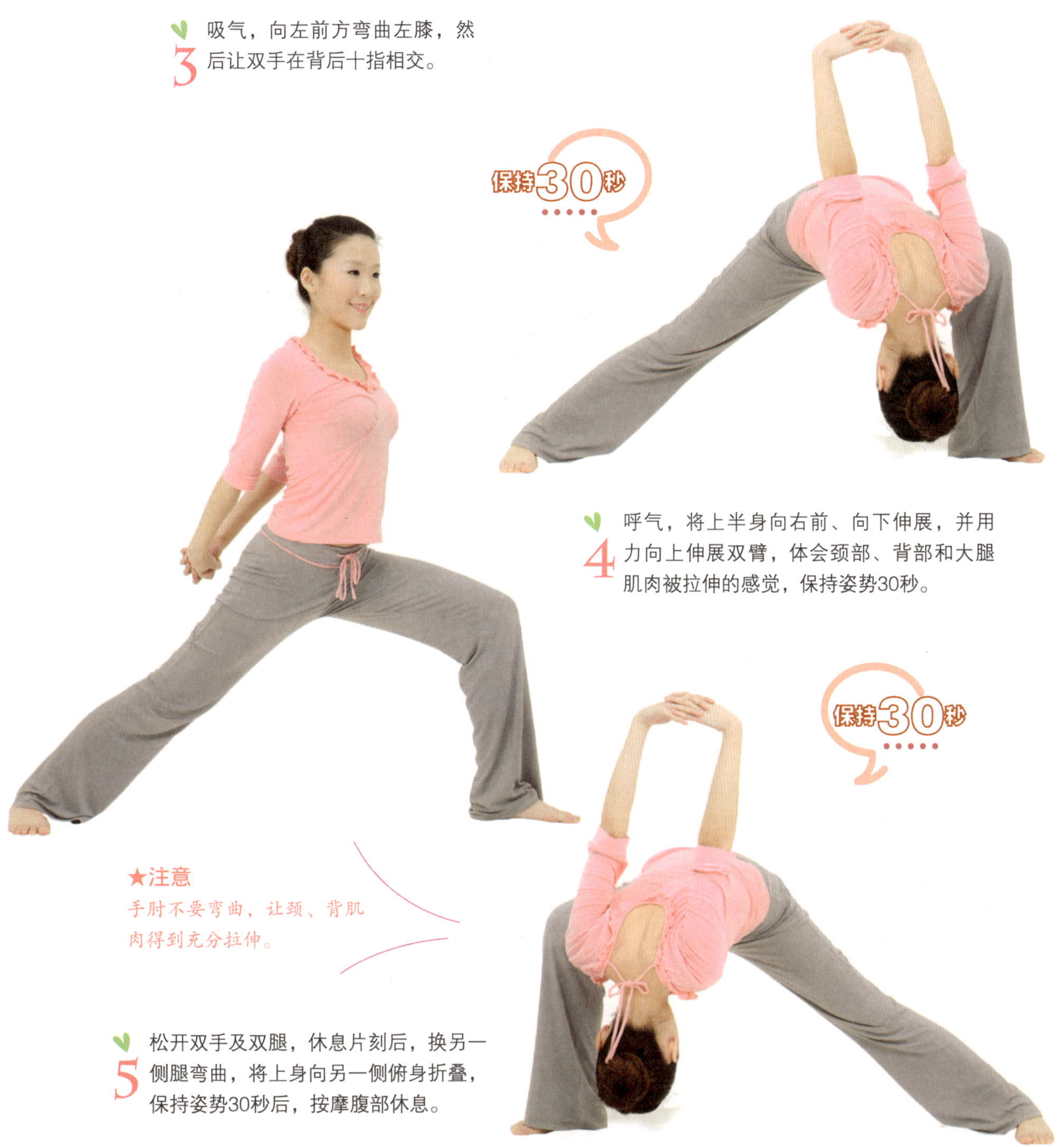

3 吸气，向左前方弯曲左膝，然后让双手在背后十指相交。

4 呼气，将上半身向右前、向下伸展，并用力向上伸展双臂，体会颈部、背部和大腿肌肉被拉伸的感觉，保持姿势30秒。

★注意

手肘不要弯曲，让颈、背肌肉得到充分拉伸。

5 松开双手及双腿，休息片刻后，换另一侧腿弯曲，将上身向另一侧俯身折叠，保持姿势30秒后，按摩腹部休息。

V字式

难易指数：★★★☆☆

功效

- 加速全身血液循环，滋养脊背，在改善便秘的同时，加速肌肤新陈代谢。
- 拉伸大腿后侧及后背部肌肉群，缓解压力和紧张的情绪，让人恢复活力。

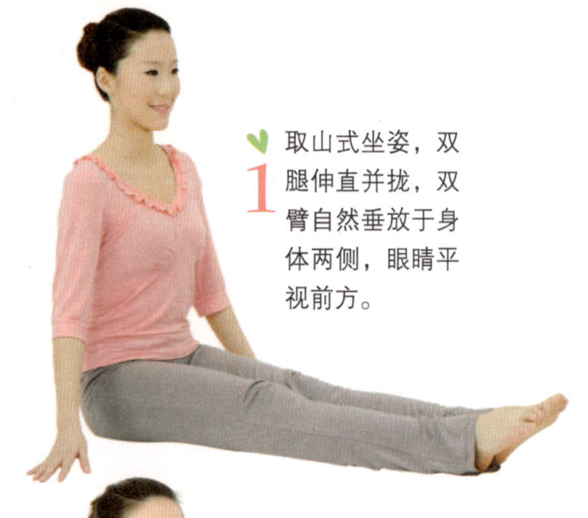

1 取山式坐姿，双腿伸直并拢，双臂自然垂放于身体两侧，眼睛平视前方。

2 吸气，弯曲双腿，并让双手握住双脚大脚趾，挺直脊柱，感受脊柱向上伸展的感觉。

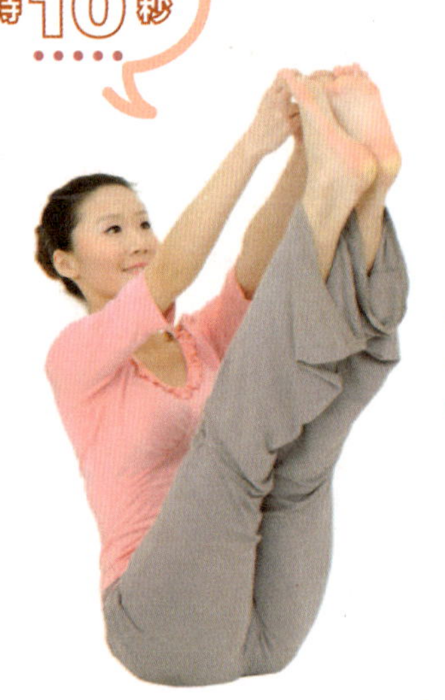

保持10秒

3 呼气，以臀部为着力点，双臂向上用力，带动双腿向上伸直抬高，眼睛看向脚尖处，保持姿势10秒。

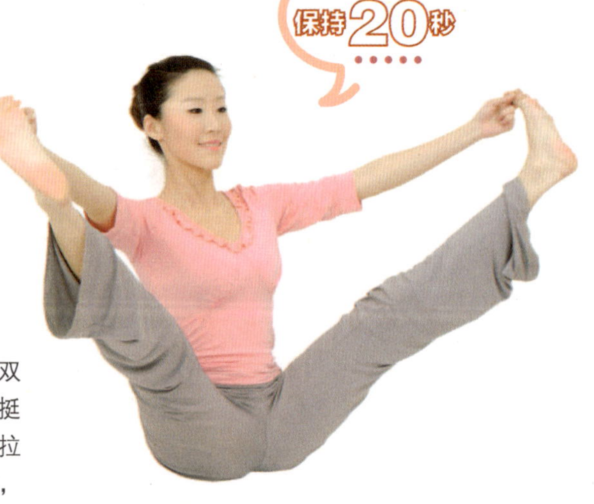

保持20秒

4 继续保持身体的稳定性，将双腿向两侧打开至个人极限，挺直脊柱，体会背部及背部被拉伸的感觉。保持姿势20秒后，回到常规坐姿休息。

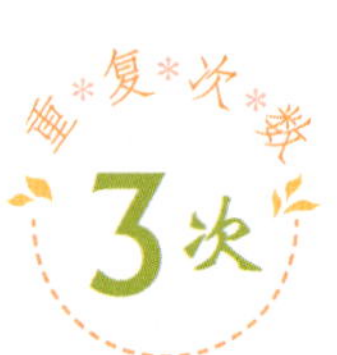

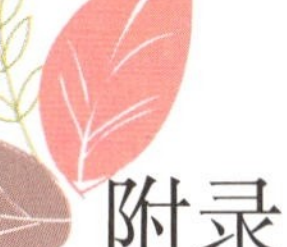

附录 瑜伽美容养颜常见问答

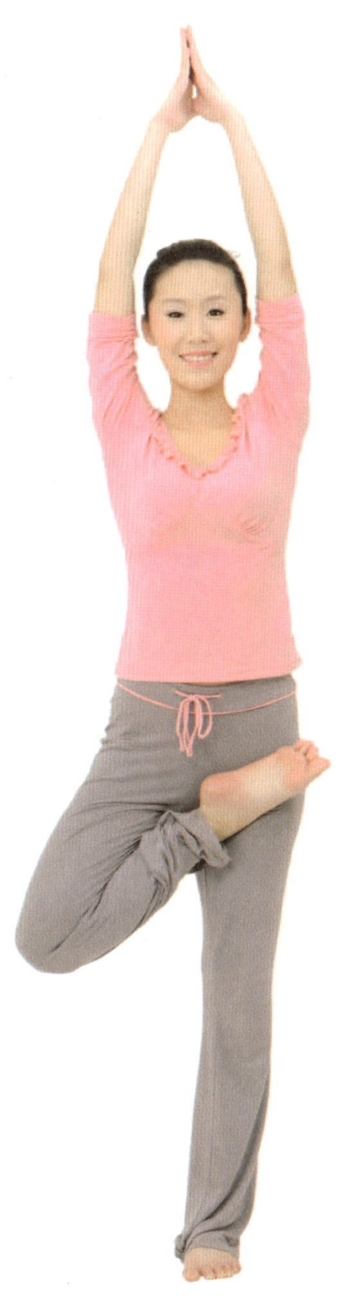

Q：瑜伽真的能促进人体血液循环吗？

A：毋庸置疑，任何运动都有促进人体血液循环的功效，瑜伽也不例外。虽然瑜伽的动作看起来很缓慢，但能通过独特的瑜伽呼吸法和瑜伽体式练习，可输送更多氧气进入人体。要知道，腹部是人体气血的交汇处，而瑜伽中含有众多刺激腹部的体式，不但能很好地促进全身血液循环与排毒，而且还能让人的心境变得更加平和。

Q：瑜伽能缓解手脚冰凉的毛病吗？

A：当然可以。首先，瑜伽体式通过坐、立、卧、跪等各种姿势伸展和扭转脊柱，不仅增加了脊柱柔韧性，让人身材更挺拔，还有效地温润了内脏，平衡体内脏器之间的代谢关系，辅助治疗血液循环不畅、身体浮肿等毛病；其次，瑜伽中含有众多针对腹腔按摩的动作，可加速全身血液循环，迅速提高人体温度，改善因久坐、体寒等原因导致的手脚冰凉。

Q：瑜伽和桑拿一起练习会更有助于气血循环吗？

A：这个问题不能一概而论。瑜伽和桑拿一起，如果方法正确，的确会更有助于气血循环，且能加快人体排毒；但如果方法错误，虽然也会加速气血循环，却会耗费人体大量能量。瑜伽中有种高温瑜伽，就是在42℃的高温环境中练习的，但是这种高温瑜伽有自己独特的练习禁忌，对练习者要求也较高，且要严格按照固定的26个动作来完成。所以要将桑拿和瑜伽结合起来练习，最好是在具备一定的瑜伽基础后再进行。

Q：瑜伽真的可以美容养颜，让皮肤变得更有弹性吗?

A：可以。通常皮肤出现问题，是由自律神经失调、内分泌系统紊乱、荷尔蒙分泌异常、血液循环不良等原因引起的。经常练习瑜伽体位和瑜伽呼吸能调节人体神经系统，进而调节内分泌，使全身气血通畅，有利于体内堆积的毒素顺利排出。另一方面，通过呼吸和不同的伸展动作，身体的新陈代谢速度加快，气血循环畅通之后，皮肤自然会变得弹性有光泽。

Q：练习瑜伽能改善贫血，让气血更足吗?

A：练习瑜伽对改善贫血很有效。如果你经常觉得头晕晕的，或者蹲一会儿站起来就觉得目眩，说明贫血症状明显。贫血主要是血液中的红细胞数量比正常值少，使得血红素不足。除了从日常饮食中多补充含铁的食物外，多多练习瑜伽也能改善贫血症状，尤其是一些倒立的姿势，如肩倒立式、头倒立式等，能加速血液回流，补养大脑。注意，练习倒立时要依自己身体的柔韧度循序渐进地练习。

Q：刚开始练习瑜伽时意识总不能集中，这会影响练习效果吗?

A：会受到一定影响，但初练者在开始阶段不必过于担心，更不必强行克制，只需要不断提醒自己在练习时将意识放在呼吸上或者身体受力的部位就可以。例如，在练习呼吸法时，用心体会气息在体内的流动；在体位训练时，引导意识集中于气息和身体受力部位之间的转换；放松休息时，尽量将烦乱的思绪抛开。练习一段时间后，就能明显感觉到意识越来越集中了。

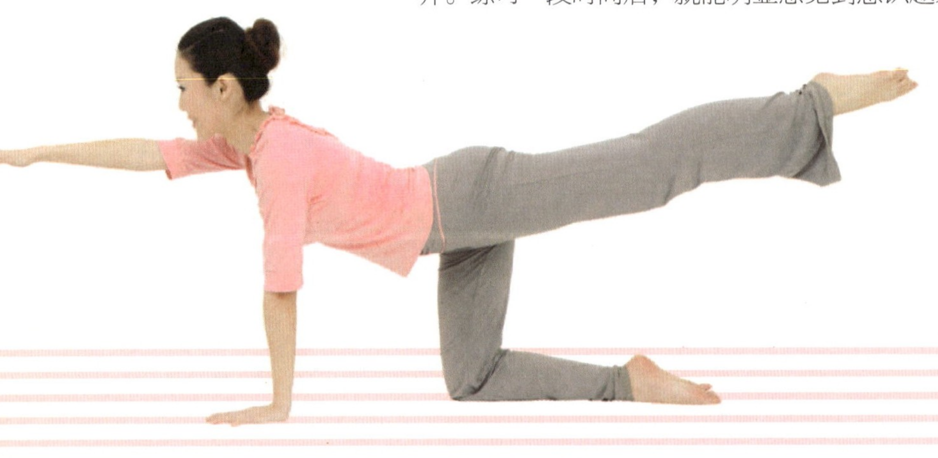